Los Fundamentos del Tai Chi

La Forma Simplificada de 24 Posturas

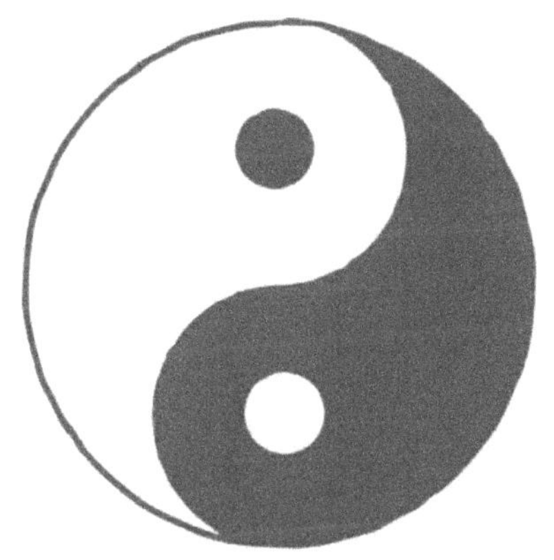

Andrew Townsend

Traducido por Martha Milena Thigpen

Los Fundamentos del Tai Chi – La Forma Simplificada de 24 Posturas

ISBN: 9798433865167

Para mi hermosa y talentosa esposa, Deya, y para mi igualmente hermosa y talentosa hija, Natalia. Ustedes son los dos tesoros de mi vida.

Contenido

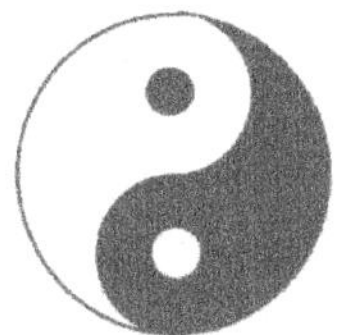

El interés en Tai Chi como método para ayudar a las personas a mejorar su salud, así como para ayudar a la recuperación de enfermedades, lesiones y también como una modalidad complementaria para el manejo de enfermedades relacionadas con la salud, como la enfermedad de Parkinson y la enfermedad de Alzheimer, continúa creciendo medicamente y las comunidades científicas hacen nuevos descubrimientos con respecto a los muchos beneficios para la salud asociados con este antiguo arte. Las clases del Tai Chi están ahora disponibles en casi todas las comunidades en los EE.UU., Europa, Sudamérica, Australia y Nueva Zelanda. Por supuesto, en China y el resto de Asia, el Tai Chi ha sido parte de la cultura durante los últimos dos siglos, pero el envejecimiento de la población en esa región ha contribuido a la creciente popularidad del Tai Chi como método para mejorar la salud y aumentar la longevidad.

El creciente cuerpo de investigación científica sobre los muchos y variados beneficios del Tai Chi con respecto no solo a la mejora general de la salud física y mental, sino también en relación con enfermedades crónicas y degenerativas específicas, ha sido bien documentado tanto en revistas médicas como en la prensa general. Muchos de estos estudios han sido descritos en el libro más vendido, *The Harvard Medical School Guide to Tai Chi*, publicado originalmente en 2013. Desde esa fecha de publicación original, el número de estudios de investigación médica y científica sobre los beneficios relacionados con la salud del Tai Chi ha aumentado sustancialmente.

Complementariamente ha sido efectiva en el tratamiento de una amplia variedad de enfermedades crónicas y degenerativas. Además, uno de los beneficios más significativos de la práctica regular del Tai Chi se relaciona con el área de prevención de caídas, que es de particular preocupación para la población que envejece tanto aquí en los Estados Unidos como en todo el mundo. Numerosos estudios han demostrado que las personas que practican Tai Chi al menos tres veces por semana experimentan menos caídas y tienen un miedo reducido a caerse.

También se ha descubierto que el Tai Chi es muy efectivo para ayudar a las personas a recuperarse de procedimientos quirúrgicos, como reemplazos de rodilla, cadera y hombro, así como para ayudar en la recuperación de afecciones médicas agudas como accidentes cerebrovasculares y ataques cardíacos. Hay mucha evidencia para apoyar la afirmación de que la práctica del Tai Chi es beneficiosa para la salud general, así como para manejar las condiciones médicas crónicas y degenerativas y para ayudar en la recuperación de cirugías, accidentes cerebrovasculares y ataques cardíacos, no es de extrañar que los médicos de todo el mundo estén recomendando la práctica del Tai Chi a sus pacientes.

Actualmente hay muchos estilos del Tai Chi practicados en todo el mundo *hoy en día*. Las diferencias en los estilos se deben en gran parte a la difusión del arte en la última parte del siglo XIX y en el siglo XX, primero dentro de China, luego en el sudeste asiático y más tarde en el occidente a medida que los practicantes y maestros chinos emigraron a los Estados Unidos, Canadá, Europa, Australia, Nueva Zelanda y Sudamérica. Las variedades del Tai Chi que existen hoy en día se deben en gran medida a la distinción entre diferentes estilos familiares. Hay cinco estilos familiares principales del Tai Chi: Chen, Yang, Wu, Hao y Sun. Dentro de estas divisiones principales, hay muchas variaciones que son el resultado de las personalidades y características únicas de los individuos que continuaron haciendo modificaciones al arte que aprendieron de sus propios maestros.

Dentro de todos estos diferentes estilos y formas del Tai Chi, hay hilos comunes que los unen a todos. Estos son los principios fundamentales del Tai Chi y del Taoismo. Estos principios se pueden encontrar en los Clásicos del Tai Chi, así como en los versos del Tao Te Ching, atribuidos a Lao Tzu. Los Clásicos del Tai Chi son una colección de obras escritas por antiguos maestros del Tai Chi y estudiosos del arte que articularon los principios fundamentales del Tai Chi en ensayos cortos, poemas y canciones. Todos los maestros actuales del Tai Chi están de acuerdo en que, sin importar qué estilo o forma del Tai Chi que practique, si usted sigue los principios del arte tal como se presentan en los Clásicos del Tai Chi y el Tao Te Ching, estará practicando correctamente.

Entre todos los diferentes estilos y formas del Tai Chi practicados hoy, hay una forma del Tai Chi que se adapta especialmente a los estudiantes principiantes que no tienen restricciones específicas y están interesados en practicar Tai Chi para mejorar su salud en general. Este es la Forma simplificada 24. Esta forma fue desarrollada por un comité de expertos en artes marciales encabezado por el profesor Li Tianji en Beijing en 1956. El objetivo subyacente para el desarrollo de esta forma era crear una versión simple del Tai Chi que pudiera ser fácilmente aprendida y pudiera ser practicada por individuos de cualquier edad o habilidad.

Esta forma fue sancionada por el gobierno comunista y fue ampliamente practicada en toda China por trabajadores, estudiantes y pensionistas como un medio para mejorar su salud y aumentar su longevidad. Debido a su popularidad y facilidad de aprendizaje, sigue siendo la forma del Tai Chi más practicada en

China hoy en día. La Forma Simplificada 24 ha permanecido esencialmente igual durante los últimos sesenta años, en gran parte gracias al esfuerzo del sobrino de Li Tianji, el profesor Li Deyin. El profesor Li ha formado a miles de personas en esta forma, y muchos de sus estudiantes **han sido** ganadores de medallas de oro en competiciones nacionales e internacionales del Tai Chi. **El** Prof. Li continúa viajando por todo el mundo para promover la Forma Simplificada 24 y otras formas que ha desarrollado, como la Forma Combinada de Competencia 42, la Forma de Espada 32 Tai Chi y la Forma de Abanico Tai Chi/Kung Fu.

El Gran Maestro Jesse Tsao, con quien he trabajado durante muchos años, estudió intensamente con el Prof. Li Deyin durante más de diez años en Beijing, ganando una serie de medallas en competiciones de artes marciales durante ese tiempo. A través del Gran Maestro Tsao, pude conocer al Prof. Li y estudiar con él en varias ocasiones aquí en los Estados Unidos. Durante estos talleres intensivos de fin de semana, pude aprender directamente del Prof. Li y recibir correcciones en la Forma Simplificada 24.

He sido estudiante del Tai Chi y Qigong por más de treinta años y **he** estado enseñando activamente Tai Chi, incluyendo la Forma Simplificada 24, durante los últimos quince años. Fui Certificado como maestro del Tai Chi por el Dr. Tsao en el 2005. Desde entonces, he enseñado la Forma Simplificada 24 a cientos de estudiantes. Además de enseñar a Tai Chi a estudiantes principiantes, también he trabajado con practicantes más experimentados del Tai Chi que quieren mejorar su forma y que también quieren experimentar los aspectos internos del arte. Uno de los énfasis primarios en mi enseñanza, tanto con estudiantes principiantes como más avanzados, es aprender a ayudar a los estudiantes a aprender a cultivar y circular su energía interna, o *qi*.

Si uno practica el Tai Chi sin experimentar la acumulación y posterior circulación del *qi*, entonces esa práctica permanecerá superficial. Los muchos beneficios para la salud que se derivan de la práctica regular y continua del Tai Chi son principalmente el resultado del cultivo y la circulación del *qi* que ocurre al realizar la forma del Tai Chi. Esto puede ser conocido como el "efecto *qi*." Para experimentar este efecto *qi*, el estudiante debe aprender de un maestro experimentado que sabe cómo instruir de tal manera que la forma se practica correctamente, lo que es decir de manera suelta y relajada con la mecánica corporal apropiada y la actitud mental apropiada. El instructor también debe conocer los métodos para el cultivo y la circulación del *qi*, y debe, además, ser capaz de transmitir este conocimiento a sus estudiantes.

Este libro tiene la intención de servir como guía para los practicantes principiantes del Tai Chi y como un recurso para los practicantes intermedios, especialmente aquellos que practican regularmente la Forma Simplificada 24. Los capítulos introductorios también incluyen un compendio preliminar de información general sobre la filosofía y teoría que subyace al arte del Tai Chi. Además, hay capítulos que explican los principios fundamentales del Tai Chi, así como describen las técnicas y habilidades básicas necesarias para realizar las posturas correctamente. La información proporcionada en estos capítulos es aplicable a todos los estilos del Tai Chi.

Quiero expresar mi deseo de que todos los estudiantes interesados en comenzar la práctica del Tai Chi, incluyendo tanto aquellas personas que buscan mejorar su salud en general como aquellas personas que buscan una modalidad adjunta para complementar sus necesidades específicas de rehabilitación, se beneficien de la información que se incluye en este libro. Mi más sincero deseo es que este libro demuestre ser a la vez una valiosa herramienta de enseñanza complementaria, así como una motivación inspiradora para participar en la práctica diaria del Tai Chi. He hecho todo lo posible para presentar las posturas individuales de la Forma Simplificada 24 a medida que son interpretadas y enseñadas tanto por el Prof. Li Deyin y el Gran Maestro Tsao. Cualquier desviación o error de su enseñanza es únicamente mía, y pido disculpas al lector por cualquier error u omisión involuntaria de mi parte.

Es importante que cada practicante reconozca que cada uno de nosotros comienza la práctica del Tai Chi en un nivel dado de la aptitud, y que cada uno enfrenta limitaciones y restricciones específicas basadas en nuestro estado actual de salud. Ya sea que actualmente disfruta de buena salud o está en proceso de recuperarse de una enfermedad, una lesión o un procedimiento quirúrgico, es posible progresar y aumentar su nivel de aptitud, agilidad y estabilidad. Además, cuanto más comprometido esté con su mejora y/o recuperación, mayor será su progreso. Hay un dicho venerable, transmitido de los antiguos maestros del Tai Chi, que es particularmente aplicable a su progreso individual: "La práctica de un día, el beneficio de un día; la práctica de un mes, el beneficio de un mes; la práctica de un año, un año de beneficios; una vida de práctica, una vida de beneficios."

Reconocimientos

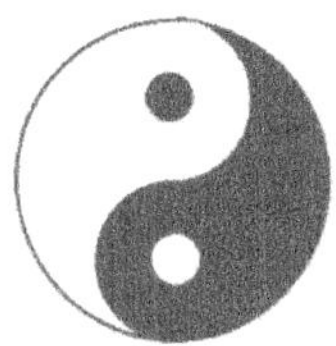

Este libro no existiría sin la ayuda, el apoyo y especialmente la instrucción de mis muchos amigos, mis hermanos y hermanas del Tai Chi, mis maestros y especialmente mi esposa, Deya.

En primer lugar, debo reconocer el papel que mi maestro actual, el Gran Maestro Jesse Tsao, ha desempeñado en profundizar mi conocimiento y comprensión del sutil y profundo arte marcial chino del Tai Chi Chuan. Sin su instrucción técnica y profundidad de conocimiento, tendría poco que compartir con mis estudiantes y los lectores de este libro. Puedo resumir mejor el papel del Gran Maestro Tsao como maestro a sus muchos estudiantes citando a William Arthur Ward, "El maestro mediocre dice. El buen profesor lo explica. El maestro superior lo demuestra. El gran maestro inspira.

También estoy en deuda con mis muchos otros maestros del Tai Chi, tanto Occidentales como los Chinos, que han guiado e inspirado mis más de treinta años de estudio. Sin su excelente y dedicada instrucción, no estaría en condiciones de poder transmitir el conocimiento limitado que he adquirido a lo largo de mi carrera.

También debo reconocer la contribución de mis hermanos y hermanas del Tai Chi. Muchos de estos individuos talentosos y calificados han compartido conmigo sus propias ideas personales, conocimientos, metodologías de enseñanza, y sabiduría en general con respecto al arte del Tai Chi. Siento un vínculo particular con mis hermanos y hermanas discípulos que han sido aceptados por nuestro maestro, el Gran Maestro Jesse Tsao. Aunque sólo nos reunimos con poca frecuencia, también comparten mi propio afecto y dedicación a nuestro maestro mutuo.

También estoy agradecido con mis propios estudiantes, de quienes he aprendido tanto. Phil Collins dijo una vez que "en el aprendizaje enseñarás, y en la enseñanza aprenderás." Esto ha sido cierto en mi caso. Por esta razón, deseo expresar mi más sincero agradecimiento a todos mis estudiantes, tanto pasados como presentes.

Debo una especial deuda de gratitud al fotógrafo que tomó las excelentes fotos que acompañan a este libro. Harrison Foster es un fotógrafo profesional que se especializa en tomar fotografías de bailarines jóvenes y artistas marciales. También quiero agradecer a Heidi Summerlin por sus habilidades artísticas y técnicas en el formato de este libro y el diseño de la portada.

Deseo expresar mis sinceros agradecimientos a mi cuñada Martha Milena Thigpen por su valioso trabajo, responsabilidad y dedicación a la traducción de este libro del idioma inglés al español, colocando su sello de disciplina y entrega en la interpretación acertada de los conceptos del Tai Chi. También yo quiero agradecer la colaboración inestimable del Profesor Juan Carlos Cernuda por su trabajo en la revisión de esta traducción.

Por último, he retenido el reconocimiento más importante para el individuo que es singularmente responsable de llevar a buen término la idea de este libro: Mi hermosa, talentosa, y muy fotogénica esposa, Deya. Ella es mi compañera constante, mi amiga, mi alegría, y mi compañera del Tai Chi. Como se puede ver en estas fotografías, **ella es a la vez hermosa, elegante, serena, conectada a tierra y engañosamente fuerte**, que son exactamente las cualidades que uno necesita para practicar internamente y expresar externamente la verdadera naturaleza del arte del Tai Chi.

Introducción

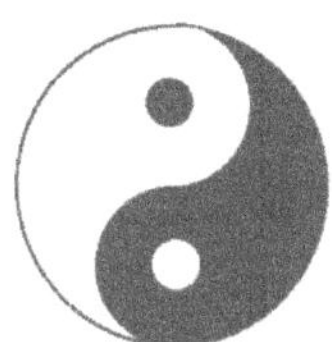

El crecimiento en la popularidad del Tai Chi en los últimos años se debe en gran parte a su versatilidad como forma de ejercicio y la facilidad con la que se puede aprender y practicar en un nivel básico. Tai Chi atrae a una amplia audiencia – jóvenes y mayores, hombres y mujeres, e individuos con diferentes niveles de **preparación** y habilidades físicas. Tai Chi también puede ser practicado por individuos con limitaciones físicas que podrían hacer difícil participar en otras formas de ejercicio más desafiantes.

Debido a que el Tai Chi se practica lentamente, puede aprenderse con relativa facilidad. También, las posturas del Tai Chi, especialmente las incluidas en formas tales como la forma del Tai Chi 8 o la Forma Simplificada 24, se pueden realizar sin tener que depender de la fuerza física o de la capacidad atlética. Es literalmente cierto que, si puedes estar de pie y caminar, puedes practicar el Tai Chi. De hecho, incluso las personas que están restringidas a sentarse en una silla o que dependen de una silla de ruedas para la movilidad pueden practicar una forma modificada del Tai Chi llamada "Tai Chi de silla."

Muchas personas se sienten atraídas por la práctica del Tai Chi por su gracia y belleza. La visión de un grupo de individuos practicando Tai Chi en el parque, todos moviéndose juntos en armonía mientras caminan lenta y silenciosamente a través de la secuencia de movimientos elegantes y fluidos es muy atractivo. Otros se sienten atraídos por el Tai Chi como una forma de practicar un arte marcial no violento que está impregnado de tradición. Otros están buscando los muchos beneficios para la salud que resultan de la práctica regular y diaria de esta forma suave de ejercicio. En particular, muchas personas mayores toman el Tai Chi como una forma de mejorar su equilibrio y prevenir las caídas que son tan comunes entre los ancianos.

Tai Chi también ha ganado prominencia como una modalidad para la recuperación de accidentes o enfermedades, y se recomienda como un método para la rehabilitación de individuos que han sufrido de accidentes cerebrovasculares, ataques cardíacos, lesiones resultantes de caídas, diabetes, y otras enfermedades debilitantes. En muchos centros de rehabilitación, el Tai Chi se ha convertido en un componente integral de la rutina de terapia física que se prescribe para los pacientes en recuperación.

Lo mejor del Tai Chi es que puede ser practicado por casi cualquier persona. Los beneficios van desde mejorar el balance y equilibrio, aumentar la fuerza y la resistencia, mejorar la salud en general, reducir el estrés y un sentido general de bienestar. Tai Chi también es simplemente divertido de hacer. La mayoría de las personas que toman este sistema versátil y estimulante de ejercicio y mejoramiento continuarán practicando por el resto de sus vidas. A diferencia de las formas más vigorosas de ejercicio, como el ejercicio aeróbico de carrera y danza, el Tai Chi puede practicarse a lo largo de la vida, incluso a medida que uno envejece y se vuelve más sedentario con el tiempo.

Esto no quiere decir, sin embargo, que la práctica del Tai Chi no es un reto. Tai Chi es, después de todo, un arte marcial y ha sido practicado como tal durante cientos de años en China, donde se considera un tesoro nacional. Muchos individuos, tanto en China como aquí en Occidente, dedican toda su vida al estudio del Tai Chi, practicando varias horas al día en un intento de dominar las complejidades de este arte para tales practicantes dedicados, siempre hay más que aprender y metas físicas que deben ser cumplidas y superadas. Hay un impulso constante de uno para mejorar la práctica, poniéndose en cuclillas más abajo, pateando más alto o saliendo más lejos. También están los desafíos de volverse más suave, más relajado y más presente al realizar la forma del Tai Chi.

Una de las grandes alegrías de la práctica del Tai Chi es que siempre hay más que aprender. Se dice que uno puede pasar toda una vida estudiando Tai Chi y todavía no dominar sus complejidades. Para un estudiante principiante, el reto es aprender la coreografía de la forma básica del Tai Chi. Primero, la estructura esencial de las posturas individuales contenidas dentro de la forma debe ser aprendidas. A continuación, las posturas individuales deben estar unidas para crear un flujo continuo. Dependiendo del número de posturas en una forma particular del Tai Chi, este proceso puede tomar desde varios meses a un año o más.

Después de haber aprendido la coreografía general, uno puede investigar los detalles de cada postura y explorar cómo los principios fundamentales del Tai Chi se aplican a esa postura en particular. Uno puede analizar más lejos cómo la respiración se incorpora en la postura y cómo el *qi* debe ser dirigido internamente en apoyo de la estructura física externa de la postura. Para aquellos que están interesados en dedicarse al Tai Chi como un arte marcial, la aplicación marcial de cada postura también puede ser examinada.

La idea del *qi* es inicialmente ajena a muchos practicantes principiantes del Tai Chi. Este no es un concepto inherente a nuestra cultura occidental. En muchos países asiáticos, y particularmente en China, la noción del *qi* como energía está entretejida en el tejido mismo de la cultura, la religión, la filosofía y la vida cotidiana. El concepto del *qi* en la cultura china se remonta al menos cinco mil años atrás. Según el pensamiento chino tradicional, cada ser vivo posee *qi*, e incluso objetos inanimados tales como montañas, ríos, océanos, el sol, la luna, y todas las estrellas tienen su propia forma especial del *qi*.

Los seres humanos, en particular, tienen su propio *qi* personal. Es nuestro *qi* que nos da vida, apoya nuestra salud y vitalidad, y nos da la energía para ir por nuestras vidas diarias. *QI* se asocia con la respiración y también con la sangre. Sin aliento y sangre, no podríamos seguir viviendo. Cuando nuestro *qi* es poderoso y abundante, somos sanos y fuertes, y nuestro espíritu de vitalidad es brillante. Cuando nuestro *qi* es débil y deficiente, nos hacemos débiles y debilitados, y nuestro espíritu de vitalidad se vuelve aburrido.

Uno de los mayores beneficios que se obtienen con la práctica regular del Tai Chi es que vigoriza y aumenta la cantidad de chi. Además, el desarrollo del *qi* es acumulativo: cuanto más practicas Tai Chi, el *qi* se vuelve más fuerte y abundante.

Una experiencia común reportada por los practicantes principiantes del Tai Chi es el aumento de la energía y una sensación general mejorada de bienestar. Simplemente se sienten mejor después de practicar el Tai Chi. Los numerosos beneficios que resultan del cultivo y la circulación mejorados del *qi* son el resultado del efecto *qi*. Experimentar el efecto *qi* es una de las principales razones para practicar el Tai Chi.

Por supuesto, si usted quiere experimentar el efecto *qi* así como los muchos otros beneficios que resultan de la práctica del Tai Chi, usted tiene que aprender Tai Chi. Desafortunadamente, no es práctico aprender Tai Chi por un video o por un libro, incluso de un libro como éste. Cualquiera que haya intentado hacerlo puede atestiguarlo. Los movimientos del Tai Chi son engañosamente simples en apariencia pero son difíciles de entender sin instrucción en un ambiente de clase real con un instructor calificado.

Si usted desea aprender Tai Chi, usted necesita encontrar un instructor experto que haya recibido el entrenamiento apropiado y preferiblemente uno que haya sido certificado por un cuerpo certificador reconocido o un abuelo reconocido del Tai Chi. Afortunadamente, el arte del Tai Chi se ha practicado en el Oeste desde principios de 1960s, y ahora hay muchos instructores bien calificados y certificados del Tai Chi con décadas de experiencia personal disponibles para proporcionar instrucción de calidad en este arte. Es probable que usted encuentre Tai Chi ofrecido en una variedad de lugares locales, incluyendo centros comunitarios, clubes de salud, programas de educación para adultos, o el YMCA local. Usted puede tener la suerte de tener un estudio dedicado del Tai Chi cerca de donde usted vive.

Es importante, sin embargo, que investigue las credenciales de la persona que está proporcionando la instrucción en Tai Chi donde usted decida estudiar. Asegúrese de preguntar cuánto tiempo él o ella ha estado estudiando Tai Chi, qué certificación tiene y, si tiene necesidades especiales, qué experiencia tiene él o ella en la enseñanza de individuos como usted. Esto es especialmente importante si usted está tomando el Tai Chi como una modalidad para la rehabilitación o está lidiando con una enfermedad crónica o una condición médica grave. No se conforme con la primera clase del Tai Chi que **encuentre** en su periódico local o en línea. Realmente importa cuán experimentado y calificado sea su instructor.

Hay muchos estilos del Tai Chi ofrecidos tanto en China como aquí en el Oeste. Estos estilos son a menudo nombrados por el individuo original que desarrolló el estilo. Debido a que los creadores de estos estilos los entregaron a los miembros de su familia, estos estilos se denominan estilos de familia. Los estilos familiares incluyen los estilos Chen, Yang, Wu, Hao y Sun. Otros estilos del Tai Chi son nombrados por sus influencias culturales, tales como el estilo del Templo o el taoísta Tai Chi.

En el pasado, las formas tradicionales del Tai Chi familiar generalmente incluían muchas posturas diferentes y tardaban años en aprenderse. Las formas específicas eran generalmente muy largas y a menudo requerían hasta cuarenta y cinco minutos para realizarse. Por esta razón, se desarrollaron una serie de formas acortadas del Tai Chi. A menudo, una forma acortada particular del Tai Chi simplemente se nombraba por el número de movimientos, o posturas, en la forma. Por ejemplo, hay formas del Tai Chi que se llaman la Forma de 8 Posturas, o la Forma de 16 Posturas.

Una forma abreviada muy popular del Tai Chi que se desarrolló en China en el 1950s incluyó veinticuatro posturas y se conoce comúnmente como la Forma Simplificada 24. Esta forma se derivó del estilo Yang del Tai Chi, que era en ese momento y todavía es el estilo familiar más comúnmente practicado del Tai Chi tanto en China como en todo el resto del mundo. Debido a que esta forma en particular fue sancionada por el gobierno chino, fue enseñada en las escuelas y en el lugar de trabajo y se convirtió en la forma predominante del Tai Chi practicada por las masas.

La Forma Simplificada 24 todavía se practica ampliamente en China hoy en día, y su popularidad se ha extendido a todo el mundo como consecuencia de su relativa facilidad de aprendizaje y el número de individuos que están calificados para enseñarla. También es una forma muy útil de saber, ya que es más probable que encuentres otras personas con las que practicar si aprendes esta forma universalmente practicada. Uno de los placeres del Tai Chi es practicar con individuos afines que comparten un amor por este arte tradicional chino.

Tras destacar la importancia de la enseñanza real en el aula para aprender Tai Chi, surge la pregunta obvia: "¿Por qué necesito un libro sobre Tai Chi?" La respuesta radica en la complejidad que subyace a la práctica del Tai Chi. En primer lugar, en un aula es difícil para un instructor atender todos los detalles implicados en la ejecución de cada movimiento e identificar y corregir los errores de cada individuo en la clase. Segundo, los estudiantes aprenden a diferentes velocidades, así que lo que puede parecer fácil para un estudiante puede resultar bastante desafiante para otro. Tercero, generalmente hay tantas cosas sucediendo en clase que puede perderse uno o más detalles vitales a medida que lucha por asimilar todo lo que su instructor está diciendo o demostrando. Por último, es posible que su instructor solo pueda, o esté dispuesto, a proporcionarle un cierto nivel de detalle sobre las posturas individuales, la filosofía y principios subyacentes que apoyan las posturas.

El propósito de este libro es llenar los vacíos que pueden quedar incluso después de aprender Tai Chi de un instructor calificado. Puede utilizar este libro de varias maneras. Usted puede optar por considerar este libro como un libro de texto que servirá para complementar su instrucción en el salón de clases. A medida que aprende cada nueva postura en clase, usted puede leer sobre esa postura en particular en este libro, obtener conocimientos adicionales y orientación práctica sobre cómo realizar esa postura. Si ya ha aprendido la Forma Simplificada 24, por ejemplo, puede considerar que este libro es un curso de repaso para recordar algunos de los detalles que puede haber olvidado o que puede haber perdido cuando aprendió la Forma en la clase. Finalmente, usted puede querer utilizar este libro como una guía de referencia para explorar los principios subyacentes del Tai Chi y los detalles de las posturas individuales en mayor profundidad.

La cobertura de este libro es completa. La primera parte explora la historia del Tai Chi y describe los beneficios que uno puede esperar obtener de la práctica diaria regular. Se exploran los conceptos básicos de la respiración apropiada junto con el cultivo y la circulación del *qi*. También se presentan los principios fundamentales del taoísmo, la teoría del Tai Chi, la teoría de los cinco elementos y la teoría del Bagua. Se explican en detalle conceptos importantes como las Tres Bases, las Tres Armonías, los Cinco Pasos, las Ocho Puertas y las Trece posturas originales. Estos principios fundamentales y conceptos básicos forman la base para la práctica apropiada de cualquier estilo del Tai Chi, incluyendo la forma 24 Simplificada, la forma 8 del Tai Chi, y la forma del Tai Chi para rehabilitación. Esta primera sección también incluye capítulos sobre la mejora del equilibrio y el uso del Tai Chi para la rehabilitación de una variedad de condiciones médicas, incluyendo la recuperación de procedimientos quirúrgicos tales como reemplazo de cadera o rodilla, reparación del manguito rotador, cirugía de derivación cardíaca, y cirugía de espalda o cuello.

La segunda parte aborda las posturas individuales contenidas en la Forma Simplificada 24. Cada capítulo en esta sección del libro proporciona los detalles precisos necesarios para realizar correctamente una sola postura. Las descripciones de las posturas individuales van acompañadas de fotografías que ilustran los refinamientos estructurales que pueden ser difíciles de describir sólo con palabras. También se proporciona información adicional sobre cada postura, incluyendo la respiración apropiada, la circulación del *qi* para la postura, así como puntos importantes específicos relacionados con la postura.

Se espera que este libro pueda inspirarlo y guiarlo en su práctica del Tai Chi. Ya sea que sea un estudiante novato del Tai Chi o un practicante experimentado del arte, hay suficiente información en la segunda parte de este libro relacionada con las posturas individuales de la Forma Simplificada 24, así como discusiones en profundidad sobre la filosofía, los principios fundamentales, el cultivo y la circulación del *qi*, y las aplicaciones marciales para mejorar su comprensión y apreciación de esta forma simple pero efectiva del Tai Chi.

Se espera que este libro le inspire y le guíe en su práctica de la Forma Simplificada 24. Si usted es un estudiante del Tai Chi novato o un practicante más experimentado del arte, este libro le proporcionará una abundancia de información perteneciente a las posturas individuales de la forma, así como discusiones en profundidad sobre la filosofía, el cultivo y la circulación del *qi*, y la aplicación marcial para mejorar su comprensión y apreciación de la Forma Simplificada 24.

Primera Parte

Capítulo Uno

Una Breve Historia del Tai Chi

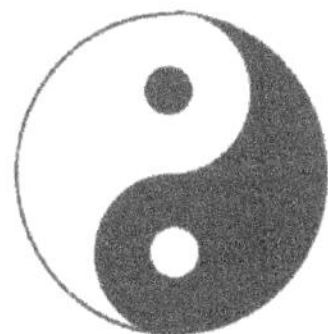

El arte del Tai Chi tiene sus orígenes en la tradición de las artes marciales chinas. En China, las artes marciales se conocen como artes Chuan, o boxeo. Por lo tanto, los movimientos suaves y fluidos que en el Occidente llamamos Tai Chi deberían llamarse correctamente Tai Chi Chuan, o *taijiquan* en pinyin. Sin embargo, incluso en China, muchos maestros y practicantes emplean convenientemente el nombre más corto, Tai Chi (*taiji* en pinyin), cuando se refieren a este arte.

Las artes marciales en la cultura china tienen un pasado rico y variado. Las artes marciales chinas se remontan a milenios, y las referencias a la práctica de las artes marciales se encuentran en los primeros registros históricos. En algún momento, la práctica de las artes marciales en China divergió en dos enfoques principales, que se clasificaron como externos e internos. Las artes marciales externas se ejemplifican con el estilo de lucha desarrollado por los monjes budistas en el templo Shaolin. Como cualquiera que haya visto una de las innumerables películas de Kung Fu, este estilo se basa en puñetazos rápidos, patadas que saltan, pisadas rápidas y una oleada general de brazos, piernas, puños y pies.

En contraste, las artes marciales internas, que fueron practicadas por los monjes taoístas que viven en la montaña Wudang, son más suaves, redondeadas y más sutiles en su aplicación. Las artes marciales internas modernas incluyen Tai Chi Chuan, Xing Yi Chuan y Bagua Zhang. El origen de la escuela interna de artes marciales se ha atribuido a la figura legendaria, Chang San-feng. Hay numerosos relatos de Chang San-feng que difieren en términos de período histórico y otros detalles significativos. Algunos estudiosos cuestionan la autenticidad de estas leyendas e incluso la propia existencia de Chang.

Chang San-feng fue originalmente acreditado por Huang Zongxi en el siglo XVII DC con la aplicación del principio taoísta de la superación suave del combate duro a individual, dando lugar así al enfoque interno de las artes marciales. Más tarde, en el siglo XIX, Chang San-feng se identificó específicamente con el origen del Tai Chi Chuan. Los estudiosos contemporáneos de las artes marciales chinas disputan este mito de origen y en su lugar atribuyen la creación del Tai Chi Chuan a Chen Wangting, que vivió en la provincia de Henan en el siglo XVII.

Chen Wangting "era un buen artista marcial, así como un erudito, practicando su habilidad marcial durante el día y estudiando todos los aspectos de la literatura china por la noche." [1] Chen Wangting desarrolló un estilo de arte marcial que se inspiraba tanto en los estilos Shaolin y Wudang. También integró conceptos y principios de la teoría Yin-Yang, la respiración de los taoístas, las prácticas meditativas, y la medicina tradicional China. Chen inicialmente desarrolló un total de siete conjuntos o formas de luchas diferentes. Una de ellas incluía 108 posturas individuales, y se denominaba *changquan*, o Puño Largo. Este, y otro conjunto llamado *paocui*, o Puño de Cañón, formaron la base de lo que ahora es el estilo moderno Chen del Tai Chi Chuan.

El linaje de la familia Chen ha permanecido inquebrantable desde que Chen Wanting creó su estilo de lucha único. Su arte marcial especializado se mantuvo estrechamente dentro de los confines del linaje de la familia hasta que Yang Lu-chan fue enseñado el arte por Chen Changxing en el siglo XIX DC. Yang Lu-chan modificó los "movimientos explosivos, secuencias de troquelado y salto, posturas bajas y cambios de tempo característicos de Chen, mientras enfatiza más relajación y suavidad." [2] Este estilo de arte marcial se conoció como Yang's Puño Largo o Boxeo de Sombra.

Yang Lu-chan es generalmente acreditado por exponer lo que ahora llamamos Tai Chi al público. Llevó su estilo de Puño Largo a Beijing, donde fue adoptado por la familia imperial. El nieto de Yang Lu-chan, Yang Chengfu, modificó aún más el estilo de su abuelo. La forma de 108 posturas desarrollada por Yang Chengfu es aún ampliamente practicada tanto en China como en el resto del mundo y es considerada como la forma larga tradicional del estilo Yang del Tai Chi.

A finales del siglo XIX y principios del siglo XX, surgieron otros estilos familiares del Tai Chi Chuan. Estos estilos familiares fueron desarrollados por artistas marciales que estudiaron con Chen o los miembros de la familia Yang. Ahora hay cinco estilos familiares ampliamente reconocidos del Tai Chi Chuan – estilo Chen, estilo Yang, estilo Wu, estilo Hao, y estilo Sun. Cada uno de estos estilos tiene sus propias características únicas, pero todos pueden ser vinculados directamente de nuevo al estilo original Chen del Tai Chi Chuan.

---

[1] *Davidine Siaw-Von Sim and David Gaffney, Chen Style Taijiquan – The Source of Taiji Boxing, page 12*
[2] *Ibid, page 23*

A medida que el Tai Chi comenzó a practicarse ampliamente en toda China en el siglo XX, se hizo reconocido más por sus beneficios para la salud que por su eficacia como arte marcial. Las personas que sufrían de una variedad de dolencias, en particular la tuberculosis y las afecciones cardíacas, tomaron Tai Chi y encontraron, en muchos casos, que sus síntomas disminuyeron con el tiempo y que eventualmente se curaron por completo. Debido a que los médicos y medicamentos de estilo occidental eran escasos en la China comunista, el gobierno decidió que Tai Chi debía ser enseñado a las masas como un medio para mejorar la salud de la población en general.

Con este fin, los funcionarios del gobierno formaron un comité para abordar este tema, como no es habitual que lo hagan los funcionarios del gobierno. "En 1956, la Comisión Nacional de Cultura Física y Deportes de la República Popular de China, bajo la dirección del Presidente del Comité Taijiquan, Profesor Li Tianji, desarrolló versiones estandarizadas y simplificadas de muchas formas Tai Chi Chuan (*taijiquan*)."[3] Una de las formas Tai Chi desarrolladas por el Profesor Li y sus colegas fue la forma Simplificada 24, que se basa en el estilo Yang Tai Chi.

El nombre oficial transmitido por la Comisión era el formulario Tai Chi Chuan Simplificado de 24 **Movimientos**. Sin embargo, la mayoría de los maestros y practicantes se refieren a este formulario como la Forma Simplificada 24. Esta forma simplificada contiene muchas de las posturas distintivas de la forma larga tradicional del estilo Yang. Sin embargo, en la forma larga del estilo Yang tradicional, una serie de posturas ocurren varias veces a lo largo de la forma. **El profesor Li eliminó estas repeticiones y también omitió ciertas posturas, como "La Patada de Loto de Barrido", "Subir para Formar Siete Estrellas" y "Retroceder para Montar el Tigre."**

La Comisión creía que el beneficio de una forma Tai Chi tan abreviada era que podía realizarse en un breve período de tiempo (entre cuatro y seis minutos), lo que lo convierte en una forma cómoda de ejercicio para que los trabajadores de oficina o de fábrica se involucren antes de ir a trabajar o durante sus descansos. Además, debido a que el formulario sólo contenía veinticuatro posturas, los estudiantes que asistieron a una clase por semana podrían aprender todo el formulario en tan solo seis meses. Los estudiantes que estudiaron el estilo tradicional Yang de forma larga a menudo pasaron varios años aprendiendo el formulario. Además, la forma larga tradicional tardaba hasta cuarenta minutos en completarse, lo que no era adecuado para la mayoría de los adultos que trabajaban.

Hoy, tanto en China como en todo el mundo, la Forma **Simplificada** 24 es practicada por millones de personas de todas las edades, habilidades y estilos de vida. Esta forma simple del Tai Chi es fácil de aprender y no requiere gran destreza atlética, fuerza, o agilidad. Mientras que muchos individuos se esfuerzan para perfeccionar la forma ejecutando altas patadas, posiciones largas, y posturas bajas, éstos no son necesarios para derivar los muchos beneficios que se acumulan de la práctica diaria del Tai Chi. Estos numerosos y variados beneficios se abordarán en el siguiente capítulo.

---

[3] *http://www.egreenway.com/taichichuan/short.htm*

La creación de la Forma Simplificada 24 en 1956 es posiblemente el factor más importante que contribuye a la promoción de la popularidad mundial del Tai Chi. Literalmente millones de personas practican esta forma del Tai Chi, y aquellos que comienzan con esta forma simple, muchos van a aprender un estilo más tradicional del Tai Chi Chuan, como los estilos Chen, Yang, Wu, Hao o Sun. A esto debemos una deuda de gratitud, no sólo con los fundadores de los estilos familiares originales, sino también al profesor Li Tianji (y a sus compañeros miembros de la comisión) por la creación de esta forma simple pero atractiva del Tai Chi.

Capítulo Dos

Los Beneficios para la Salud de la Práctica del Tai Chi

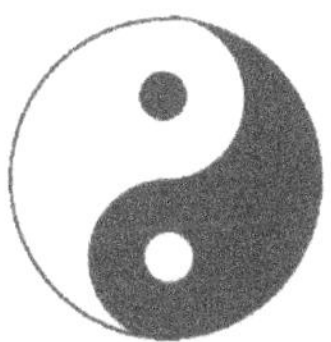

La práctica regular del Tai Chi transmite beneficios en tres niveles básicos – físico, mental y emocional. Los más tangibles de éstos son los beneficios físicos. Sin embargo, a medida que los individuos continúan practicando Tai Chi a diario, comienzan a notar que se vuelven más calmados y más relajados tanto mental como físicamente. Resulta que la práctica regular del Tai Chi es una gran manera de aliviar el estrés de los estilos de vida agitados y exigentes en los que los individuos deben hacer malabarismos con las demandas de sus empleos, sus familias y compromisos sociales. A medida que su cuerpo disipa las tensiones que se han acumulado durante muchos años y su estado mental se vuelve más tranquilo, los practicantes del Tai Chi también comienzan a experimentar un mayor sentido de paz interior y armonía emocional. El cuerpo, la mente y el espíritu se mejoran a través de la práctica de esta forma simple de ejercicio suave.

La ciencia médica ha revelado que la mente y el cuerpo están conectados integralmente. Esto se conoce comúnmente como la conexión mente-cuerpo. Cuando el cuerpo está relajado, la mente también se relaja. A la inversa, cuando la mente está estresada, el cuerpo se vuelve estresado. El concepto chino de la mente es algo diferente que nuestra construcción occidental. Los chinos consideran que la mente consiste en la mente analítica y la mente emocional, o mente-corazón. En otras palabras, nuestra mente racional y nuestras emociones también están estrechamente relacionadas. Lo que consideramos la conexión mente-cuerpo es en realidad una relación tripartita entre la mente, las emociones y el cuerpo.

La tensión física que resulta del estrés mental o emocional puede expresarse en muchas respuestas adversas, como ritmo cardíaco elevado y presión arterial, exceso de acidez estomacal, desequilibrios hormonales, dolores de cabeza e insomnio, para identificar solo algunos. Si estas reacciones físicas al estrés persisten con el tiempo, pueden convertirse en enfermedades crónicas, como enfermedades cardíacas, enfermedad por reflujo ácido, diabetes, úlceras, trastornos del sueño, gota y artritis. Hay algunos investigadores médicos que creen que muchos trastornos aparentemente genéticos, como la enfermedad de Parkinson y la enfermedad de Alzheimer, pueden ser provocados por la exposición a largo plazo al estrés.

El estrés mental y emocional también afecta nuestra capacidad de pensar con claridad y relacionarnos bien con quienes nos rodean. Esto puede afectar negativamente nuestro desempeño laboral, nuestra vida familiar y nuestras interacciones sociales. Lo que es peor es que el estrés mental o emocional actúa como un ciclo de retroalimentación negativa. El estrés se alimenta de sí mismo. Es decir que, cuanto más estresados estamos, más estresados nos volvemos. Así como el estrés continuo puede resultar en dolencias físicas, el estrés mental o emocional a largo plazo puede conducir a la depresión, la fatiga, la impotencia y una variedad de trastornos psicológicos.

En los últimos cuarenta años, se han realizado varios estudios científicos para medir los cambios en la frecuencia cardíaca, la presión arterial, los niveles de estrés, etc. en personas que practicaban Tai Chi regularmente durante varios meses o más. Estos estudios revelaron mejoras en una variedad de índices generales relacionados con la salud. Más recientemente, se han realizado estudios sobre pequeños grupos de individuos con enfermedades específicas, como la enfermedad de Parkinson y la esclerosis múltiple. Los resultados de estos estudios preliminares indican que la práctica regular del Tai Chi puede ser una terapia complementaria eficaz en el manejo de estas enfermedades, que afectan principalmente al sistema nervioso.

Muchos de los estudios científicos y médicos que involucran a Tai Chi están documentados en *The Harvard Medical School Guide to Tai Chi*, por Peter M. Wayne, PhD. En la introducción a su libro, Wayne escribe que:

> *La ciencia del Tai Chi está justo ahora poniendose al día y corroborando lo que los practicantes del Tai Chi han conocido durante siglos – Tai Chi a menudo conduce a más vigor y energía, mayor flexibilidad, equilibrio, movilidad, y a una mejor sensación de bienestar. La investigación de vanguardia ahora presta apoyo a las afirmaciones de larga data de que el Tai Chi tiene un impacto favorable en la salud del corazón, los nervios y los músculos, el sistema inmunológico y la mente.*

Esta investigación también proporciona una visión de los mecanismos fisiológicos subyacentes que explican cómo funciona el Tai Chi. [4]

El libro de Wayne no solo resume el creciente cuerpo de investigación médica que ha sido compilado por el Centro Osher de Medicina Integrativa, que está aliado con la Escuela de Medicina de Harvard, sino que también proporciona una explicación de cómo la práctica regular del Tai Chi produce las transformaciones fisiológicas, mentales y psicológicas que conducen a mejorar la salud y pueden reducir los síntomas de muchas enfermedades crónicas y trastornos neurológicos.

Una característica importante de *The Harvard Medical School Guide to Tai Chi* es la presentación de "una rica mezcla de componentes terapéuticos" descrita por el autor bajo el título de "The Eight Active Ingredients of Tai Chi." Al seguir el programa descrito en el libro, los profesionales pueden "aumentar la conciencia corporal y el enfoque interno, hacer que los movimientos corporales sean más elegantes y eficientes, mejorar la respiración natural, la salud del corazón, y ayudar a alcanzar la paz mental." [5] De estos ocho ingredientes activos, el más importante es la regularidad y la consistencia de la práctica durante un período de al menos tres meses. Para experimentar resultados positivos, los participantes en los estudios citados en este libro necesitaban llevar a cabo una práctica regular y diaria del Tai Chi complementada con instrucción semanal o quincenal. Además, esta rutina diaria tenía que continuar con el tiempo.

Muchos estudiantes principiantes del Tai Chi toman Tai Chi con un alto nivel de entusiasmo y grandes expectativas. Sin embargo, cuando no experimentan resultados inmediatos, a menudo se desaniman y pierden su motivación inicial. No practican constantemente en casa y comienzan a faltar a clase. Obviamente, estos practicantes novatos no obtienen los resultados que estaban buscando y llegan a creer que el Tai Chi realmente no funciona. Solo aquellos practicantes principiantes del Tai Chi que se adhieren al programa y persisten tanto con la instrucción en el aula como en su propia práctica individual experimentarán, con el tiempo, los beneficios generales para la salud, así como la reducción de cualquier síntoma específico de su enfermedad en particular.

Como se indica en el párrafo inicial, los beneficios acumulados de la práctica regular del Tai Chi se pueden clasificar como físicos, mentales y emocionales. Las siguientes tres secciones abordarán cada una de estas tres categorías en detalle. La sección final de este capítulo explorará algunos de los estudios médicos recientes sobre el Tai Chi como terapia complementaria en el tratamiento de enfermedades específicas, como la enfermedad de Parkinson, la fibromialgia, la esclerosis múltiple, la enfermedad de Alzheimer y la demencia.

Los Beneficios Físicos de Practicar Tai Chi

Los movimientos lentos, suaves y elegantes del Tai Chi producen cambios inmediatos y notables en la fisiología del cuerpo. Estos cambios son medibles e incluyen una reducción en la presión arterial y la

---

[4] *Peter Wayne, The Harvard Medical School Guide to Tai Chi, page 2*
[5] *Ibid, page 8*

frecuencia cardíaca junto con una frecuencia respiratoria más lenta. Otros cambios incluyen una menor respuesta galvánica de la piel y una reducción en la producción de cortisol, que a veces se conoce como la hormona del estrés.

Estos cambios metabólicos son similares a los que ocurren en los sujetos durante la práctica de la meditación. Esto confirma científicamente lo que los practicantes del Tai Chi han sabido subjetivamente durante siglos. De hecho, el Tai Chi a menudo se conoce como un tipo de meditación en movimiento. Al igual que con la meditación, el Tai Chi puede servir como un antídoto contra el estrés. Sin embargo, a diferencia de la meditación, el Tai Chi también fortalece los músculos, aumenta la densidad ósea, mejora la coordinación, mejora el equilibrio y da como resultado una mayor flexibilidad y agilidad.

Cuando se practica regularmente con el tiempo, parece que incluso el proceso de envejecimiento puede retrasarse significativamente. Muchos practicantes chinos del Tai Chi son capaces de mantener su movilidad, vitalidad e independencia hasta bien entrados los noventa años como resultado de la devoción de toda una vida a este arte. Aquí en Occidente, a medida que más practicantes del Tai Chi a largo plazo están alcanzando la madurez, los beneficios antienvejecimiento se están volviendo más ampliamente notados tanto en el público en general como en la comunidad científica. Un estudio comparó a hombres de 65 años o más que tenían más de 10 años de experiencia practicando Tai Chi y sin participación en ningún otro deporte regular y actividad física con hombres de edad similar que no habían practicado Tai Chi ni ninguna otra actividad física. Este estudio encontró que los hombres que estudiaron Tai Chi se desempeñaron mejor en las pruebas de equilibrio, flexibilidad y función cardiovascular.

Uno de los principales contribuyentes a los beneficios físicos del Tai Chi es la respiración lenta y controlada que se produce durante la práctica. La respiración adecuada se explorará en el capítulo cuatro. Sin embargo, basta con decir que, al realizar la forma del Tai Chi, los practicantes coordinan su respiración con sus movimientos. Cuanto más lento se ejecutan los movimientos, más lenta se vuelve la tasa de respiración. A medida que la frecuencia respiratoria disminuye, todo el sistema nervioso autonómico también se ralentiza. La frecuencia cardíaca, la presión arterial, la respuesta galvánica de la piel, todos se asientan en los niveles de la línea de base, que a su vez hace que el cuerpo entero se vuelva más relajado.

Es importante entender que uno no realiza simplemente las posturas de la forma cuando uno practica Tai Chi. Normalmente, una clase típica del Tai Chi incluirá una sesión de calentamiento que consiste en ejercicios de estiramiento y aflojamiento. Además, la mayoría de las clases del Tai Chi también incorporan algún tipo de ejercicio del Qigong (o Chi Gung). Los ejercicios de estiramiento y aflojamiento que acompañan el rendimiento real de la forma del Tai Chi son casi tan beneficiosos como la práctica del Tai Chi en sí. Estirar y aflojar no solo mejoran la flexibilidad, sino que también aumentan el flujo sanguíneo a las extremidades, mejorando la circulación general.

Los ejercicios del Qigong también ayudan a estirar suavemente los tejidos conectivos del cuerpo y ayudan a lubricar y abrir las principales articulaciones del cuerpo, incluyendo el cuello, la columna vertebral, los brazos, las muñecas, los dedos, las caderas, las rodillas y los tobillos. Los ejercicios del Qigong están destinados a promover la circulación de la energía intrínseca del cuerpo, o *qi*. Los chinos dicen que el *qi* y la sangre son hermano y hermana. Donde uno va, el otro sigue. Entonces, a medida que el *qi* se lleva a las extremidades durante la práctica del Qigong, la sangre sigue y todos los tejidos del cuerpo se nutren y regeneran. En el siguiente capítulo se proporcionará una explicación detallada de esta maravillosa y algo misteriosa fuerza vital y las prácticas para cultivar y hacer circular del *qi*.

Quizás el beneficio más ampliamente investigado en Occidente con respecto a la práctica del Tai Chi es el de la reducción de caídas y lesiones relacionadas con caídas entre las personas que practican Tai Chi regularmente. Los estudios han demostrado que las personas mayores que practicaron Tai Chi regularmente durante un período de al menos tres meses tuvieron menos caídas y sufrieron menos lesiones relacionadas con caídas que las del grupo de control. Otro estudio encontró que las personas mayores de setenta años que practicaban tai chi regularmente tenían significativamente menos miedo a caerse y expresaban una mayor confianza general.

La razón por la que los practicantes del Tai Chi de edad avanzada tuvieron menos caídas y experimentaron una mayor confianza, tanto mientras estaban parados como al caminar, es que el Tai Chi mejora notablemente el equilibrio y la estabilidad. Esto se debe al ritmo lento al que los practicantes caminan de una postura a la siguiente cuando practican Tai Chi. En realidad, requiere mucha más fuerza, equilibrio, estabilidad y coordinación de las piernas para caminar lentamente que para caminar a un ritmo normal. Además, la instrucción del Tai Chi enfatiza las habilidades necesarias para colocar los pies correctamente, cambiar el peso adecuadamente y distinguir entre la pierna sustancial (que soporta peso) y la pierna insustancial (sin peso) al pisar y al mantener posturas fijas.

También es cierto que cuando se camina lentamente o se sostiene una postura fija en la que una pierna soporta la mayor parte del peso del cuerpo, se imponen mayores demandas sobre los músculos de la pierna que soporta el peso. Esto provoca una respuesta doble. Primero, los músculos de la pierna son estimulados para volverse más fuertes. En segundo lugar, los huesos subyacentes en la pierna son llamados a soportar más peso, y por lo tanto más calcio se deposita en esos huesos. Esto puede ayudar a compensar la pérdida de calcio en los huesos que a menudo acompaña el proceso de envejecimiento.

Además, cuando se requiere que una o ambas piernas trabajen más duro, exigen un mayor suministro de sangre. Esto coloca una mayor carga en el corazón y ayuda a ejercitar el músculo cardíaco. Los chinos tienen un dicho: "Las piernas son un segundo corazón." La verdad de esta sabiduría popular puede ser sentida por cualquier practicante novato del Tai Chi el día siguiente a su primera lección del Tai Chi. Sin darse cuenta de que estaban haciendo ejercicio, a menudo sienten el dolor en las piernas al día siguiente. Debido a que sus piernas estaban siendo ejercitadas, también lo estaba su corazón. Por lo tanto, pararse en posturas fijas con una u otra pierna soportando la mayor parte del peso del cuerpo o dando un paso adelante o atrás en cámara lenta definitivamente mejora la fuerza de las piernas, la densidad ósea, el equilibrio, la estabilidad y también aumenta el flujo sanguíneo. Esto, a su vez, conduce a mejoras generales en la salud física y el bienestar.

Los Beneficios Mentales de Practicar Tai Chi

Los individuos que practican Tai Chi en forma regular generalmente experimentan mayor claridad mental, mejor memoria y un mayor sentido de relaciones espaciales. El aumento del funcionamiento mental de los practicantes del Tai Chi es el resultado de dos acciones complementarias que tienen lugar en el cerebro al practicar Tai Chi. La primera de ellas es el aumento del flujo sanguíneo al cerebro que ocurre al realizar el Tai Chi. La segunda actividad cerebral que tiene lugar es el resultado del aumento de la concentración en la realización de las funciones motoras coordinadas asociadas con los movimientos conectados en la forma. Tratemos cada uno de ellos a su vez.

Como se sabe, el cerebro requiere más oxígeno y, por lo tanto, más sangre que cualquier otro órgano del cuerpo. Aproximadamente el veinte por ciento del suministro de sangre del cuerpo se bombea al cerebro en un momento dado. Esta cantidad aumenta durante períodos de actividad mental intensa, como cuando el cerebro está procesando tareas nuevas o complicadas. Como cualquier practicante novato del Tai Chi puede atestiguar, aprender una nueva postura, como Pararse en una Pierna, es una tarea muy exigente, tanto física como mentalmente. Realizar una tarea tan compleja involucra múltiples regiones del cerebro, incluidas las áreas asociadas con la construcción de la memoria, la coordinación motora y las relaciones espaciales.

Específicamente, el proceso mental de establecer nuevos recuerdos requiere que el cerebro establezca nuevas vías neurológicas. Esto estimula el funcionamiento del cerebro de maneras complejas que los científicos todavía están tratando de entender completamente. Sin embargo, no es necesario ser un neurocientífica para apreciar que aprender una nueva habilidad, especialmente una que involucra una coordinación musculoesquelética y motora detallada, hará que el cerebro trabaje más duro. Al igual que el resto del cuerpo, el cerebro requiere un ejercicio regular y consistente para funcionar a la máxima capacidad.

Durante la práctica del Tai Chi, el cerebro está constantemente comprometido, lo que aumenta el flujo sanguíneo y estimula el establecimiento de nuevas conexiones neuronales. Cuando practicamos el Tai Chi, estamos ejercitando tanto el cuerpo como el cerebro. Estamos, literalmente, reforzando la conexión mente-cuerpo. Cuando se practica regularmente a lo largo del tiempo, el Tai Chi puede ayudar a retrasar el deterioro del funcionamiento mental que con frecuencia acompaña al envejecimiento, especialmente en las áreas de agudeza mental y memoria, las cuales se mejoran específicamente a través de la práctica del Tai Chi.

En su libro ampliamente leído, *The Brain that Changes Itself*, Norman Doidge escribió que:

> *Una actividad física cognitivamente rica, como aprender nuevos bailes, probablemente ayudará a evitar problemas de equilibrio y tendrá el beneficio adicional de ser social, lo que también preserva la salud del cerebro. El Tai Chi, aunque no se ha estudiado (con respecto a la salud del cerebro), requiere una concentración intensa en los movimientos motores y estimula el sistema de*

equilibrio del *cerebro. También tiene un aspecto meditativo, que ha demostrado ser muy eficaz para reducir el estrés y, por lo tanto, es probable que preserve la memoria y las neuronas* del *hipocampo.*[6]

La fecha de publicación del libro del Dr. Doidge fue 2007. Desde entonces, se han llevado a cabo investigaciones médicas específicas sobre el efecto del Tai Chi en el equilibrio y la estabilidad. Los resultados de estos estudios recientes confirman la conjetura del Dr. Doidge de que el Tai Chi tiene un efecto beneficioso sobre el equilibrio y la coordinación motora.

Los Beneficios Emocionales de Practicar Tai Chi

Quizas el mayor beneficio individual que se deriva de la práctica del Tai Chi es la tranquilidad. Cuando practicamos Tai Chi, nos sentimos relajados, tranquilos y pacíficos. Además, esta sensación de calma y tranquilidad persiste incluso después de que terminamos de practicar la forma del Tai Chi. Además, cuanto más practicamos con el tiempo, más pacíficos y armoniosos nos volvemos. Un comportamiento tranquilo y una disposición brillante son características distintivas de los practicantes del Tai Chi a largo plazo.

Aunque muchos dirían que la paz mental es un estado mental, la tranquilidad es realmente un estado emocional. Considere las alternativas a la paz mental – ira, depresión, tristeza. Estas son claramente emociones. Así que, cuando hemos eliminado esas emociones negativas, lo que llegamos es un estado emocional positivo, que hemos elegido lingüísticamente para etiquetar como paz mental.

Cuando se discuten los beneficios físicos y mentales de practicar Tai Chi, es relativamente fácil establecer la conexión entre los movimientos de la forma y los beneficios fisiológicos y psicológicos que se acumulan. Como se dijo anteriormente, muchos de los cambios fisiológicos medibles que ocurren al practicar Tai Chi se deben a la reducción de la respiración que tiene lugar cuando nos movemos lentamente y coordinamos la respiración con nuestros movimientos.

Este es un efecto causal directo: ralentiza la respiración y disminuyes la frecuencia cardíaca; ralentizar la frecuencia cardíaca y reducir la presión arterial; reducir la presión arterial de manera constante, y puede revertir afecciones como hipertensión, enfermedades cardíacas, etc. En general, cuando el sistema nervioso autónomo se normaliza y los niveles de estrés se reducen, una serie de condiciones y enfermedades adversas se resolverán naturalmente y sanarán a sí mismos.

¿Cómo podemos entonces explicar los cambios emocionales que tienen lugar en los practicantes del Tai Chi a largo plazo? Recuerde de la introducción a este capítulo que no hay simplemente una conexión mente-cuerpo; en cambio, hay una relación de tres vías entre la mente, el cuerpo y las emociones. Así, lo que sucede en el cuerpo puede, y lo hace, afectar tanto a la mente como a las emociones. Del mismo modo, cuando estamos mentalmente estresados, nos volvemos físicamente tensos y tensos, lo que puede producir

---

[6] *Norman Doidge, M.D., The Brain that Changes Itself, page 256*

respuestas emocionales como ira, miedo y frustración. Por el contrario, cuando vamos despacio y lo dejamos fluir, podemos revertir estos estados emocionales negativos y estar más tranquilos y en paz.

Sin embargo, la conexión mente-cuerpo-emoción, aunque potente, no es la respuesta completa. Aquellos que practican Tai Chi no solo se dedican al ejercicio físico. Además, la práctica del Tai Chi hace que la energía vital intrínseca, o *qi*, se active. En el siguiente capítulo se explicará esta fuerza vital en detalle. Allí descubrirás cómo el *qi* circula por todo el cuerpo para nutrir los tejidos y revitalizar los órganos. Además de sostener los tejidos y los órganos, cuando el *qi* es fuerte y vital, eleva el espíritu, o *shen*.

En el Taoísmo, se dice que cada uno de nosotros posee tres tesoros, o *san pao*. Estos son el *qi*, el *ching*, y el *shen*. Probablemente has leído o escuchado del *qi*, que es el primer tesoro taoísta. El segundo tesoro es el *ching*, que simplemente es su energía regenerativa. El tercer Tesoro es su *shen*, o espíritu de vitalidad. Cuando practicamos Tai Chi, nuestro *qi* se activa y comienza a seguir vías específicas, o meridianos, para circular por todo el cuerpo. La circulación del *qi* energiza nuestro *ching* y eleva nuestra *shen*. Cuando el *ching* está energizado, nos sentimos robustos y vigorosos. Cuando el *shen* está elevado, nos sentimos animados y boyantes.

En pocas palabras, cuando practicamos Tai Chi, nos sentimos felices y llenos de energía y vitalidad. Es difícil estar enojado, triste, frustrado o deprimido cuando su *qi* es abundante, su *ching* es amplio, y su espíritu de vitalidad es generoso. El estado emocional positivo que experimentamos durante e inmediatamente después de nuestra práctica del Tai Chi es el resultado de lo que se puede llamar el efecto *qi*. Esta es la verdadera razón para practicar el Tai Chi. Una vez que usted experimente el efecto *qi* para usted mismo, usted será cambiado para siempre. Habiendo experimentado su *qi*, la felicidad y la paz mental que resultan de esta experiencia, usted querrá practicar Tai Chi cada día para no perder ese sentido de alegría y cumplimiento.

Tai Chi en el Tratamiento de enfermedades Crónicas y Neurológicas

Una serie de estudios recientes han encontrado que la práctica regular del Tai Chi es una terapia complementaria efectiva en el tratamiento y control de enfermedades crónicas específicas y trastornos neurológicos. El impacto beneficioso de la práctica del Tai Chi con respecto a enfermedades crónicas como enfermedades cardíacas, hipertensión, diabetes, artritis e insomnio se ha documentado a través de estudios controlados:

- **Enfermedades del corazón**: Un estudio realizado en la Universidad Nacional de Taiwán encontró que un año del Tai Chi aumentó significativamente la capacidad de ejercicio, redujo la presión arterial y mejoró los niveles de colesterol, triglicéridos, insulina y proteína C reactiva en personas con alto riesgo de enfermedad cardíaca.
- **Hipertensión:** Una revisión de veintiséis estudios informó que en el 85% de los ensayos la práctica del Tai Chi redujo significativamente la presión arterial.

- **Diabetes:** Los adultos mayores con diabetes tipo 2 a menudo tienen problemas de movilidad y una condición física reducida. Un estudio diseñado para probar la eficacia del Tai Chi en el tratamiento de problemas relacionados con la salud en la diabetes encontró que la marcha, el equilibrio, la aptitud musculoesquelética y cardiovascular, la actividad auto-reportada y la calidad de vida mejoraron con el tiempo.
- **Artritis**: Un estudio en la Universidad de Tufts determinó que una hora del Tai Chi dos veces a la semana durante 12 semanas redujo el dolor y mejoró el estado de ánimo y el funcionamiento físico más que los ejercicios de estiramiento estándar en personas con osteoartritis severa de rodilla. Otro estudio coreano encontró que ocho semanas de clases del Tai Chi seguidas de ocho semanas de práctica en el hogar mejoraron significativamente la flexibilidad y retardó el proceso de la enfermedad en pacientes con espondilitis anquilosante, una forma de artritis que afecta la columna vertebral.
- **Problemas para dormir:** Un estudio realizado en *UCLA 112 Health* encontró que dieciséis semanas del Tai Chi mejoraron la calidad y la duración del sueño en adultos mayores que sufrían de trastornos moderados del sueño.

Además, se ha hecho especial hincapié en el estudio de la eficacia del Tai Chi como terapia complementaria en el tratamiento de trastornos neurológicos, como la enfermedad de Parkinson, la esclerosis múltiple y la fibromialgia.

- **Enfermedad de Parkinson**: Un conocido estudio piloto de la Facultad de Medicina de la Universidad de Washington encontró que las personas con enfermedad de Parkinson leve a moderadamente grave mostraron un mejor equilibrio, capacidad para caminar y bienestar general después de diez semanas de sesiones del Tai Chi.
- **Esclerosis múltiple**: Se realizó un estudio piloto para determinar la utilidad del Tai Chi / *Qi* Gong para las personas con esclerosis múltiple. Este estudio encontró pequeñas mejoras en una amplia gama de otros síntomas relacionados con esta enfermedad.
- **Fibromialgia:** En un estudio de 39 sujetos con fibromialgia que practicaban Tai Chi dos veces por semana durante seis semanas (clases de una hora), se encontró que los síntomas de FM y la calidad de vida relacionada con la salud mejoraron después del estudio.

Otros estudios han encontrado que el Tai Chi es una terapia efectiva para pacientes que se recuperan de cáncer de mama y accidente cerebrovascular.

- **Cáncer de mama:** Un estudio en la Universidad de Rochester encontró que la calidad de vida y la capacidad funcional mejoraron en las mujeres con cáncer de mama que hicieron 12 semanas del Tai Chi, mientras que disminuyeron en un grupo de control que recibió solo terapia de apoyo.
- **Derrame Cerebral**: En un estudio de 136 pacientes que habían experimentado un derrame cerebral previo, la práctica del Tai Chi durante doce semanas mejoró el equilibrio y mejoró la coordinación motora.

Dado el volumen abrumador de la investigación en los beneficios del Tai Chi, con un énfasis particular en las tres áreas de reducción del dolor, el manejo del Desorden de Stress Post-Traumático, y prevención de caídas, no es de extrañar que la Administración de Veteranos ha estado a la vanguardia de la promoción del Tai Chi como una modalidad de promoción de bienestar para los veteranos.

Según la Administración de Veteranos:

> *Muchos veteranos desean la medicina complementaria y alternativa o las modalidades de medicina integrativa, tanto para el tratamiento como para la promoción del bienestar ... Existen muchas formas del Tai Chi, pero en la cultura occidental, se enseña más comúnmente como una serie de movimientos lentos, suaves y de bajo impacto que integran la respiración, la mente y la actividad física para lograr una mayor conciencia y una sensación de paz interior y bienestar ... El Tai Chi está diseñado para fortalecer y estirar el cuerpo, mejorar el flujo de sangre y otros fluidos en todo el cuerpo y mejorar el equilibrio, la propiocepción y la conciencia de cómo el cuerpo se mueve a través del espacio.*[7]

Para que el Tai Chi sea aprobado bajo las pautas de la Administración de Veteranos para terapias de bienestar aprobadas, el Centro del Programa de Síntesis Basada en la Evidencia preparó un mapa de evidencia de los beneficios del Tai Chi. Este es uno de los resúmenes más completos de los beneficios de la práctica del Tai Chi, no solo para los veteranos sino también para el público en general. El gráfico que se presenta a continuación en la figura 2-1 es una parte del mapa de evidencia que muestra los resultados relevantes. El mapa de evidencia completo está disponible en el sitio web del Servicio de Investigación y Desarrollo de Servicios de Salud, que se mantiene bajo los auspicios del Departamento de Asuntos de Veteranos.[8]

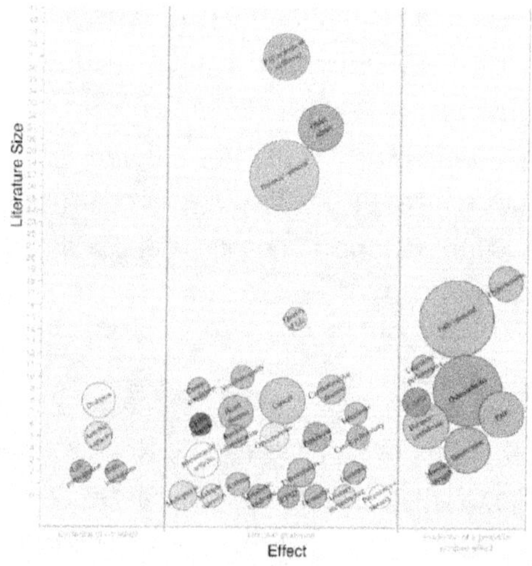

figura 2-1

Sobre la base de los hallazgos de los investigadores que produjeron el mapa de evidencia de los beneficios del Tai Chi, se revelaron tres áreas de enfoque para proporcionar beneficios documentados de particular interés para la Administración de Veteranos:

- Alivio del dolor
- Reducción de la gravedad de los síntomas del Desorden de Stress Post-Traumático
- Reducción en el número de caídas (es decir, prevención de caídas)

Además de estos beneficios específicos, la investigación que resultó en la producción del mapa de evidencia para los beneficios del Tai Chi también reveló beneficios en muchas otras áreas, incluyendo:

- Artritis reumatoide
- Diabetes
- EPOC y asma
- Fibromialgia
- Insomnio
- Enfermedad de Parkinson
- Recuperación del accidente cerebrovascular
- Enfermedad cardíaca

Conclusión

Este capítulo ha presentado material de una variedad de fuentes que apoyan la afirmación de millones de practicantes del Tai Chi en todo el mundo de que el Tai Chi ha mejorado su salud, aumentado su función mental, elevado su estado de ánimo y, en general, mejorado su perspectiva de la vida. El volumen de investigación médica sobre los beneficios del Tai Chi en las áreas de salud y bienestar está creciendo anualmente. Se están realizando investigaciones nuevas y más extensas, y es casi seguro que los resultados de estos estudios respaldaran los hallazgos de investigaciones anteriores.

Con todos los beneficios que se derivan de la práctica del Tai Chi, no es de extrañar que esta forma de ejercicio simple, suave, accesible y altamente efectiva continúe ganando popularidad tanto en China como en el extranjero. Este aumento en la popularidad se debe en gran parte al envejecimiento de la población en regiones como Estados Unidos y Canadá, Europa, China y Japón. Como este capítulo ha sugerido, la práctica del Tai Chi es una de las modalidades de ejercicio más efectivas para retrasar e incluso revertir el proceso de envejecimiento.

Además, a medida que nuestra población envejecida se somete a diversos procedimientos quirúrgicos, como reemplazos de articulaciones, cirugías de derivación cardíaca y varios procedimientos para corregir afecciones artríticas degenerativas, habrá una creciente necesidad de modalidades de rehabilitación que ayuden en la recuperación de estos procedimientos. El creciente cuerpo de evidencia indica que la práctica de los movimientos suaves y lentos del Tai Chi puede ser bastante efectiva tanto para mejorar el proceso de recuperación como para reducir el tiempo de recuperación.

Los chinos tienen un dicho que dice que practicar Tai Chi asegura una primavera de juventud a medida que uno envejece. La visión de septuagenarios, octogenarios e incluso nonagenarios practicando en el parque local o en el centro para personas mayores da testimonio de cuán efectivo es el Tai Chi para permitir que los ancianos conserven su juventud y vitalidad. Las personas mayores a veces afirman que son demasiado mayores para comenzar la práctica del Tai Chi. Este es un desafortunado concepto erróneo. De hecho, individuos de todas las edades pueden tomar la práctica del Tai Chi. Incluso los individuos que comienzan en sus años ochenta y noventa pueden experimentar mejoras notables en la resistencia, la fuerza, el vigor, la flexibilidad, la función mental, y el bienestar general después de sólo unos meses de práctica.

No importa la edad del practicante, el factor clave para obtener el máximo beneficio del Tai Chi es la práctica diaria y consistente de una rutina que incluye estiramiento, aflojamiento, Qigong y, por supuesto, la forma del Tai Chi. Aquellas personas que solo asisten a las sesiones de clase una o dos veces por semana y no practican en casa tienen menos probabilidades de experimentar los beneficios de su práctica que aquellas personas dedicadas que abordan su práctica diaria en el hogar con entusiasmo y gusto. Hay otro dicho chino que resume de manera concisa la importancia de la práctica regular y continua: "La práctica de un día, el beneficio de un día; un año de práctica, un año de beneficio; toda una vida de práctica, una vida de beneficios."

Capítulo Tres

Respiración Adecuada

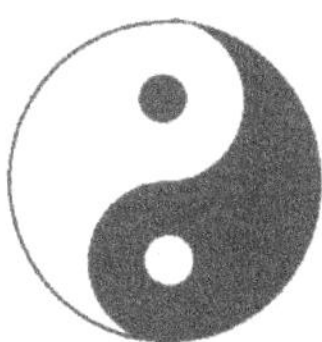

De todas las habilidades adquiridas durante el estudio del Tai Chi, ninguna es más importante que la técnica para una respiración adecuada. La respiración es, literalmente, la fuente de la vida. Lo primero que hacemos cuando nacemos es tomar esa respiración inicial que afirma la vida. No es de extrañar que la respiración abdominal adecuada y profunda imita la de un bebé.

El individuo promedio puede renunciar a comer durante muchos días, puede sobrevivir sin beber durante varios días, pero no puede vivir sin respirar durante más de unos pocos minutos. Dada la importancia vital del acto de respirar, es sorprendente cómo pocas personas saben cómo respirar correctamente. Lo que es aún más notable es que solíamos saber cómo respirar adecuadamente cuando éramos bebés, pero de alguna manera perdimos esta habilidad a medida que crecíamos desde la infancia hasta la niñez

La respiración adecuada mejora todos los aspectos de nuestras vidas, desde nuestra salud física hasta nuestro funcionamiento mental e incluso nuestro estado emocional. Cuando nos involucramos en una respiración adecuada, llenamos nuestros pulmones con el oxígeno vital que nuestros cuerpos usan para impulsar el mecanismo de la vida: el ciclo metabólico, conocido propiamente como el ciclo de Krebs. El oxígeno es el combustible básico con el que funcionan nuestros cuerpos. Cuanto más oxígeno nuestros pulmones estén disponibles para la sangre, mejor funcionará nuestro cuerpo.

En este capítulo se describen los mecanismos que intervienen en la respiración y se explica qué es la respiración adecuada y cómo respirar correctamente. También descubrirá por qué los bebés respiran de forma natural adecuadamente y cómo perdemos esta importante e inherente capacidad a medida que crecemos fuera de la infancia. Usted también aprenderá cómo integrar la respiración apropiada en la práctica del Tai Chi para obtener el máximo beneficio de su práctica diaria del Tai Chi.

La Anatomía y Fisiología de la Respiración

Para aprender a respirar correctamente, primero debe comprender el mecanismo subyacente de la respiración. Si visualiza sus pulmones como un par de fuelles, entonces el concepto básico a comprender es que los pulmones actúan como un par de fuelles para atraer y luego expulsar el aire. Para inflar los pulmones, la región del tórax conocida como cavidad torácica debe expandirse. Esto crea un vacío en el que el aire del exterior es atraído hacia los pulmones.

Un fuelle es un dispositivo muy simple. Al agarrar los mangos y separarlos, el fuelle se abrirá hacia afuera desde la bisagra y se expandirá, atrayendo así aire hacia la cavidad del fuelle. Aunque un fuelle puede servir como un análogo simple a nuestros pulmones, el mecanismo para expandir y contraer los pulmones es más complejo que el empleado en la apertura de un fuelle.

Hay cuatro grupos básicos de músculos que se encargan de expandir y contraer los pulmones:

- el diafragma
- los músculos intercostales
- los músculos abdominales
- los músculos escalenos (que se encuentran en el cuello)

Los músculos primarios involucrados en la respiración son el diafragma y los músculos intercostales. Los músculos abdominales y los músculos escalenos juegan un papel menor, pero aún deben considerarse cuando se discute el mecanismo de la respiración.

La acción del diafragma es doble. Cuando el diafragma se contrae, tira hacia abajo de los pulmones, haciendo que se expandan. Esta expansión crea un vacío dentro de los pulmones que atrae el aire exterior hacia los pulmones. Cuando el diafragma se expande, presiona los pulmones y fuerza el aire dentro de ellos a ser expulsado. El diafragma es responsable de extraer el cuarenta y cinco por ciento del aire que inhalamos durante la respiración normal o en reposo.

Los músculos intercostales son los músculos que conectan las costillas. A diferencia del diafragma, estos se consideran músculos esqueléticos, ya que sirven para mantener la integridad estructural del esqueleto. Los músculos intercostales actúan sobre los huesos de las costillas para expandir la cavidad torácica. A medida que la cavidad torácica se expande, los pulmones se expanden lateralmente, y esta expansión lateral también establece una presión intratorácica negativa (es decir, crea un vacío) que atrae aire hacia los pulmones. Cuando los músculos intercostales se relajan, la caja torácica se contrae, forzando la salida de aire de los pulmones. Los músculos intercostales son responsables de un veinticinco por ciento adicional del aire que se introduce en los pulmones durante la respiración normal.

Los músculos abdominales también están involucrados en la respiración. Estos y ciertos músculos del cuello, llamados músculos escalenos, actúan en un papel de apoyo para el diafragma y los músculos intercostales, que son los músculos primarios que participan en la respiración. Juntos, los músculos abdominales y los músculos escalenos son responsables del treinta por ciento adicional de aire que se introduce en los pulmones durante la respiración tranquila.

Hasta este punto, los dos pulmones se han considerado como dos entidades únicas e indiferenciadas, como un par de fuelles. En realidad, cada pulmón se separa en características anatómicas más pequeñas, llamadas lóbulos. El pulmón derecho, que es más grande, contiene tres lóbulos: el lóbulo superior o superior; el lóbulo medio; y el lóbulo inferior, o inferior. El pulmón izquierdo, que es más pequeño que el pulmón derecho, contiene solo un lóbulo superior y uno inferior. El pulmón izquierdo es anatómicamente más pequeño porque dos tercios del corazón se encuentran en el lado izquierdo del cuerpo.

Lo ideal sería que todos los lóbulos de los dos pulmones se llenarían durante cada inhalación. Cuando cada uno de los diferentes grupos musculares involucrados en la respiración están funcionando correctamente, el aire comenzará por llenar primero los lóbulos inferiores, luego el lóbulo medio del pulmón derecho y finalmente los lóbulos superiores de ambos pulmones. Sin embargo, como se explicará en la siguiente sección, en un tipo de respiración conocida como respiración superficial, solo una parte de los lóbulos superiores se llenan de aire. Esto reduce la cantidad total de aire fresco que ingresa a los pulmones y, por lo tanto, se absorbe menos oxígeno en el torrente sanguíneo. Las consecuencias de la reducción de oxígeno en la sangre significan que hay menos oxígeno para alimentar el ciclo de Krebs, y todo el cuerpo sufre las consecuencias.

También es importante reconocer el papel del cerebro en la respiración. Dos áreas diferentes del cerebro pueden estar involucradas en el control de la respiración: el tronco encefálico y la corteza cerebral. El tronco encefálico es responsable de la respiración inconsciente. Este tipo de respiración se produce cuando estamos durmiendo o inconscientes. Las señales nerviosas se envían desde el tronco encefálico automáticamente para estimular el diafragma y los músculos intercostales, lo que hace que se contraigan y se expandan y, por lo tanto, permitan que los pulmones se inflen y desinflen.

Usted puede cambiar de la respiración inconsciente a la respiración consciente dirigiendo su mente consciente para controlar su respiración. Por ejemplo, usted puede intentar respirar más profundamente en la cavidad abdominal empujando conscientemente hacia abajo con su diafragma. También puede tener la intención consciente de expandir su cavidad torácica para tomar más aire en los lóbulos superiores de los pulmones abriendo a la fuerza la jaula de la plataforma. La respiración intencional es la base de la respiración abdominal profunda, que se explicará más adelante en este capítulo.

Respiración Abdominal frente a la Respiración Torácica

En la descripción anterior del mecanismo de respiración, puede ver que hay dos direcciones básicas de expansión que intervienen en la expansión de los pulmones. La primera dirección, que es controlada principalmente por el diafragma, es hacia abajo. Cuando el diafragma se contrae, se extiende hacia abajo en la cavidad abdominal y atrae los pulmones hacia abajo también. La segunda dirección de expansión es lateral y se rige por la acción de los músculos intercostales, que hacen que la caja torácica se expanda hacia afuera.

La acción de tirar hacia abajo del diafragma tiende a inflar todos los lóbulos de los pulmones y, por lo tanto, se considera un mecanismo más profundo que la acción de tracción hacia afuera de los músculos intercostales. Cuando el diafragma se contrae fuertemente, desciende hacia abajo en la cavidad abdominal para tirar hacia abajo de los pulmones, inflándolos así de abajo hacia arriba. Este tipo de respiración se conoce con diferentes nombres, como respiración abdominal, respiración natural, respiración del bebé o respiración budista.

El término respiración abdominal deriva su nombre no del uso primario de los músculos abdominales, que en realidad solo juegan un papel menor en este tipo de respiración, sino más bien del hecho de que, a medida que el diafragma se contrae, desciende a la cavidad abdominal y hace que se expanda hacia afuera. Esto es justo lo que sucede cuando un bebé inhala, por lo que este tipo de respiración también se conoce como respiración del bebé.

A diferencia de la respiración abdominal, cuando los músculos intercostales son los músculos primarios involucrados en la inhalación, la expansión hacia afuera de la caja torácica solo tiende a llenar los lóbulos superiores de los pulmones. Este es un mecanismo de inhalación menos profundo que el de la respiración abdominal. Debido a que el pecho se hincha cuando la caja torácica se expande, este tipo de respiración a veces se llama respiración torácica. Debido a que la acción de la respiración torácica no llena los pulmones a su capacidad, este mecanismo no suministra al torrente sanguíneo tanto oxígeno como la respiración abdominal.

La diferencia entre la respiración abdominal y la respiración torácica es que el mecanismo de la respiración abdominal recibe un volumen de aire mayor que el mecanismo de la respiración torácica. El mayor volumen de aire disponible para los pulmones durante la respiración abdominal significa que se absorbe más oxígeno en el torrente sanguíneo y se distribuye por todo el cuerpo. Además, cuando el diafragma desciende y tira de los pulmones hacia abajo, se llenan de abajo hacia arriba, comprometiendo así los lóbulos inferior, medio y superior de los pulmones. Además, al exhalar el aire que escapa de los lóbulos inferiores fuerza el aire en los lóbulos medio y superior, lo que crea un intercambio completo de aire en los pulmones.

La respiración torácica, por el contrario, infla los pulmones de arriba hacia abajo. Este es un mecanismo menos profundo de la respiración. Cuando la respiración torácica es el mecanismo principal de la respiración, se introduce un menor volumen de aire fresco en los pulmones y, por lo tanto, se absorbe menos oxígeno en el torrente sanguíneo. Para compensar la menor cantidad de oxígeno absorbido en la sangre con cada respiración, las personas necesitan tomar más respiraciones por minuto cuando se dedican a la respiración torácica. Por lo tanto, la frecuencia respiratoria aumenta. Además, dado que la respiración torácica funciona desde arriba hacia abajo, el aire en los lóbulos inferiores de los pulmones puede no intercambiarse en absoluto. El aire que permanece allí puede estancarse y volverse rancio, que es el ambiente perfecto para que las bacterias y los virus prosperen.

La frecuencia respiratoria es importante, ya que la frecuencia respiratoria afecta al sistema nervioso autónomo. Cuando la frecuencia respiratoria aumenta, la frecuencia del pulso aumenta, lo que aumenta la presión arterial. También se aceleran otras actividades metabólicas. Hay situaciones que requieren un aumento de la respiración y todas las respuestas metabólicas asociadas a una respiración elevada. Un ejemplo es ser perseguido a través de la sabana por un leopardo. La respuesta de combate o huida a situaciones reales que ponen en peligro la vida es un importante mecanismo de supervivencia.

La respiración rápida es importante durante las raras ocasiones en que se pide una respuesta rápida a una situación peligrosa. Sin embargo, si usted es incapaz de enganchar sus músculos para quemar la adrenalina generada por la respuesta de la lucha o del vuelo, este tipo de respiración puede hacer más daño que bueno. A menos que corra, salte, nade o participe en alguna actividad atlética cuando se activa la respuesta de lucha o huida, la respiración rápida es como correr su motor cuando su automóvil está en punto neutro.

Ahora, usted podría pensar que la respiración abdominal es el mejor tipo de respiración. Aunque la respiración abdominal es mejor que la respiración torácica, incluso la respiración abdominal no llena completamente los pulmones con aire fresco. En el mejor de los casos, la respiración abdominal sola sólo llenará alrededor del cuarenta y cinco por ciento de los pulmones. Para llenar completamente los pulmones, o por lo menos llenarlos a aproximadamente ochenta por ciento de su capacidad total, usted necesita **utilizar** una técnica llamada "respiración abdominal profunda."

La Técnica de la Respiración Abdominal Profunda

La técnica de la espiración abdominal profunda es un tipo especial de respiración consciente que involucra tanto el diafragma como los músculos intercostales que se conectan a las costillas. La respiración abdominal profunda requiere un cierto grado de concentración mental, ya que el diafragma debe ser dirigido a descender más hacia la cavidad abdominal que cuando está comprometido con una respiración normal e inconsciente. Además, es necesario aislar y controlar intencionalmente los músculos intercostales asociados con las costillas para activar estos músculos.

Debido a que la técnica de la respiración abdominal profunda extrae un mayor volumen de aire fresco a los pulmones, las personas que participan en este tipo de respiración necesitan menos respiraciones por minuto para oxigenar la sangre, reduciendo así su frecuencia respiratoria. Como se ha explicado anteriormente, la reducción de la frecuencia respiratoria reduce el metabolismo general, permitiendo a su vez que todo el organismo se vuelva más relajado físicamente.

Cuando el cuerpo se relaja, la mente se calma y el estado emocional se vuelve más tranquilo. La práctica de la respiración abdominal profunda da como resultado la relajación externa y la paz interior. Es por eso que la técnica de la respiración abdominal profunda es a menudo la primera técnica enseñada a los meditadores budistas principiantes, de ahí el apelativo de respiración budista.

Para comenzar a practicar la respiración abdominal profunda, es mejor acostarse boca arriba sobre una superficie relativamente firme y plana: una esterilla de yoga colocada sobre un piso de madera es perfecta. Es importante que la espalda esté recta y que la cabeza se mantenga en una posición que no restrinja los músculos de la garganta. Tómese un momento para relajarse en su postura. Respira naturalmente al principio en cualquier forma que estés acostumbrado a respirar.

Al participar en la respiración abdominal profunda, debe inhalar y exhalar por la nariz. Para asegurarse de que su boca está desconectada, usted puede cerrar sus labios juntos y colocar la punta de su lengua contra su paladar superior, que se encuentra en el techo de su boca justo detrás de sus dientes delanteros superiores. En las prácticas taoístas, esto crea una conexión entre dos importantes canales de energía: El Canal del Gobernador y el Canal de la Concepción. No es necesario entender estos canales para practicar la respiración abdominal profunda. Solo sepa que cuando coloca la lengua contra el techo de la boca, está estableciendo una conexión de energía importante.

Una vez que se sienta cómodo y relajado en esta posición, puede comenzar a participar en la respiración abdominal profunda. Para ayudarlo en esto, coloque sus manos sobre la parte inferior del abdomen, como se indica en la figura 3-1.

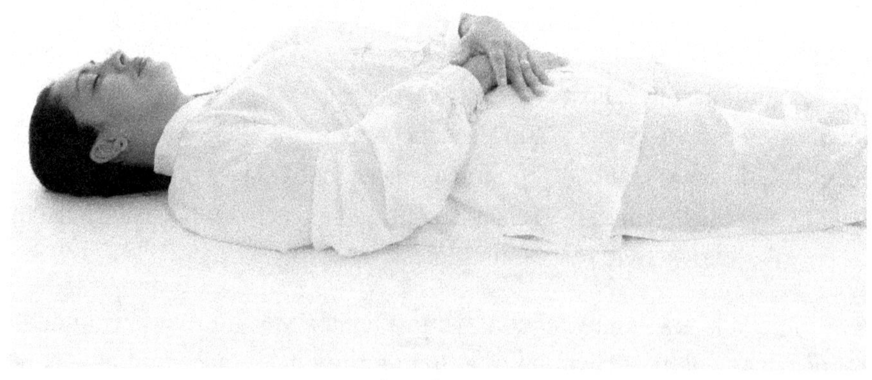

figura 3-1

A medida que respiras, conscientemente baja el diafragma. Tenga cuidado de no usar demasiada fuerza. Sólo tiene que intentar suavemente que su diafragma descienda. Mientras lo hace, observe cómo sus manos se levantan a medida que su cavidad abdominal se expande. Consulte la figura 3-2.

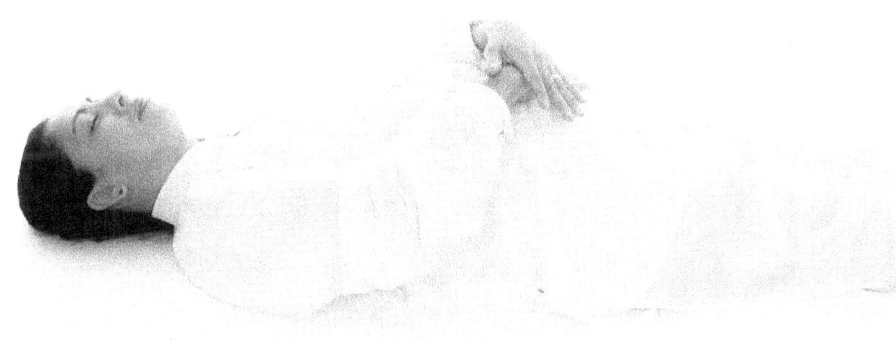

figura 3-2

A medida que exhala, deje que el diafragma se relaje hacia la cavidad torácica. Observe cómo sus manos descienden a medida que su cavidad abdominal se contrae. Consulte la figura 3-3.

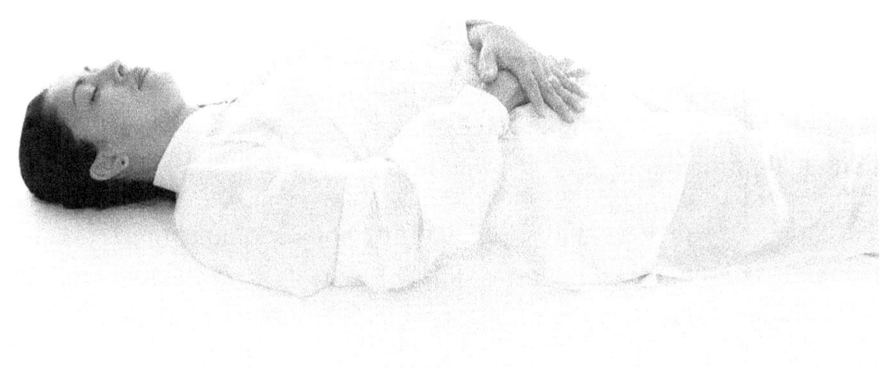

figura 3-3

Usted debe pasar tanto tiempo en este ejercicio como sea necesario hasta que usted pueda respirar en el abdomen sin esfuerzo físico o mental excesivo. Aunque este es sólo el primer paso en la práctica de la respiración abdominal profunda, es el paso fundamental, y usted necesitará dominar esta técnica antes de continuar.

Una vez que se sienta cómodo dirigiendo activamente el diafragma para descender, puede comenzar a enganchar los músculos intercostales asociados con las costillas. Al inhalar, baje suavemente el diafragma y comience a llenar la parte inferior de la cavidad torácica. A medida que se llena la parte inferior de los pulmones, engrane los músculos intercostales conectados a las costillas para expandir la caja torácica hacia afuera.

Pase algún tiempo acostumbrándose a la adición de la expansión hacia afuera de las costillas a la expansión hacia abajo del diafragma. Observe cuánto más llenos se sienten los pulmones cuando agrega este componente suplementario de la respiración a la mezcla. Deberá tener cuidado al llenar los pulmones con aire adicional, ya que es posible que sus pulmones no estén acostumbrados a inflar tanto. Además, puede marearse o aturdirse a medida que su cerebro recibe oxígeno adicional. Tómelo con calma y retroceda si comienza a sentir signos de incomodidad o inquietud.

La acción adicional de expandir las costillas a la técnica de respiración abdominal aumentará significativamente la profundidad de su respiración. Sin embargo, puede profundizar aún más la respiración si agrega la acción final de relajar la garganta. Relajar la garganta involucra los músculos escalenos en el cuello para agrandar el esófago. Algunos de los músculos escalenos se unen a la primera costilla. Otros se adhieren al cartílago que rodea el esófago.

Cuando estos músculos se contraen, tiran de la primera costilla y también comprimen el cartílago en la garganta, constriñendo el esófago. A medida que complete su inhalación utilizando las técnicas combinadas descritas anteriormente, relaje conscientemente los músculos de su garganta y permita que el esófago se abra. La abertura del esófago permitirá que entre un mayor volumen o aire en los pulmones.

Cuando usted conscientemente se conecta el diafragma y las costillas mientras que relaja los músculos en la garganta usted podrá respirar adentro con una sola, profunda, inhalación continua. Esto permitirá que sus pulmones se llenen profundamente sin esfuerzo. Sus exhalaciones también se harán más largas y más lentas a medida que se permita que escape el mayor volumen de aire. Esta es la técnica de la respiración abdominal profunda.

Después de acostumbrarse a realizar la técnica de respiración abdominal profunda en posición supina, que puede tomar varios días o incluso semanas, puede progresar a practicar en una posición sentada o de pie, como se muestra en las figuras 3-4 y 3-5 a continuación.

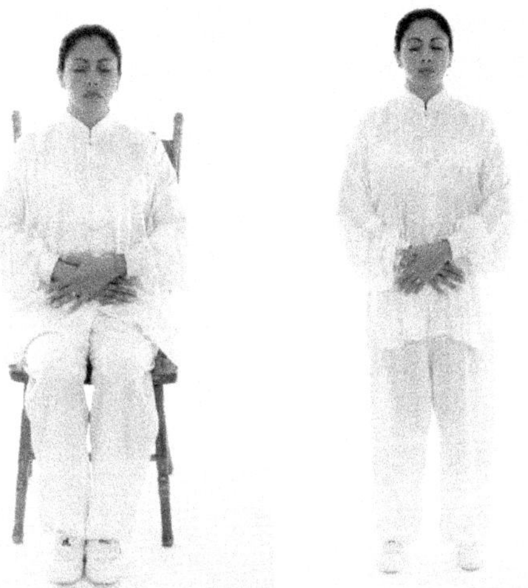

figura 3-4   figura 3-5

Uno de los beneficios de la respiración abdominal profunda es que la acción del diafragma a medida que empuja hacia abajo y se eleva, junto con la expansión y contracción de los pulmones, proporciona un masaje suave a los órganos contenidos dentro de la cavidad abdominal. El estómago, el hígado, el bazo, la vesícula biliar, los riñones, la vejiga, y los intestinos pequeño y grande son presionados mientras usted inhala y entonces esa presión suave se libera mientras usted exhala.

Como primates, evolucionamos a partir de animales que caminan sobre cuatro patas. En los no primates, los órganos contenidos dentro de la cavidad abdominal están suspendidos de la columna vertebral. El efecto de la gravedad no hace que esos órganos se compriman entre sí. Con los primates y especialmente los humanos, que se paran y caminan erguidos, los órganos de la cavidad abdominal se apilan uno encima del otro. Los órganos inferiores están siendo constantemente comprimidos por el peso de los órganos por encima de ellos. Con el tiempo, esta compresión puede resultar en disfunción y enfermedad. El simple acto de la respiración abdominal profunda puede proporcionar un alivio temporal a nuestros órganos comprimidos y puede, con el tiempo, restaurarlos a su funcionamiento normal.

La práctica de la respiración abdominal profunda permite que todo el cuerpo entre en un estado de relajación que se acompaña de la eliminación del estrés y da como resultado la calma mental y la paz y armonía emocional. Los beneficios de la respiración abdominal profunda son el resultado tanto del aumento del suministro de oxígeno como de la reducción de la tasa de respiración. En los adultos, la frecuencia normal de respiración es de diez a doce respiraciones por minuto. Al emplear la respiración abdominal profunda, usted puede reducir cómodamente esto a cinco o seis respiraciones por minuto. Con la práctica, puede reducir aún más la frecuencia respiratoria a cuatro, tres o incluso dos respiraciones por minuto.

A medida que reduce la respiración a la frecuencia de una o dos respiraciones por minuto, se aproxima al nivel de respiración al que se refiere el chino como respiración de tortuga. Debido a su metabolismo lento y a la frecuencia respiratoria muy lenta, las tortugas viven durante muchos años. De hecho, la tortuga es un símbolo de longevidad en China. Hay una sabiduría popular china que afirma que a cada individuo se le asigna un cierto número de respiraciones en su vida. Cuanto más rápido uno respira, más pronto uno alcanzará su respiración final. Si no hay más respiraciones, no hay más vida.

Ya sea que esta sabiduría popular tenga alguna validez o no, hay mérito en el concepto subyacente de que cuanto más lento respiras, más tiempo es probable que vivas. Respirar más tiempo, más profundo y más lento es la clave tanto para el bienestar físico como para la tranquilidad espiritual. También puede ser la clave de la longevidad.

¿Como Perdimos la Capacidad de Respirar de Forma Natural y Profunda?

Ya se ha señalado que los bebés respiran naturalmente desde sus vientres. Esto se debe a que sus músculos esqueléticos no están desarrollados, por lo que los músculos intercostales asociados con la respiración torácica no son lo suficientemente fuertes como para predominar al respirar. A medida que nos desarrollamos y maduramos en niños, nuestros músculos esqueléticos, incluidos los músculos intercostales, se vuelven más fuertes. Una vez que estos músculos se vuelven lo suficientemente fuertes, comienzan a participar en el proceso de respiración tanto consciente como inconscientemente.

No hay nada de malo en la respiración inconsciente que incorpora tanto el diafragma como los músculos intercostales. El problema surge cuando la expansión y contracción de los músculos intercostales predomina como mecanismo de respiración. La conversión de la respiración abdominal a la respiración torácica tiene lugar cuando comenzamos a desarrollar nuestra autoimagen. A medida que nos volvemos más conscientes socialmente, comenzamos a crear una imagen de nosotros mismos en relación con la forma en que creemos que los demás nos perciben. En algunos individuos esta imagen es de naturaleza positiva, pero ciertos individuos desarrollan una autoimagen negativa. En psicología, una autoimagen positiva se considera saludable, mientras que una autoimagen negativa puede conducir a patologías mentales. Sin embargo, la verdad es que cualquier autoimagen, ya sea positiva o negativa, va a tener un efecto sobre cómo nos comportamos, incluso hasta el simple acto de respirar.

Aunque la respiración abdominal de los bebés es relajada y saludable, hace que el abdomen se **distienda** y sobresalga. Como niños y adolescentes, se nos enseña a pararnos rectos, levantar el pecho y meter la barriga. A veces esto se conoce como la postura militar. Para estar de pie en la atención en la postura militar, comenzamos a depender menos del diafragma y más de los músculos intercostales y también para enganchar los músculos abdominales cuando respiramos conscientemente. Fisiológicamente y anatómicamente, involucrar los músculos intercostales para expandir la caja torácica y contraer los músculos abdominales para aplanar el estómago son contrarios a la respiración abdominal profunda y natural.

A medida que continuamos creciendo hacia la adolescencia y la edad adulta, estos comportamientos, que se basan en la imagen de uno mismo, se acostumbran al punto de que perdemos la tendencia natural a participar en la respiración abdominal profunda. Si queremos recuperar esta preciosa habilidad, debemos revertir conscientemente el mecanismo habituado de la respiración torácica aprendiendo (o reaprendiendo) la técnica de la respiración abdominal profunda.

Incorporando la Respiración Abdominal Profunda en el Tai Chi

Debido a la profunda relajación y tranquilidad mental que resulta de la respiración abdominal profunda, es esencial que incorporemos este estilo de respiración en nuestra práctica del Tai Chi. Si usted avanza a través de los ejercicios de aprender a participar en abdominales profundos primero en una posición supina, luego en una posición sentada, y finalmente en una posición de pie, usted será capaz de participar en la respiración abdominal profunda mientras que usted se mueve de postura a postura durante la ejecución de la forma del Tai Chi.

Cuando los estudiantes principiantes comienzan a aprender la forma, generalmente se les dice que no se preocupen por la respiración consciente y que simplemente respiren naturalmente. Este es un buen consejo, ya que la mente consciente tiene suficiente de qué preocuparse al tratar de determinar dónde colocar los pies, cómo sostener las manos, qué brazo o pierna es sustancial, etc. Sin embargo, a medida que las posturas y las transiciones se vuelven más familiares, los practicantes pueden comenzar a enfocar al menos una parte de su conciencia en la respiración adecuada mientras realizan los movimientos de la forma del Tai Chi.

Al coordinar su respiración con los movimientos de la forma, una regla general es inhalar cada vez que se reúna o cierre y exhalar cada vez que emita o abra. Un ejemplo de recolección ocurre en la forma Simplificada 24 durante la transición de la postura de apertura a la postura de Partir la Crin del Caballo, izquierda. Esta postura de transición se muestra a continuación en la figura 3-6. Al reunirse en los brazos para sostener la llamada bola Tai Chi y entrar con el pie izquierdo, que es una acción de cierre, usted debe inhalar.

Al completar la postura de Partir la Crin del Caballo en el lado izquierdo, primero salga con el pie izquierdo, lo que abre su postura hacia la postura de un arquero. Extender el brazo izquierdo diagonalmente hacia arriba y hacia afuera implica emitir energía a los dedos de la mano izquierda. Al abrir y emitir a medida que completa la postura, como se muestra a continuación en la figura 3-7, debe exhalar.

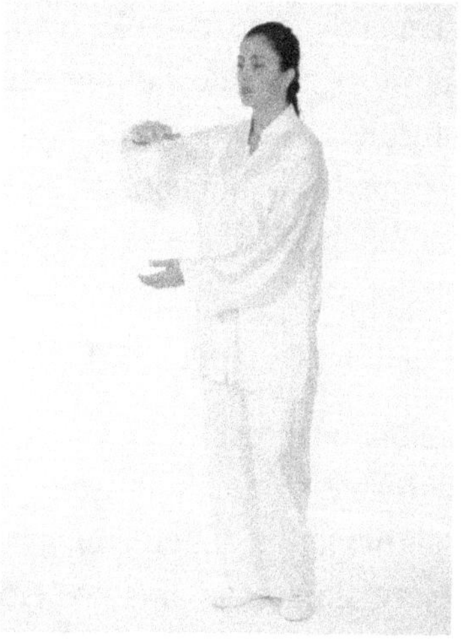

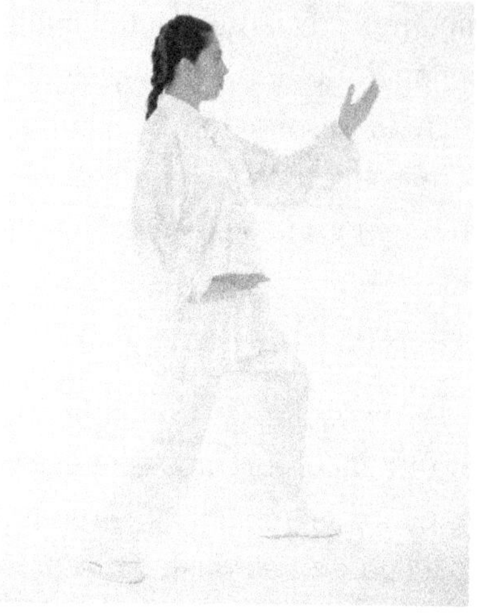

figura 3-6   figura 3-7

La duración de sus inhalaciones y exhalaciones debe coincidir con el tiempo que tarda en moverse de una posición a la siguiente. Por ejemplo, si se tarda seis segundos en pasar de la postura de Apertura a la postura de centrado mostrada arriba en la figura 3-6, entonces su inhalación también debe tomar seis segundos. Del mismo modo, si se tarda otros seis segundos en salir y completar la postura de Acariciar la Crin de Caballo en el lado izquierdo, como se muestra en la figura 3-7, su exhalación también debe tomar seis segundos.

Una manera de mejorar su práctica del Tai Chi es realizar los movimientos más lentamente. El estándar para realizar el formulario Simplificada 24 es que debe tardar entre cuatro y seis minutos en completarse. Si está acostumbrado a completar este formulario en cuatro minutos, intente aumentar el tiempo a seis minutos. Usted encontrará que, en lugar de requerir seis segundos para completar cada movimiento de apertura y cierre, usted tomará ahora ocho segundos. Esto significa que tanto sus inhalaciones como sus exhalaciones serán más largas. A medida que aumentan las duraciones de sus inhalaciones y exhalaciones, su frecuencia respiratoria disminuirá y su estado general de relajación mejorará.

Con respecto a cuál debe predominar, los movimientos o la respiración, esto es como preguntar qué vino primero, la gallina o el huevo. Sin embargo, en términos prácticos usted querrá comenzar a igualar su respiración con sus movimientos cuando usted comienza por primera vez a coordinar sus movimientos con su respiración. A medida que usted se acostumbra más a coordinar sus movimientos y su respiración, pueden permitir que la respiración predomine. Usted entonces puede centrarse en su respiración y permitir que los movimientos sigan naturalmente su respiración. Como aprenderá en el siguiente capítulo, el *qi* sigue la respiración. Así que, cuando usted se concentre en su respiración, su mente dirigirá su respiración, su aliento conducirá su *qi*, y su *qi* activará los músculos del cuerpo para ejecutar los movimientos de la forma del Tai Chi. Esta es la manera correcta de practicar el Tai Chi.

Capítulo Cuatro

Comprensión del *Qi*

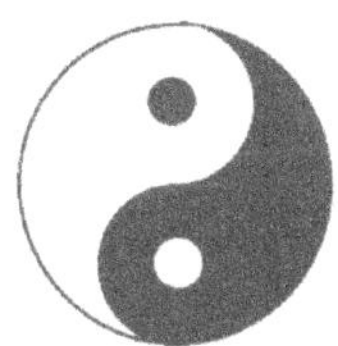

A través de este libro, usted encontrará la palabra *qi*. QI (a veces escrito como chi) se define mejor como energía. Así como hay muchos tipos de energía en el universo, hay muchos tipos del *qi*. El concepto del *qi* es omnipresente en la cultura china, y las referencias al *qi* aparecen en documentos chinos que datan de al menos tres mil años. El ideograma chino para *qi* (ver figura 4-1) consiste en dos radicales. El radical inferior significa arroz, y el radical superior indica que el vapor sube. La imagen es la del vapor que sale de una olla de arroz que se cocina en una estufa.

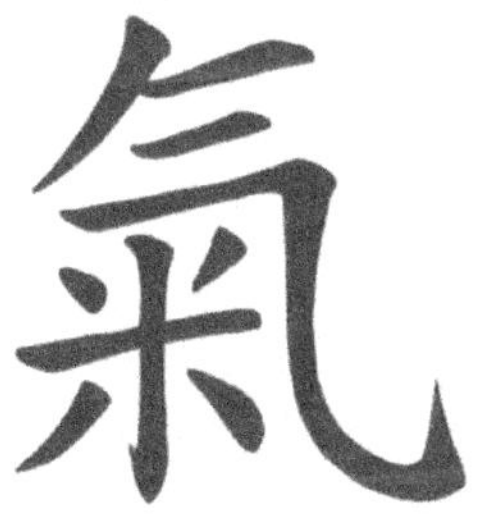

figura 4-1

Originalmente, el ideograma para *qi* era mucho más simple y solo incluía tres líneas onduladas. Estas tres líneas onduladas horizontales simbolizaban la respiración que se puede ver en un frío día de invierno. Desde las primeras formas de escritura china, el concepto del *qi* se ha asociado con la respiración. Esta asociación es especialmente importante con respecto a las dos prácticas del Tai Chi y Qigong. Tanto en Tai Chi como en Qigong, la respiración se puede emplear para activar y guiar el *qi*. Es por eso que los estudiantes necesitan aprender la práctica de la respiración abdominal profunda que se introdujo en el capítulo anterior.

El concepto del "efecto *qi*" se introdujo en el capítulo dos, que describía los beneficios de practicar Tai Chi. Este capítulo explicará lo que es el *qi* y describirá cómo usted puede aprender a experimentar su *qi*; cómo usted puede mejorar la calidad de su qi; cómo usted puede aumentar la cantidad del *qi* disponible para usted; Y cómo usted puede aprender a circular su *qi* a través del cuerpo cuando practica el Tai Chi. Circular el *qi* por todo el cuerpo es esencial para la práctica correcta del Tai Chi. Si practicas Tai Chi sin experimentar el efecto *qi*, será como bailar sin música. ¿Estás realmente bailando si no hay música para bailar?

Antes de continuar con nuestra exploración del *qi*, es necesario entender el uso de las dos palabras, "qi" y "chi." En este libro, la transliteración de pin*yin* "qi" se usa para referirse a la energía interna, o fuerza de vida. La palabra "chi", como en Tai Chi, es la traducción de Wade/Giles para el pinyin "*ji*", como en *Taiji*. Debido a que la transliteración Wade/Giles del Tai Chi es tan familiar para los lectores occidentales, este término ha sido adoptado para su uso en este libro en oposición a la pinyin *Taiji*. Sin embargo, el pinyin *qigong* será escrito en este libro como Qigong para ser consistente con el uso del término Tai Chi.

Muchos estudiantes principiantes malentienden el uso de los dos términos, "qi" y "chi", y creen que el "chi" en Tai Chi se refiere a la energía del *qi*. Las dos palabras suenan igual a los oídos occidentales, pero en realidad son palabras diferentes y, lo que es más importante, conceptos diferentes. Como se explica en el capítulo uno, el principio taoísta del Tai Chi se refiere a la separación del *yin* y el *yang*. El arte marcial que lleva su nombre (es decir, Tai Chi Chuan) se basa en la integración de las fuerzas del *yin* y del *yang* y las interacciones que ocurren entre estas dos fuerzas opuestas pero complementarias. Como se explicará en la siguiente sección, el *qi* es la energía que mantiene el universo en el nivel macrocósmico y que apoya la vida humana (y toda la vida) en un nivel microcósmico.

¿Qué es el *Qi*?

La mejor manera de pensar en el *qi* es imaginarlo como un tipo de energía. Así como diferentes energías alimentan diferentes tipos de maquinaria, diferentes tipos del *qi* alimentan los diferentes fenómenos que forman parte del universo. Los chinos tradicionales creen que todo lo que existe está infundido con *qi*. Los animales tienen *qi*; las plantas tienen *qi*; incluso los arroyos, ríos y océanos tienen *qi*. *Qi* afecta el clima y causa terremotos. *Qi* es responsable del movimiento del sol, la luna, los planetas y las estrellas.

Los antiguos taoístas estudiaron extensamente el mundo natural, y postularon que hay tres tipos básicos del *qi* en funcionamiento en el cosmos: *qi* del cielo, *qi* de la tierra y *qi* humano. Estos tres tipos del *qi* eran tan importantes para los primeros taoístas que se les conocía como los Tres Tesoros. Es importante entender estos tres tipos del *qi* y saber cómo combinarlos armoniosamente.

El *qi* del cielo, o *tian qi*, consiste en las fuerzas celestiales que ejercen su influencia sobre los seres humanos y la tierra. Desde hace tiempo se sabe que los cuerpos celestes, como el sol, la luna y las estrellas, influyen tanto en la tierra como en todos los seres que habitan la tierra. El *qi* del cielo está presente tanto en el sol como en el brillo de la luna. La exposición al *qi* del cielo en la cantidad correcta es esencial para nuestra salud y vitalidad.

El *qi* del cielo también está presente en el aire que respiramos. Claramente, la calidad del aire que respiramos tiene una influencia directa en nuestra salud y bienestar. Los curanderos chinos del pasado y del presente nos aconsejan que evitemos el aire demasiado seco, demasiado húmedo, demasiado caliente o demasiado frío. También debemos evitar respirar aire que contenga sustancias nocivas, como contaminantes o vapores sulfurosos, etc.

Los chinos creían que el *qi* del cielo era responsable del clima, particularmente eventos en como tifones y tornados, y también influía en las mareas. Astrológicamente hablando, se pensaba que el *qi* del cielo influía en los asuntos humanos. Los chinos desarrollaron elaborados sistemas de adivinación para comprender y predecir la influencia del *qi* del cielo en los eventos presentes y futuros. El *I Ching*, o *Libro de los Cambios*, es el más conocido de estos sistemas.

Debajo del cielo está la tierra. El *qi* de la tierra, o *di qi*, está influenciado por el *qi* del cielo, aunque el *qi* de la tierra también actúa independientemente del *qi* del cielo. El *qi* de la tierra incluye el campo magnético de la tierra, así como la energía geotérmica. El *qi* de la tierra también abarca la energía contenida en ríos, océanos, lagos, montañas y bosques. Al igual que con la creencia de que el clima era el resultado del *qi* del cielo, los antiguos chinos creían que desastres naturales como terremotos, deslizamientos de tierra, inundaciones y maremotos eran el resultado de desequilibrios en el *qi* de la tierra. El conocido arte de la geomancia, o *fengshui*, se basa en el estudio del *qi* de la tierra.

La humanidad se interpone entre el cielo y la tierra. Por esta razón, el *qi* humano, o *ren qi*, está influenciado tanto por el *qi* del cielo como por el *qi* de la tierra. Como se dijo anteriormente, el *qi* humano se ve afectado por la calidad del aire que respiramos (*kong qi*), los alimentos que comemos y el agua que bebemos. El *qi* humano se clasifica aún más en *qi* pre-nacimiento (*hsien tian qi*) y *qi* post-nacimiento (*hou tian qi*). El *qi* pre-nacimiento es el *qi* que recibimos de nuestros padres. En términos científicos modernos, el *qi* pre-nacimiento es el equivalente de nuestro ADN. El *qi* post-nacimiento es el *qi* que anima nuestras vidas y que está influenciado por el *qi* del cielo y el *qi* de la tierra y también el *qi* del aire, la comida y el agua.

No podemos hacer nada para cambiar nuestro *qi* antes del nacimiento, aunque hay ejercicios que podemos hacer para mantener la vitalidad de este *qi*. Nuestro *qi* post-nacimiento, por otro lado, está en gran parte bajo nuestro control. Podemos participar en prácticas que nutren este *qi*, como respirar aire bueno y fresco; comer alimentos saludables y nutritivos en las cantidades adecuadas; beber agua pura y limpia; y participar en ejercicios estimulantes y vigorizantes. También podemos elegir vivir en ambientes donde el *qi* del cielo y la tierra ejercen una influencia saludable sobre nosotros, como en las montañas o al lado de un lago o el océano. Hay un antiguo poema taoísta que incluye las líneas:

> *Escuchar el sonido del agua que fluye nutre los oídos.*
> *Ver el verde de los árboles y las plantas nutre los ojos.*[9]

---

[9] *Cultivating the Qi - Chen Kung Series Volume One, translated by Stuart Alve Olson, page 32*

Los taoístas nos aconsejan vivir de acuerdo con las leyes de la naturaleza, que estipulan que el *yin* y el *yang* deben existir en igual medida. La ley natural postula que todas las cosas deben coexistir en última instancia en armonía. Por ello, debemos evitar los excesos y buscar el equilibrio en nuestros pensamientos y acciones.

Además de vivir de acuerdo con la ley natural, también podemos participar en ejercicios específicos diseñados para mejorar y nutrir nuestro *qi*. Los antiguos sabios chinos desarrollaron muchos de estos ejercicios que se conocen colectivamente como Qigong. Además de idear ejercicios del Qigong, los venerables sabios chinos pudieron trazar los caminos dentro del cuerpo humano a lo largo de los cuales viaja el *qi* posterior al nacimiento. También analizaron la anatomía humana y describieron las relaciones entre los diversos órganos. Los órganos se clasificaron como *yang* o *yin*, y se identificaron las vías *qi*, o meridianos, asociados con cada órgano. La ciencia de la Medicina Tradicional China se basa en estas clasificaciones de órganos y los meridianos asociados con ellas.

Los diagnósticos para diversas enfermedades se desarrollaron sobre la base del conocimiento de los órganos y sus relaciones. Se desarrollaron tratamientos específicos que implican la inserción de agujas en puntos de acupuntura clave a lo largo de los meridianos. También se idearon remedios herbales basados en las cualidades curativas especiales, o *qi*, de ciertas plantas y partes de animales. Además, se crearon ejercicios específicos del Qigong con el propósito de estimular o fortalecer los órganos individuales para combatir enfermedades y deficiencias dentro del cuerpo.

Según la TCM, los riñones son la fuente del *qi* post-nacimiento. Por esta razón, es especialmente importante mantener la salud de los riñones por encima de todos los demás órganos. Muchos ejercicios del Qigong han sido diseñados específicamente para fortalecer y energizar los riñones con el fin de generar un *qi* fuerte y saludable después del nacimiento. Nota: para el resto de esta discusión, el término *qi* post-nacimiento se abreviará como *qi*.

A pesar de que el *qi* se genera en los riñones, se almacena en el *dantien* inferior. El *dantien* inferior es un centro de energía ubicado en la cavidad abdominal. Está situado tres dedos de ancho por debajo del ombligo y dos anchos de dedo hacia el interior. Este término chino a menudo se traduce como "el campo de la inmortalidad" o "el campo del elixir" (elixir es una forma poética de referirse al *qi*). Una de las funciones principales de los ejercicios del Qigong es aumentar la reserva del *qi* en el *dantien* inferior.

Dentro del cuerpo humano, hay tres sistemas circulatorios importantes: el sistema circulatorio de la sangre, el sistema circulatorio linfático y el sistema circulatorio *qi*. El *qi* y los sistemas circulatorios sanguíneos están estrechamente relacionados. En *Cultivando el Qi*, Chen Kung escribió:

> *Sangre o qi, ¿qué es lo más preciado? La mayoría de las personas no son conscientes de que el qi es más sustancial que la sangre. El qi actúa como el maestro de la sangre; la sangre es como el asistente.*[10]

---

[10] ibid, page 38

La estrecha relación entre la sangre y el *qi* a menudo se conoce en China como la relación entre un hermano y una hermana. El *qi* es el hermano y la sangre es la hermana. La medicina tradicional china se basa en la premisa de que el *qi* conduce a la sangre y emplea el término *qi xue*, o *qi*-sangre, para describir esta relación. En donde va el *qi*, la sangre sigue. Si el *qi* está bloqueado o estancado, entonces habrá una deficiencia de sangre en esa región del cuerpo. Además, si el flujo del *qi* se detiene por completo, entonces el individuo morirá.

Aunque la tendencia natural del *qi* es a circular por todo el cuerpo, puede estar sujeto a bloqueos como se indicó anteriormente. Estos bloqueos pueden ser liberados a través de la acupuntura. También es posible abrir bloqueos del *qi* a través de ejercicios del Qigong. La base para mover el *qi* durante la práctica del Qigong es el principio de *yi yi yin qi* (la intención dirige el *qi*). Así como es cierto que donde va el *qi* sigue la sangre, también es cierto que donde va la mente (intención), así también sigue el *qi*.

El mero acto de enfocar la intención en una región particular del cuerpo puede causar una mayor acumulación del *qi* en esa región. Cuando el *qi* fluye fuertemente a una ubicación específica, la sangre sigue naturalmente. Es este aumento del flujo sanguíneo lo que las personas a veces experimentan como calor u hormigueo al practicar Tai Chi. Esta sensación ocurre con mayor frecuencia en los dedos y las palmas de las manos. Aunque esta es una experiencia válida, no es una experiencia directa del *qi*, sino más bien la experiencia de la sangre que sigue al *qi*. Además, el *qi* que se experimenta en estos casos es *qi* localizado.

El aumento del *qi* localizado en las extremidades, como los dedos y las manos y también en las articulaciones, y el aumento asociado en el flujo sanguíneo a estas regiones del cuerpo es la razón principal por la que tanto el Tai Chi como el Qigong son tan efectivos para mejorar los efectos debilitantes de varios tipos de artritis.

El *qi* localizado es importante y puede ser útil tanto en aplicaciones marciales como en curación. Sin embargo, si queremos dominar el cultivo y la movilización del *qi*, necesitamos aprender a trabajar con el *qi*. Sin aprender a cultivar el *qi* en el *dantien* inferior y luego movilizar y hacer circular este *qi* por todo el cuerpo, nuestras experiencias del *qi* solo serán de la variedad local, por lo tanto, decimos que la experiencia del *qi* localizado es superficial en lugar de profunda y omnipresente.

Es por eso que los estudiantes del Tai Chi necesitan incorporar la técnica de la respiración abdominal profunda en su práctica. Cuando su mente se enfoca en el *dantien* inferior, que está situado en la cavidad abdominal, su *qi* se acumulará allí. Después de algún tiempo, usted tendrá un almacenamiento suficiente del *qi* en su *dantien* inferior y puede comenzar a dirigir este *qi* para fluir hacia su cuerpo bajo la dirección de su *yi*, o intención.

Para concluir esta discusión sobre el *qi*, necesitamos considerar un tema final. Muchas personas creen erróneamente que hay dos tipos del *qi*: *yin qi* y *yang qi*. Esto es incorrecto. Solo hay *qi*. Sin embargo, es válido decir que todo el *qi*, ya sea que esté asociado con el cielo, la tierra o la humanidad, puede tener la cualidad de ser *yin* o *yang*. Vemos esto en todas partes en la naturaleza. Por ejemplo, se dice que el calor del sol de verano es yang, mientras que la luz solar débil de mediados de invierno se dice que es *yin*.

Lo mismo es cierto para el *qi* en el cuerpo humano. El *qi* que viaja dentro de los meridianos del estómago es normalmente de naturaleza *yang*. Por otro lado, el *qi* que viaja dentro de los meridianos renales es normalmente de naturaleza *yin*. Si, por alguna razón, el *qi* en los meridianos renales se convierte en *yang* en su aspecto, entonces los riñones se sobrecalentarán y surgirá la enfermedad. La enfermedad en los riñones también puede surgir si el *qi* en los meridianos renales se vuelve demasiado *yin*. Por lo tanto, es importante no solo tener un *qi* fuerte en general, sino también tener la calidad correcta del *qi* en cada uno de los meridianos. Una vez más, muchos ejercicios del Qigong han sido ideados para fortalecer y equilibrar el *qi* asociado con órganos específicos para que no sea ni demasiado *yin* ni demasiado *yang*.

El *Qi* y la Respiración

Ninguna discusión sobre Tai Chi o Qigong estaría completa sin abordar la relación entre el *qi* y la respiración. Dentro del cuerpo humano, el *qi* y la respiración están estrechamente relacionados. De hecho, los términos *qi* y respiración a menudo se usaban indistintamente en los primeros textos taoístas. No es una exageración afirmar que sin la respiración no habría *qi*. La relación entre la respiración y el *qi* es doble. Primero, la respiración es necesaria para la creación del *qi*. En segundo lugar, así como el *qi* conduce a la sangre, la respiración se puede utilizar para dirigir el *qi*. Consideraremos cada uno de estos aspectos de la respiración a su vez.

Como se dijo anteriormente, nuestro *qi* post-nacimiento se crea a partir del aire que respiramos (*kong qi*), así como de los alimentos que comemos y el agua que bebemos. Kong *qi* viene del cielo, y la comida y el agua vienen de la tierra. El *qi* del cielo y el *qi* de la tierra se combinan para generar nuestro *qi* humano. A partir de esto, puede ver que es importante aprender a respirar correctamente para proporcionar al cuerpo el mejor *kong qi*. Por supuesto, queremos respirar donde el aire sea limpio y puro y no estancado o contaminado. También es importante no respirar aire demasiado caliente o frío, demasiado húmedo o seco.

Con el fin de emplear la respiración para ayudar a cultivar el *qi*, usted necesita aprender a respirar correctamente. La técnica de respiración abdominal profunda introducida en el capítulo anterior se puede utilizar para aumentar la absorción de *kong qi* y también para ayudar a concentrar y llevar el *qi* posterior al nacimiento por todo el cuerpo. Debes usar esta técnica de respiración cada vez que practiques Tai Chi o Qigong. Aunque se necesita concentración mental adicional para incorporar la respiración abdominal profunda en su práctica del Tai Chi, los beneficios significativos que resultan hacen que este esfuerzo adicional valga la pena.

Cultivando el *Qi*

Dada la importancia vital del *qi* en todos los aspectos de nuestras vidas, es comprensible que nos esforcemos por desarrollar nuestro *qi* y aprendamos a circular nuestro *qi* a través de las prácticas del Tai Chi y Qigong. El desarrollo del *qi* se llama cultivo del *qi*. En la cultura china, cualquier práctica que conduzca al cultivo de una habilidad o cualidad particular se conoce como kung fu (*gongfu* en pinyin). Por lo tanto, el cultivo del *qi* se llama *qi gong fu*, o *qigong* en resumen. Cualquier práctica que cultive el *qi* puede ser referida como Qigong. Por lo tanto, cuando se practica correctamente, el Tai Chi en sí mismo es en realidad un tipo del Qigong.

Muchos maestros del Tai Chi creen que simplemente practicar la forma del Tai Chi es suficiente para cultivar el *qi*. Otros maestros sienten que los estudiantes progresarán más rápidamente en su cultivo del *qi* si se incluyen ejercicios adicionales del Qigong en el currículo. Hay un número de sistemas populares del Qigong que pueden ser utilizados para complementar la práctica del Tai Chi con el fin de mejorar su cultivo del *qi*. Entre ellos se incluyen Las Ocho Piezas de Brocado Qigong, Cinco Elementos Qigong, Puerta del Dragon Qigong, y el Ganzo Salvaje Qigong.

Agregar cualquiera de estos sistemas del Qigong a su rutina diaria del Tai Chi definitivamente acelerará el cultivo de su *qi*. Sin embargo, es mejor seguir el currículo establecido por su maestro. Si su maestro elige enfatizar el Tai Chi como el medio para el cultivo del *qi*, entonces así es como usted debe proceder. Si, en algún momento, usted se siente inclinado a introducir un sistema del Qigong en su práctica, usted puede pedir a su profesor que le recomiende un sistema del Qigong.

En este capítulo, nos centraremos en la práctica del Tai Chi como el método tanto para cultivar como para hacer circular el *qi*. Notarás que estas dos actividades se enumeran por separado. Esto se debe a que es necesario primero construir una abundancia del *qi* en el *dantien* inferior a través de prácticas de cultivo del *qi* antes de intentar hacer circular el *qi*. Podemos usar la analogía de una batería y un circuito para ilustrar esto. El *dantien* inferior sirve como la batería *qi* para nuestros cuerpos de energía. Los meridianos *qi* son análogos al circuito en nuestro ejemplo. Si la carga eléctrica almacenada en la batería es baja, entonces no podrá alimentar el circuito.

Imagina que el circuito es una cadena de luces navideñas. Si no hay suficiente carga en la batería conectada a las luces, es posible que las luces solo brillen tenuemente. Sin embargo, si la batería está completamente cargada, todas las luces brillarán y brillarán intensamente. Del mismo modo, si el *qi* que se almacena en el *dantien* inferior se agota, entonces el *qi* no podrá circular fuertemente a través de los meridianos, y los tejidos y órganos sufrirán en consecuencia. El primer trabajo es recargar la batería; sólo entonces podemos conectar la batería al circuito para activar las luces.

La recarga de la batería *qi* se puede realizar mediante la práctica de la respiración abdominal profunda. La técnica de respiración abdominal profunda debe modificarse, sin embargo, si se va a emplear en la práctica del cultivo del *qi*. La clave de esta modificación se puede encontrar en la instrucción de los maestros originales del Tai Chi: "Guarda el corazón-mente y el *qi* en el *dantien*." El corazón-mente (*hsien*) es su mente intuitiva, o de sentimiento. Debes aprender a sentir el *qi* a medida que se acumula en el *dantien* inferior. Puedes aprender a hacer esto a través de la adición de la atención plena cuando estás involucrado en el abdomen profundo.

La mejor manera de aprender cómo incluir la acción consciente de proteger el corazón-mente y el *qi* en el *dantien* inferior durante la práctica de la respiración abdominal profunda es comenzar con la meditación sentada. No se recomienda intentar esto mientras está acostado, ya que el objetivo de esta práctica es "dejar que el *qi* (aliento) se hunda al *dantien* inferior."[11] Usted puede sentarse con sus manos dobladas delante de su *dantien* inferior como representado anteriormente en la figura 3-4. Para empezar, cierra los ojos y toma diez respiraciones abdominales profundas para calmarte. A medida que inhala, tome nota mental del punto más profundo del abdomen al que desciende la respiración.

Cuando comiences su undécima respiración, fija su corazón-mente en ese punto más profundo de su inhalación. Permita que su próxima exhalación ocurra por sí sola, pero no deje que su corazón-mente se agote desde ese punto más profundo. A partir de este punto, ya no debería centrarse en su inhalación o exhalación; sólo se concentrará en ese punto, que marca el punto más profundo de cada inhalación. Este lugar es donde se encuentra el *dantien* inferior. Aunque su respiración continuará elevándose y cayendo, usted debe continuar cuidando su corazón-mente en su *dantien* inferior.

A medida que usted continúa cuidando su mente-corazón en su *dantien* inferior, usted puede sentir esta área de su abdomen creciendo más caliente, o emitiendo un resplandor. También pueden surgir otras sensaciones. Estas sensaciones pueden ser agradables, pero no son el objetivo de este ejercicio. Para lograr la meta de esta meditación, usted necesita agregar un paso final. Una vez que usted esté cómodo permitiendo que su respiración tenga lugar sin su guía, centrándose solamente en su *dantien* inferior, usted puede comenzar a acumular *qi* en su *dantien* inferior. Si usted imagina el *qi* como un elixir precioso, esta acumulación se logra agregando una gota a la vez.

En cada inhalación, imagine que está depositando una gota dorada del *qi* elixir en la parte inferior de su *dantien* inferior. Con cada inhalación, imagine añadir otra gota de elixir. Si lo hace durante diez respiraciones, habrá acumulado diez gotas del *qi*. Si lo hace durante cien respiraciones, habrá acumulado cien gotas del *qi*. A medida que las gotas se acumulan, usted sentirá que su *dantien* inferior comienza a expandirse. También puede sentir sensaciones como calor, hormigueo, resplandor, etc.

Si participa en esta práctica a diario, pronto encontrará que puede llenar rápidamente su *dantien* inferior con *qi*. Cuando usted puede lograr esto en meditación sentada, usted puede proceder a practicar "protegiendo el corazón-mente y el *qi* en el *dantien*" mientras que de pie, como se muestra en la figura 3-5. Tanto la variación sentada como de pie de esta meditación son preliminares para ejecutar los movimientos de la forma Tai Chi mientras guarda su corazón-mente y su *qi* en su *dantien*. Este es un

---

[11] *Lo/Inn/Amacker/Foe, The Essence of T'ai Chi Ch'uan – The Literary Tradition, page 33*

verdadero desafío. No es probable que pueda lograr esto inmediatamente. Eventualmente, con el tiempo y la práctica dedicada, usted será capaz de ejecutar la Forma 24 Simplificada entera mientras mantiene su corazón-mente y su *qi* en su *dantien* inferior.

Circular el *Qi*

El cultivo *Qi* es una práctica importante para cualquiera que quiera mejorar su práctica del Tai Chi. Sin embargo, cultivar el *qi* no es un fin en sí mismo. Así como no cargarías una batería solo para que se quede inactiva, tampoco llenarías el *dantien* inferior con *qi* solo para que se siente allí. La razón para participar en el cultivo del *qi* es para que puedas movilizar su *qi* y circularlo por todo su cuerpo. Esta circulación de su *qi* mejorará su salud y bienestar general. La circulación del *Qi* también es esencial para apoyar los movimientos individuales de la forma del Tai Chi.

Cuando practicas movimientos específicos del Qigong, en realidad estás dirigiendo su *qi* para seguir ciertos meridianos que están asociados con órganos particulares. Por ejemplo, en el movimiento llamado Agacharse y Tocar la Tierra, que es uno de los ocho movimientos del conjunto 8 Piezas de Brocado Qigong, levante las manos por el exterior de las piernas traza los meridianos de la vejiga. Baje las manos hacia atrás por el interior de las piernas traza los meridianos renales.

También se puede dirigir su *qi* para que viaje hacia arriba o hacia abajo meridianos específicos al realizar los movimientos individuales de la Forma Simplificada 24. Por ejemplo, cuando usted levanta sus brazos delante de su cuerpo en la postura de la apertura, usted puede enviar su *qi* hacia fuera a sus dedos. Esto activará un número de meridianos de la mano, incluyendo el canal del intestino delgado *taiyang* de la mano, el canal de la mano de *shaoyang sanjiao*, y el canal del intestino grueso *yangmin* de la mano. Cuando usted saca las manos hacia el pecho y luego las baja delante del torso, usted está activando el canal pulmonar de la *taiyin* de la mano, el canal del corazón de la *shaoyin* de la mano, y el canal del pericardio de la *jueyin* de la mano.

Usted puede comenzar a practicar dirigiendo el *qi* para fluir hacia fuera a sus dedos (y así fluir a través de los meridianos) repitiendo lentamente la postura de la abertura. Para empezar, póngase de pie con los pies paralelos y ciérrelos juntos. Esta postura se conoce como la postura de Wu Chi. Consulte la figura 4-2. Salga con el pie izquierdo hasta que sus pies estén paralelos y a aproximadamente dieciocho pulgadas de distancia. Doble las rodillas y extienda las manos ligeramente hacia delante, como se muestra en la figura 4-3. Luego, levante los brazos mientras endereza las rodillas. Trate de levantar los brazos usando su intención en lugar de ejercer fuerza muscular. A medida que levantas las manos y las extiendes hacia afuera, como se muestra en la figura 4-4, magine enviar flujos individuales del *qi* a sus brazos y fuera de cada uno de sus dedos.

Puede usar su respiración para ayudar a dirigir el *qi*. Con una sola inhalación larga y lenta, levante las manos desde la posición que se muestra en la figura 4-3 hasta la posición que se muestra en la figura 4-4. Una vez más, usando su imaginación, finge que sus dos brazos son largos, globos delgados (el tipo de que los animales del globo se construyen). Al inhalar, imagine que está inflando los globos, llenándolos todo el camino hacia los pequeños dedos individuales del globo. Al dirigir su *qi* hacia sus dedos se activan los diversos meridianos *yang* en las manos.

Despúes de haber enviado su *qi* a sus dedos, puedes empezar a invertir la dirección de su *qi* y dibujar su *qi* de vuelta de sus dedos, abajo de sus brazos, y de vuelta abajo en su *dantien* inferior. Imagine que ahora está desinflando lentamente los dos globos y absorbiendo el aire de nuevo en su cuerpo. Usted hará esto en la exhalación. A medida que usted dibuja sus brazos hacia atrás y hacia abajo hasta la posición mostrada en la figura 4-3, usted estará activando los diversos meridianos de *yin* en su cuerpo. También estará completando un ciclo de apertura/cierre, *yang*/*yin*, inhalación/exhalación. De esta manera, la apertura da lugar al cierre, *yang* da lugar al *yin*, y la inhalación da lugar a la exhalación. Esta es la naturaleza del Tao, en la que el *yang* y el *yin* se intercambian constantemente.

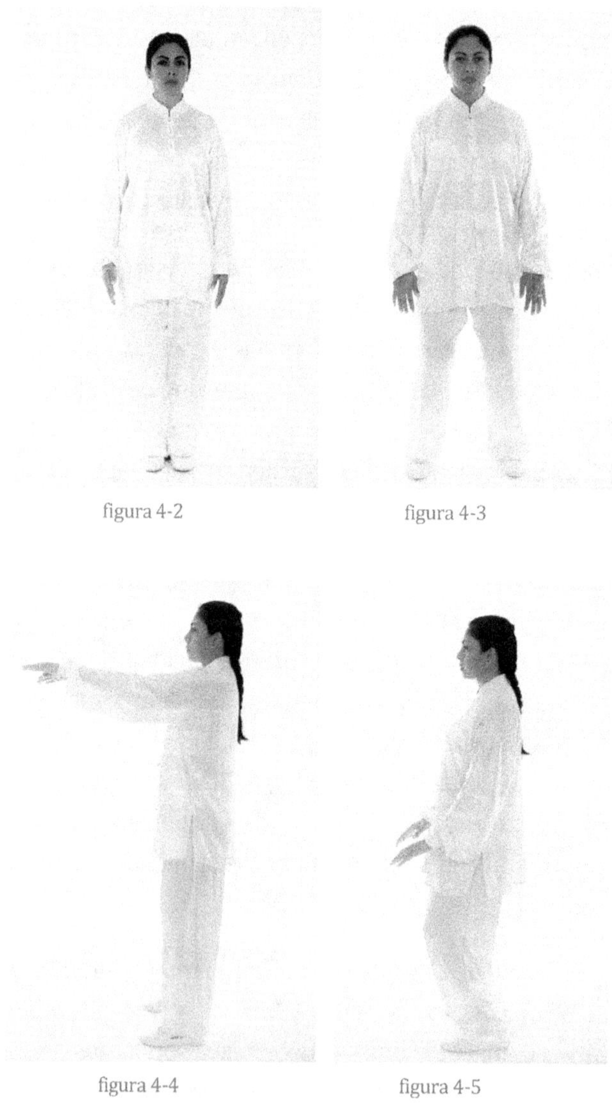

figura 4-2   figura 4-3

figura 4-4   figura 4-5

Cada una de las posturas de la Forma Simplificada 24 incluye diferentes movimientos de brazo/mano y pierna/pie que activan meridianos particulares en las extremidades. Al final de los veinticuatro movimientos de la Forma Simplificada 24, todos los meridianos principales (de los cuales hay doce) habrán sido energizados de una forma u otra. Por supuesto, el grado en que se activarán los meridianos dependerá de la abundancia del *qi* almacenado en el *dantien* inferior y de la capacidad del practicante para dirigir intencionalmente el *qi* para que fluya hacia los meridianos. Cuanto más abundante sea el *qi* del practicante y cuanta más experiencia tenga el practicante en la dirección del *qi*, más sustancial será el flujo del *qi*.

En la segunda parte de este libro, los capítulos trece a treinta y seis describirán en detalle los flujos específicos del *qi* para cada una de las posturas individuales de la forma Simplificada 24. A medida que progresen en el aprendizaje de la forma Simplificada 24, su *qi* será más abundante y su capacidad de dirigir el *qi* para fluir de acuerdo a su yi, o intención, también mejorará. El verdadero objetivo del Tai Chi es experimentar un flujo único y continuo del *qi* desde el momento en que se sale de la postura de Wu Chi para comenzar la forma hasta que concluye la forma volviendo a la postura de Wu Chi.

El Efecto *Qi*

El efecto *qi* fue introducido en el capítulo dos. El efecto *qi* se manifiesta en una variedad de experiencias personales. Los estudiantes principiantes pueden experimentar el efecto *qi* como calor u hormigueo en sus palmas o dedos. Como se explicó anteriormente en este capítulo, las sensaciones localizadas que se sienten en las manos y los brazos o incluso en los pies son el resultado del *qi* que conduce la sangre a estas áreas del cuerpo. Lo que se siente no es el *qi* mismo, sino más bien el efecto del *qi*.

Las sensaciones producidas por este efecto *qi* localizado son agradables e inspiradoras para los practicantes novatos del Tai Chi. Sin embargo, tales efectos localizados no son lo que en última instancia queremos experimentar al practicar Tai Chi. Más bien, queremos experimentar los efectos más generales que son el resultado de la circulación del *qi* en todo el cuerpo bajo el control del *yi*, o intención. Específicamente, queremos experimentar la elevación del espíritu que ocurre cuando nuestro abundante *qi* energiza todo nuestro ser.

En el capítulo dos, se introdujo el concepto taoísta de los Tres Tesoros poseídos por cada ser humano, el *san pao*. Para revisar, los *san pao* son el *ching*, el *qi* y el *shen*. (Nota: estos Tres Tesoros son distintos de los Tres Tesoros del *qi* del cielo, *qi* de la tierra y del *qi* humano descritos anteriormente en este capítulo). Cada uno de estos tesoros apoya a los otros dos. Según los sabios Taoistas, si su *qi* es fuerte y abundante, entonces su *ching*, o esencia sexual, también será fuerte y vigoroso, y su *shen*, o espíritu de vitalidad, será vivo y elevado. La expresión más alta del efecto *qi* es el vigor, la vitalidad y el brillo del espíritu que resultan de la práctica del Tai Chi cuando el *qi* sobreviene fuertemente a través de todos los canales *qi* en el cuerpo.

Otra manifestación del efecto *qi* se experimenta cuando el *qi* moviliza las extremidades sin ningún compromiso muscular. Después de algún tiempo, muchos estudiantes novatos del Tai Chi experimentan el momento en que, sin parecer hacer nada, sus brazos parecen levantarse por su propia voluntad al realizar el movimiento de apertura. Ellos simplemente pretendían que los brazos se levantaran, y lo hicieron. La primera vez que esto sucede, los estudiantes se sorprenden y se asombran. "¿Cómo sucedió esto?", se preguntan maravillados. La respuesta simple es que su *qi* hizo que sus brazos se levantaran. Este es un ejemplo sorprendente del efecto *qi*.

A medida que los estudiantes se vuelven más experimentados, y a medida que su cultivo y circulación del *qi* se vuelven más efectivos, su capacidad para mover sus extremidades sin esfuerzo físico mejorará. En un nivel intermedio, los practicantes simplemente dirigen el *qi* para que fluya de maneras específicas, y el cuerpo se mueve en consecuencia. Esta es la manifestación física del axioma: "La intención (*yi*) mueve el *qi* y el *qi* mueve el cuerpo."

Capítulo Cinco

Los Principios Fundamentales del Tai Chi

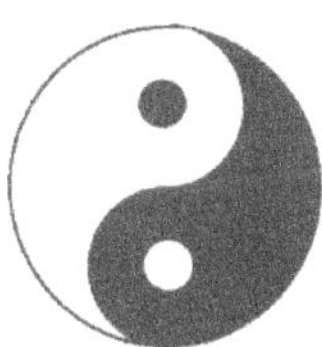

Este capítulo proporciona una introducción general a los principios fundamentales del arte del Tai Chi. Se anima a los estudiantes de este arte a estudiar los principios presentados aquí diligentemente y frecuentemente. Sin embargo, más importante que simplemente leer acerca de los principios fundamentales del Tai Chi, los estudiantes de este arte deben esforzarse fervientemente y constantemente para internalizar estos conceptos y directrices en su práctica diaria.

El capítulo cuatro identificó dos principios fundamentales para el arte del Tai Chi: "Guarda el corazónmente y el *qi* juntos en el *dantien*", y "la intención mueve el *qi* y el *qi* mueve el cuerpo." Sin una comprensión y aplicación minuciosa de estos dos principios que definen, no importa cuántos otros principios de este arte los estudiantes pueden adherirse, ellos no experimentarán el efecto *qi*, que es la meta final del Tai Chi.

Los principios y las técnicas para cultivar y hacer circular el *qi* se presentaron en el capítulo anterior. Es importante reconocer que cultivar y hacer circular el *qi* es parte integral e inseparable de la práctica correcta del Tai Chi. Sin el cultivo del *qi*, no puede haber circulación del *qi*. Sin la circulación del *qi*, la forma del Tai Chi estará vacía. Una forma vacía no tiene esencia, no tiene vida. Los beneficios que se derivarán de la práctica de una forma vacía del Tai Chi se limitarán a los que resultan del estiramiento suave y el movimiento de una postura a otra. Uno también podría dar un paseo por el parque o salir a bailar en el salón de baile.

Hay un conjunto bien conocido de principios fundamentales a los que los practicantes del Tai Chi estilo Yang se refieren como Los Diez Elementos Esenciales de Yang Chengfu. Estos diez principios esenciales están enumerados y elaborados en *Mastering Tai Chi* de Fu Zhongwen en un capítulo titulado "Los Diez Esenciales de la Teoría del Tai Chi." Fu Zhongwen, un discípulo cercano de Yang Chengfu, escribió al final de ese capítulo que los Diez Esenciales fueron dictados por Yang Chengfu a su discípulo, Chen Weiming, y fueron una transmisión directa de él. Estos diez principios esenciales se resumen en la siguiente presentación.

1. "Una energía intangible y viva levanta la corona de la cabeza." Cabe señalar que, de todos los principios fundamentales, Yang Chengfu seleccionó este principio esencial para que figurara primero en la lista. Esto no es el resultado de la selección aleatoria, y los estudiantes deben dedicarse a internalizar este concepto y ponerlo en práctica en todos los aspectos de su práctica.

Elaborando sobre este principio, Yang Chengfu declaró:

> *Esto se refiere a sostener la cabeza en alineación vertical, con el espíritu enhebrado a la parte superior de la cabeza. Uno no debe usar la fuerza; el uso de la fuerza endurecerá el cuello e inhibirá el flujo del qi y sangre. Uno debe tener la intención consciente de un fenómeno intangible, vivo y natural. Si no, entonces la energía vital no podrá aumentar.* [12]

La corona de la cabeza es el sitio de una importante puerta de energía, el *baihui*, que se considera en el taoísmo como la Puerta del Cielo. Esta puerta de energía es también el punto de acupuntura conocido como el *niwan*. Cuando el practicante conduce la "energía intangible y viva" hasta esta puerta de energía, el *shen*, o espíritu de vitalidad, se eleva. Cuando se levanta el *shen*, el practicante experimenta una mayor conciencia y una mayor sensibilidad.

Aunque es fácil imaginar que una energía ligera e intangible levanta la cabeza, es muy difícil lograrlo correctamente en la práctica. Esto debe lograrse energéticamente y no mediante la aplicación de tensión muscular. La tensión muscular cortará el flujo del *qi* que sube desde la columna vertebral hasta el *dantien* superior. Cheng Man-ch'ing, un discípulo de Yang Chengfu, sugirió la imagen de estar "suspendido del cielo por una cuerda conectada al punto en el centro del cráneo." [13]

Un beneficio adicional de suspender la cabeza como si estuviera atada al cielo por un trozo de cuerda es que la columna vertebral se alarga. La columna vertebral tiene una curvatura natural. Esta curvatura tiende a comprimirse con el tiempo debido a la fatiga, la edad y la falta de ejercicio adecuado. Al levantar

---

[12] *Fu Zongwen, Mastering Tai Chi, translated by Louis Swaim, page 16*
[13] *Wolfe Lowenthal, There Are No Secrets, page 54*

energéticamente la corona de la cabeza, creamos un suave tirón hacia arriba de la columna vertebral, ayudando a alargarla y restaurar su curvatura natural. Con respecto a la columna vertebral, el Profesor Cheng dijo:

> *Si la cabeza está completamente erguida, "suspendida del cielo", la columna vertebral estará completamente erecta, sin interferencias de las vértebras. En la filosofía taoísta, la columna vertebral es "el Pilar del Cielo", con nervios y órganos internos conectados a ella. La desalineación y la compresión de la columna vertebral son responsables de innumerables males.*[14]

Cuando se suspende correctamente, la parte superior de la cabeza parecerá flotar directamente sobre el torso, y la curva cervical del cuello se acentuará. Consulte la fotografía de la figura 5-1 a continuación.

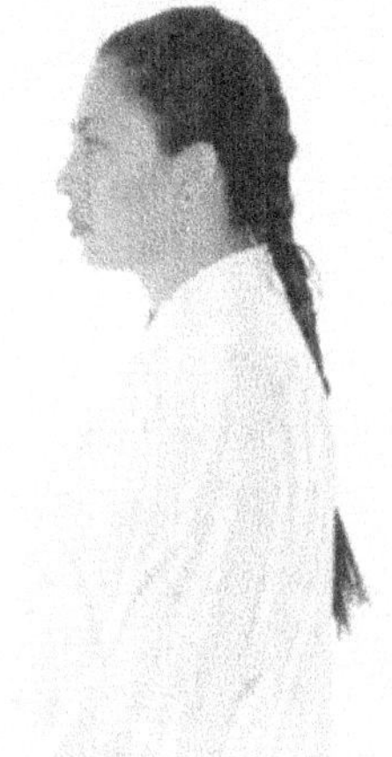

figura 5-1

2. "Contener el pecho y levantar la espalda." Este principio se refiere a revertir la postura militar favorecida en Occidente en la que uno saca el pecho y tira de los hombros hacia atrás. Esto a veces se conoce como inflar el pecho, en referencia al comportamiento de la intención del gallo de atraer gallinas e intimidar a los rivales. El problema con esta postura es que crea tensión muscular en el pecho y los hombros mientras que al mismo tiempo invierte la curvatura natural de la columna vertebral. Sacar el pecho y sostener los hombros hacia atrás impide el flujo del *qi* y sangre, lo cual es malo para la salud y también va en contra del principio de hacer circular el *qi* por todo el cuerpo. La hinchazón del pecho también hace que uno se vuelva pesado, lo que significa que es muy fácil desarraigarse y propenso a caerse.

En oposición a esta postura hinchada, la forma correcta de sostener el torso es redondear ligeramente el yugo del hombro; ahuecar el pecho; y "levantar la espalda." Para aquellos individuos que han estado mal parado durante gran parte de sus vidas, esto requerirá algún ajuste postural para deshacer viejos hábitos. Aquí hay una prueba para la postura correcta: Póngase de pie lateralmente delante de un espejo y observe sus hombros en relación con sus orejas. Si sus hombros están colocados detrás de sus orejas, entonces sus

---

[14] *Ibid*

hombros se tiran demasiado hacia atrás. Usted necesitará trabajar en el redondeo del yugo del hombro para alinearlos con las orejas, como se indica a continuación en la figura 5-2.

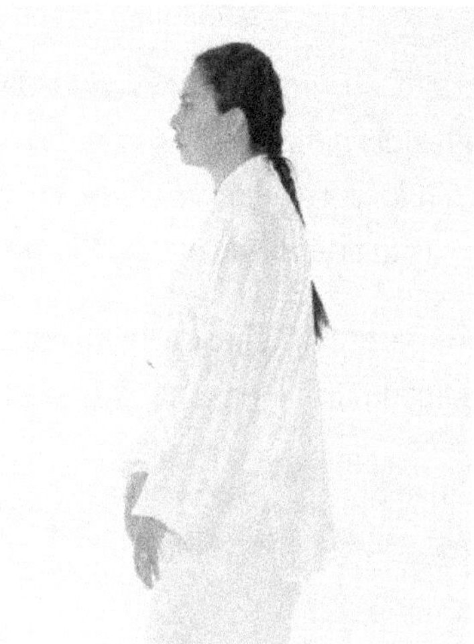

figura 5-2

3. "Relaja la cintura." Es importante entender que cuando Yang Chengfu se refirió a la cintura, no solo estaba hablando sobre el concepto occidental de la cintura. Más bien, de acuerdo con la anatomía china tal como la entendían los maestros originales del Tai Chi, la cintura abarcaba la región que se extendía desde la pequeña parte posterior hasta las caderas. Los estudiantes deben tener en cuenta esta noción ampliada de la cintura al contemplar e intentar internalizar este importante principio.

La cintura es la clave de la flexibilidad y la movilidad en la práctica del Tai Chi. Es necesario ser flexible en la cintura para practicar los movimientos del Tai Chi de manera efectiva. En ninguna parte es esto más evidente que en la secuencia de Mover las Manos como Nubes. Si su cintura está apretada, entonces las transiciones de un lado al otro no fluirán suavemente. La cura para una cintura apretada es participar en una serie diaria de rutinas de estiramiento y aflojamiento como un suplemento a la práctica real de la Forma Simplificada 24. La falta de atender a la rigidez en la cintura limitará para siempre a los estudiantes a la rigidez en la forma del Tai Chi.

4. "Distinguir lo insustancial y lo sustancial." Vale la pena citar aquí el comentario de Yang Chengfu sobre este punto esencial: "El arte del Tai Chi toma la distinción entre insustancial y sustancial como primer principio."[15] Para distinguir entre lo insustancial y lo sustancial, los estudiantes primero deben entender a qué se refiere cada término. Anatómicamente, la respuesta es relativamente sencilla. La pierna que soporta mayor peso es la pierna sustancial, lo que hace que la pierna de menor peso sea insustancial. En la postura del arquero, por ejemplo, la pierna delantera es sustancial y la pierna trasera es insustancial. Con respecto a los brazos, generalmente el brazo levantado o extendido es sustancial y el brazo que apunta hacia abajo

---

[15] *Fu Zhongwen, Mastering Tai Chi, translated by Louis Swaim, page 16*

es insustancial. Así, por ejemplo, en la postura de Partir la Crin del Caballo, Derecha, el brazo derecho es sustancial y el brazo izquierdo es insustancial. Consulte la figura 5-3 a continuación.

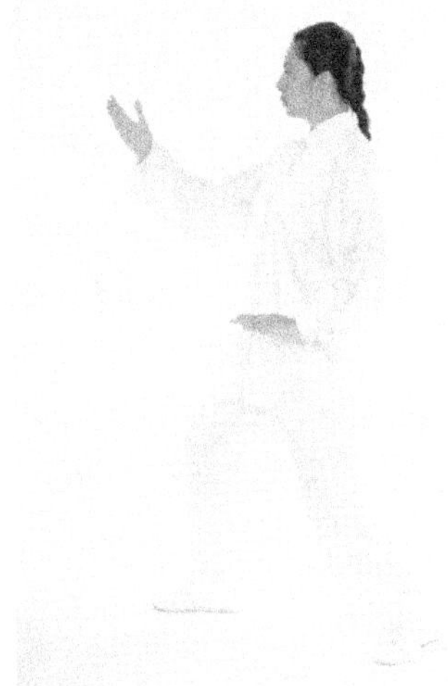

figura 5-3

A nivel físico, ser capaz **es fundamental para distinguir** entre ayudas sustanciales e insustanciales en la ejecución de las transiciones entre posturas. En el ejemplo de la secuencia postural de Mover las Manos como Nubes, al girar a la izquierda se utiliza la pierna izquierda sustancial como punto de pivote para el giro de la cintura. Al regresar a la derecha, primero debe cambiar su peso a la pierna derecha para que sea sustancial antes de ejecutar el giro de cintura a la derecha. La importancia de poder distinguir entre lo sustancial y lo insustancial no puede ser exagerada. Para citar a Yang Chengfu nuevamente en su comentario sobre este punto, "Si uno es incapaz de distinguir entre lo sustancial y lo insustancial, los pasos de uno serán pesados y lentos, la postura de uno será inestable y será fácilmente desequilibrado por el tirón de un oponente."[16]

Tan importante como es distinguir entre sustancial e insustancial en el nivel físico, es aún más importante ser capaz de distinguir entre estas dos cualidades en un nivel energético. Por ejemplo, mantener una luz y una energía intangible en la parte superior de la cabeza crea una sensación general de ligereza, o insustancialidad, en la parte superior del cuerpo. Al mismo tiempo, colocar la conciencia en el *dantien* inferior y en las puertas de energía *yongquan* en las plantas de los pies dirige la energía del cuerpo hacia abajo, haciendo que la mitad inferior del cuerpo sea más sustancial. Esto crea una sensación general de relajación y arraigo y permite un paso sin restricciones en cualquier dirección.

5. "Hunde los hombros y deja caer los codos." Con respecto a la postura militar mencionada en el segundo punto anterior, cuando se levantan los hombros, el *qi* y la sangre se contraen en su flujo hacia los brazos. Además, el aumento de la tensión y la rigidez en los hombros restringe su flexibilidad y rango de movimiento. Obviamente, este no es un estado deseable. La forma de contrarrestar esto es "hundir los

[16] *Ibid, page 17*

hombros." Esta es una tarea difícil y requiere mucho tiempo y trabajo para lograrlo con éxito. Una vez más, la solución está en los ejercicios de estiramiento y aflojamiento.

Cheng Man-ch'ing solía decir que los hombros eran la articulación más difícil de abrir del cuerpo. El profesor Cheng afirmó que, "Una vez que el hombro está suelto, las otras nueve articulaciones son mucho más fáciles de aflojar."[17] El profesor Cheng describió el proceso para aflojar los hombros, así como las otras articulaciones, de la siguiente manera:

> *Para aflojar las articulaciones, la primera idea es que los tendones tienen que aflojarse, luego los huesos. Hay que trabajar en aflojar los tendones entre los huesos. Cuando los tendones están tensos, la energía que sale es angular, en lugar de con un flujo natural. Debido a que tenemos hábitos que son estrictos, tenemos que trabajar para relajarnos.* [18]

"Dejar caer los codos" es esencial para "hundir los hombros." Es muy difícil hundir los hombros si los codos se mantienen altos. Cuando los codos se sostienen, el *qi* no puede fluir hacia los brazos y hacia las manos y los dedos. Cualquier defecto postural que inhiba o bloquee el flujo del *qi* a las extremidades debe evitarse. Los estudiantes del Tai Chi deben prestar atención a este punto esencial y prestar estricta atención tanto a los hombros como a los codos al practicar la Forma Simplificada 24. Ver figura 5-4

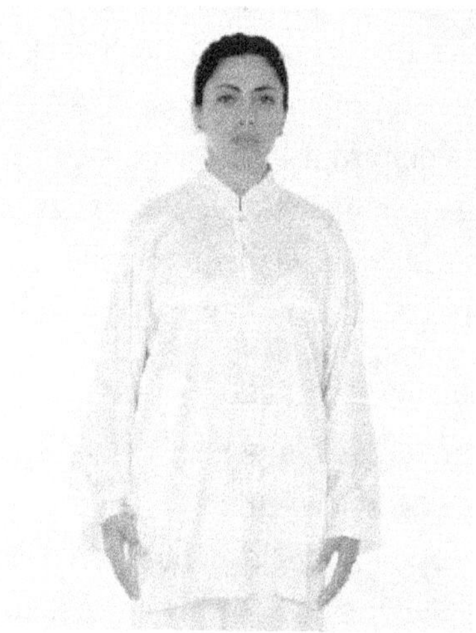

figura 5-4

6. "Usa la conciencia, no la fuerza." De todos los Diez Esenciales, Yang Chengfu comentó extensamente sobre este principio. Tomando su comentario literalmente, parece que estaba discutiendo el uso de la conciencia, en lugar de la fuerza, en el contexto de las aplicaciones marciales. Incluso se refirió a los "practicantes de artes marciales externas" que confían en la fuerza superficial en lugar de emplear la

---

[17] *Wolfe Lowenthal, There Are No Secrets, page 97*
[18] *Ibid*

intención mental, o *yi*. Con respecto al uso de la fuerza externa, escribió: "Cuando no se usa la intención mental (*yi*) pero se usa la fuerza, es muy fácil ser conducido hacia adentro - esto no es digno de respeto."[19]

Aunque Yang Chengfu se refería a las aplicaciones marciales del arte, uno también debe aplicar este principio esencial a la práctica de la forma Tai Chi. Tomemos, por ejemplo, la postura de la Grulla Blanca Extiende sus Alas. Externamente, se levanta el brazo derecho. Los estudiantes principiantes logran esto flexionando los músculos de la región del hombro - el dorsal del latissimus, los deltoides, etc. La contracción de los músculos requeridos para elevar el brazo sobre el hombro crea constricción en el flujo del *qi* y de la sangre, que es una consecuencia indeseable de levantar el brazo. Los estudiantes más avanzados del arte usan su conciencia, es decir, su intención, para dirigir el *qi* al brazo y la mano según el principio, "usan la mente para mover el *qi* y el *qi* para mover el cuerpo." De esta manera, el brazo se mantiene relajado y el *qi* y la sangre son libres para fluir hacia fuera a las yemas de los dedos.

La Canción de la Circulación del *Qi* da una explicación detallada de cómo levantar la mano derecha como se discutió en el párrafo anterior:

> *Por ejemplo, si desea levantar la mano derecha, el qi primero llega a la axila. Luego, siguiendo la energía cinética, sentirá el qi en el hoyo* del *codo. Girando su mano, el qi llegará al punto nei kuan en el interior* del *brazo por encima de la muñeca ... La palma sobresaldrá ligeramente a medida que el qi viaja al lado yin de la mano, y finalmente llega a las puntas de los cinco dedos.*[20]

Este principio de usar la conciencia en lugar de la fuerza debe aplicarse a todos los aspectos del arte. De lo contrario, la práctica se basará en la fuerza externa en lugar de la energía interna y no será "digna de respeto."

7. "Superior e inferior se siguen el uno al otro." Este principio se puede resumir en una línea bien conocida de los Clásicos del Tai Chi, "Al moverse, no hay parte que no se mueva."[21] Otra línea citada a continuación de los Clásicos, esta vez del Tratado del Tai Chi de Chang San-feng, afirma: "En movimiento, todas las partes del cuerpo deben ser ligeras, ágiles y unidas."[22] Yang Chengfu agregó que, "Si hay una parte que no se mueve, entonces la forma está dispersa y confundida."[23]

Uno debe prestar atención al movimiento de las manos y los pies y también a los movimientos de los brazos y las piernas. Estos movimientos deben ser coordinados. Además, el ascenso y la caída de manos opuestas deben integrarse. Para continuar con el ejemplo de la postura de La Grulla Blanca Despliega sus Alas, ya que la mano derecha se eleva hacia arriba, la mano izquierda se curva hacia abajo. Consulte la figura 5-5 a continuación. En la ejecución de esta postura, el arco ascendente de la mano derecha debe coordinarse con el arco descendente de la mano izquierda para que completen sus caminos designados en el mismo

---

[19] *Fu Zhongwen,* Mastering Tai Chi, *translated by Louis Swaim, page 18*

[20] *Douglas Wile, Lost T'ai-chi Classics from the Late Ch'ing Dynasty, page 55*

[21] *Lo/Inn/Amacker/Foe,* The Essence of Tai Chi, *page 57*

[22] *Ibid, page 19*

[23] *Fu Zhongwen,* Mastering Tai Chi, *translated by Louis Swaim, page 18*

momento. Además, el levantamiento y la toma de contacto del pie izquierdo también deben sincronizarse con el movimiento de los dos brazos.

figura 5-5

Con respecto a la parte superior del cuerpo, el torso y la cabeza también deben moverse en concierto. La directriz "nariz y ombligo en alineación" se aplica aquí. Cuando la nariz y el ombligo están alineados, la cabeza no se mueve independientemente del torso. Los ojos deben incluirse en esta máxima. Muchos estudiantes giran la cabeza para seguir la mano que se arrastra con los ojos en movimientos como la postura de Rechazar el Mono y Retroceder. Esto es un error en dos niveles. Primero, rompe el axioma de "nariz y ombligo en alineación." En segundo lugar, desde una perspectiva estrictamente marcial, el oponente que estás tratando de rechazar está parado frente a ti. ¿Por qué querrías mirar hacia otro lado cuando intentas repelerlo? Para tomar prestado el consejo del Gran Maestro Doc Fai-wong, "No seas un lector de palmas." Mantén sus ojos y su conciencia enfocados en el objetivo de la postura.

8. "Lo interno y lo externo están unidos." Este importante principio se relaciona con el uso de energía interna para controlar el movimiento externo. El *Taiji Treatise* de Wu Yuxiang, otro de los Clásicos del Tai Chi, aconseja al practicante que:

> *Usa su mente para ejercitar su energía interna. Deja que la energía interna se hunda y se adjunte a su cuerpo... Impulsa la energía interna para mover todo su cuerpo; asegúrese de que la energía interna circule sin problemas y por completo. Eventualmente, la energía interna puede seguir la dirección de su voluntad.* [24]

Surge la pregunta de cómo se aprende a usar la mente para "ejercitar la energía interna." Este principio deja absolutamente claro que el estudiante debe desarrollar la conexión entre la mente, o *yi*, y la energía interna,

---

[24] *Waysun Liao,* Tai Chi Classics, *pages 109 - 110*

o *qi*. La clave aquí es la frase china de cuatro caracteres, *yi yi yin qi*: "Usa la intención para mover el *qi*." Si no se desarrolla el *gongfu* interno de la mente y el *qi*, se producirá la ejecución del externo sin el interno.

Una vez que su mente es capaz de conducir su *qi*, entonces usted puede dirigir su *qi* para mover su cuerpo. De esta manera, el interior y el exterior están unidos. Se dice que "la mente es el comandante, el *qi* es la bandera, y la cintura es el estandarte", [25] y "primero en la mente, luego en el cuerpo." [26] Estas líneas del *Expositions of Insights into the Practice of the Thirteen Postures*, otro de los Clásicos del Tai Chi compuesto por Wu Yuxiang, dejan claro que los movimientos de la forma del Tai Chi se generan primero en la mente (el "comandante") y luego se ejecutan dirigiendo el *qi* (levantando la "bandera" para instruir a las tropas) para mover el cuerpo (es decir, la cintura en este ejemplo). De esta relación entre la mente y el *qi* (lo interno) y la cintura y el cuerpo (el externo) Yang Chengfu comentó: "Cuando se puede unir lo interno con lo externo como un *qi*, entonces hay una unidad completa."[27]

9. "Enlazado sin descansos." Este punto esencial proviene directamente del Tai Chi Treatise atribuido a Chang San-feng. La traducción completa es: "Que las posturas sean sin roturas ni agujeros, huecos o proyecciones, ni discontinuidades y continuidades de forma."[28] Yang Chengfu explicó que el flujo del *qi* debe ser continuo desde el comienzo de la forma del Tai Chi hasta su finalización, "como un gran río rodando incesantemente."[29] Yang Chengfu también hizo referencia a otra línea frecuentemente citada de los Clásicos, "Mueve la energía como si dibujara seda (de un capullo)." [30]

Al practicar la forma del Tai Chi, los estudiantes deben tener en cuenta una de estas dos imágenes. Por ejemplo, desde el momento en que el practicante extiende el *qi* en los brazos en la postura de Apertura, el movimiento del *qi* debe fluir continuamente sin pausas ni descansos, al igual que el flujo constante del río Amarillo desde su fuente en las montañas Kunlun hasta el Mar de China.

Alternativamente, los estudiantes pueden imaginar que los dedos de cada mano agarran suavemente un hilo de seda conectado al capullo de un gusano de seda. A medida que mueven sus manos a través de las diversas posturas y transiciones de la forma del Tai Chi, deben estar continua y constantemente tirando de la seda de los capullos. Cualquier movimiento repentino o detenerse y comenzar de nuevo hará que los hilos de seda se rompan. Las imágenes anteriores son adecuadas para describir los movimientos externos de la forma. Sin embargo, uno también debe ser consciente de los movimientos internos de la forma. El *qi* en sí debe moverse continuamente y sin interrupción ni obstáculo a través de los meridianos del cuerpo.

Sobre este tema, Wu Yuxiang escribió: "Deja que el *qi* se mueva como en una perla con nueve pasajes sin descansos para que no haya ninguna parte (del cuerpo) que no pueda alcanzar."[31] Es esencial que el *qi* se mueva continuamente y sin impedimento desde el principio hasta la postura final y de cierre de la forma.

---

[25] *Lo/Inn./Amacker./Foe, The Essence of Tai Chi, page 44*

[26] *Ibid, page 46*

[27] *Fu Zhongwen, Mastering Tai Chi, translated by Louis Swaim, page 18*

[28] *Lo/Inn/Amacker/Foe, The Essence of Tai Chi, page 20*

[29] *Ibid, page 25*

[30] *Fu Zhongwen, Mastering Tai Chi, page 19*

[31] *Lo/Inn/Amacker/Foe, The Essence of Tai Chi, page 45*

Cualquier cosa menos resultará en la forma que carece del movimiento interno que es la esencia del Tai Chi.

10. "Busca la quietud en movimiento." Uno de los Clásicos del Tai Chi, titulado *Song of the Essence y Application of Tai Chi*, nos instruye que, "El movimiento surge de la quietud, pero incluso en el movimiento hay quietud."[32] La frase, "El movimiento surge de la quietud", se refiere al concepto taoísta del Tai Chi que surge de Wu Chi. Comenzamos la forma del Tai Chi de pie en la postura de Wu Chi. En este punto, antes de dar un paso a un lado para comenzar la forma, solo hay quietud. Una vez que comenzamos a movernos, el *yin* y el *yang* se separan y comienza la forma del Tai Chi.

Dentro de la forma, las manos se mueven de un lado a otro, los pies entran y salen, y las transiciones son muchas y variadas. Tanto el externo (el cuerpo) como el interno (el *qi*) están en movimiento constante e ininterrumpido. Sólo la mente permanece tranquila y quieta. El cuerpo es como las tropas en un campo de batalla. Se mueven bajo la instrucción de sus comandantes (el *qi*) que agitan pancartas para guiarlos de un lugar a otro. Sólo el general (la mente), sentado sobre su caballo en la lejana cima de la colina, permanece estacionario. Debe mantener un comportamiento tranquilo y una disciplina constante para supervisar toda la batalla.

El *Tai Chi Lun* de Wang Zongyue incluye la línea: "Quédate tan quieto como una montaña, muévete como un gran río."[33] Esta instrucción lírica captura la esencia del significado de la frase, "Busca la quietud en movimiento." El Tai Chi a veces se conoce como una meditación en movimiento. Esta es una descripción adecuada en el que el movimiento físico del cuerpo está dirigido por una mente tranquila y estable. La mente dirige el *qi* mientras está en un estado de mayor conciencia que resulta de suspender la cabeza y elevar el espíritu de vitalidad. Yang Chengfu declaró que:

> *Tai Chi usa la quietud para manejar el movimiento. Incluso cuando hay movimiento hay quietud. Por lo tanto, al practicar la forma, cuanto más lenta, mejor. Al practicar lentamente, la respiración se profundiza y se alarga, el qi se hunde en el dantien.*[34]

Aunque el Tai Chi es un arte marcial, la forma se practica lentamente al principio para que los estudiantes principiantes aprendan cómo entrenar la mente para dirigir el *qi* y para que el *qi* guíe el cuerpo. Se necesitan muchos meses e incluso años para lograr esto hasta el punto en que la mente consciente no tiene que liderar activamente el *qi*; en cambio, el *qi* viaja por sí mismo como dictan los requisitos de la forma del Tai Chi. Cuando esto ocurre, uno puede practicar la forma sin tener que centrar la atención en los movimientos y, en palabras de T. T. Liang, "La mente puede tomarse unas vacaciones." Este es el verdadero significado de la meditación en movimiento, de buscar la quietud en el movimiento.

---

[32] *Douglas Wile, Lost T'ai-chi Classics from the Lage Ch'ing Dynasty, page 51*
[33] *Lo/Inn/Amacker/Foe, The Essence of Tai Chi, page 54*
[34] *Fu Zhongwen, Mastering Tai Chi, translated by Louis Swaim, page 19*

Conclusión

Este capítulo ha proporcionado un estudio de una serie de principios fundamentales que deben seguirse al practicar Tai Chi. Esta presentación no es un tratamiento completo de todos los principios del Tai Chi. Otros estilos familiares, como los estilos Chen, Wu, Hao y Sun del Tai Chi, incluyeron principios adicionales en sus listas de principios esenciales. Sin embargo, dado que la Forma Simplificada 24 se basa en el estilo del Tai Chi de la familia Yang desarrollado por Yang Chengfu, la lista de principios proporcionada en este capítulo debe servir como un conjunto completo de pautas para los estudiantes de esta forma ampliamente practicada.

Si desea explorar este tema con mayor detalle, es posible que desee obtener una copia de los Clásicos del Tai Chi. Hay una serie de traducciones al inglés de los Clásicos del Tai Chi disponibles en librerías y en línea. Es posible que su profesor del Tai Chi se recomiende uno o más libros. También es posible que desee obtener los trabajos seminales de Yang Chengfu o Fu Zhongwen sobre el estilo Yang Tai Chi Chuan. Los títulos de estas dos obras se anotan en las notas a pie de página que aparecen en este capítulo.

Los principios fundamentales presentados en este capítulo son profundos y requieren muchos años de práctica dedicada para comprender y encarnar completamente en la práctica del Tai Chi. La mayoría de los estudiantes principiantes del Tai Chi entenderán inicialmente estos principios en un nivel relativamente superficial. Sin embargo, a medida que su práctica del Tai Chi se profundiza, su comprensión de estos principios también penetrará a un nivel más profundo. La mejor manera de practicar Tai Chi con el tiempo es revisar los principios regularmente y ver cómo su comprensión de estos principios se ha profundizado a medida que su habilidad ha mejorado. Incluso los practicantes del Tai Chi muy avanzados reexaminan regularmente los principios esenciales del arte en un esfuerzo por mejorar su práctica.

Capítulo Seis

Las Posturas Básicas

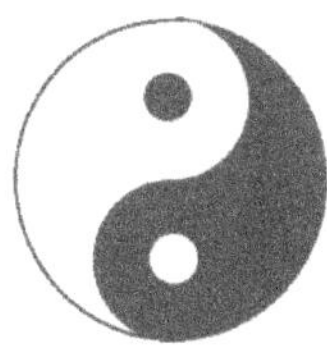

Al practicar la Forma Simplificada 24, o cualquier estilo del Tai Chi para el caso, debes prestar especial atención a las posturas básicas que son la base de las posturas mas complejas. Aunque el Tai Chi se considera un arte marcial interno, lo que significa que se basa en el cultivo y la circulación del *qi* en apoyo de los movimientos, sin embargo, los movimientos deben realizarse desde una posición de estabilidad y equilibrio.

No importa cuánto *qi* haya acumulado un practicante en el *dantien* inferior, si las estructuras básicas de las posturas individuales son defectuosas, entonces el *qi* del practicante no podrá llegar a las extremidades. Hay una cita de los Clásicos del Tai Chi que dice:

> *Deja que el qi se mueva como en una perla con nueve pasajes (chiu ch'u chu) sin roturas para que no haya ninguna parte (del cuerpo) que no pueda alcanzar.* [35]

Este es uno de los pasajes más citados de los Clásicos del Tai Chi. El concepto de una perla con nueve pasajes evoca la imagen de un camino enrevesado a través del cual se debe pasar un hilo fino para llegar de un lado a otro. En esta analogía, el hilo es el *qi*, y los nueve pasajes son los diversos canales (*luo*) a través de los cuales viaja el *qi* a medida que circula hacia afuera desde el *dantien* inferior para llegar a los

---

[35] *Lo/Inn/Amacker/Foe, The Essence of T'ai Chi Ch'uan – The Literary Tradition, page 45*

dedos de las manos, los dedos de los pies, la cabeza-cima, etc. En la medicina tradicional china, estos canales *qi* se conocen como meridianos. Estos canales del *qi* no deben tener ángulos agudos o roturas; de lo contrario, el flujo del *qi* puede verse impedido o bloqueado por completo.

Para emplear otra analogía, podemos decir que cada canal *qi* es como una manguera de jardín. Para que el agua pase libremente desde la espita a la boquilla al final de la manguera, esta no debe estar torcida o rota. Las torceduras en la misma reducirán el flujo de agua, y cualquier rotura en la manguera evitará que el agua llegue a la boquilla por completo. Si desea dirigir la boquilla de la manguera a una planta que se encuentra en un lado diferente de la casa de la ubicación de la espita, primero debe organizar la manguera en forma curva para que no se tuerza al girar la esquina de la casa.

Al completar cualquiera de las posturas en la forma del Tai Chi, usted debe arreglar las extremidades en relación con el torso de modo que no haya torceduras o roturas que puedan impedir o bloquear el flujo del *qi* a las extremidades. Por supuesto, esto implica tanto a los brazos como a las piernas, pero la base de cualquier postura comienza en la posición de las piernas y los pies, es decir, con el base de la postura.

En particular, el concepto de la pierna sustancial y la pierna insustancial en cada postura debe ser captado con el fin de utilizar esa postura en apoyo de las diversas posturas de la forma del Tai Chi. En términos generales, la pierna sustancial es la pierna que soporta el mayor porcentaje del peso del cuerpo. La pierna insustancial soporta el menor porcentaje del cuerpo.

El *Taijiquan Jing* afirma que "Lo insustancial y lo sustancial deben distinguirse claramente."[36] Si el peso del cuerpo no se distribuye adecuadamente entre la pierna sustancial y la insustancial en cada postura, entonces la estructura fundamental de la postura se verá socavada, lo que resultará en inestabilidad y la incapacidad de salir de la postura de una manera viva y ágil.

Dentro del Tai Chi hay cuatro posturas básicas: posturas paralelas, posturas de arquero, posturas vacías y posturas de una sola pierna. Dentro de cada una de estas cuatro categorías básicas hay otras distinciones, generalmente basadas en la longitud o el ancho de la postura, o, en el caso de las posturas vacías y las posturas de una sola pierna, la posición del pie sin peso en relación con el pie pesado. En las siguientes secciones, se investigará en detalle cada uno de los cuatro tipos básicos de posturas. Se presentarán los elementos esenciales y el propósito de cada tipo de postura, y se explicarán las distinciones adicionales entre las diferentes posturas dentro de cada categoría.

Posturas Paralelas

Las posturas paralelas se llaman así porque los pies son paralelos entre sí. Las posturas paralelas se utilizan principalmente para descansar o hacer una pausa entre posturas que emplean otras posturas. Cuando se está de pie en posiciones paralelas, el peso normalmente se distribuye por igual entre las dos piernas. Esto parecería violar la orden judicial de distinguir entre sustancial e insustancial. Sin embargo, hay momentos

---

[36] *Ibid, page 24*

en que es apropiado pararse con el peso distribuido uniformemente entre las dos piernas, como cuando descansa o "vuelve a la quietud."

La postura paralela más simple es la postura Wu Chi. La postura de Wu Chi lleva el nombre del estado primordial del universo antes de que el *yin* y el *yang* se separaran para formar "las diez mil cosas." En la cosmología china, el estado de Wu Chi puede estar relacionado con la teoría moderna del Big Bang, que postula una singularidad en la que toda la materia y la energía se condensaron en un solo punto infinitamente pequeño antes del Big Bang. La postura de Wu Chi se ilustra a continuación en la figura 6-1. Notarás que la postura de Wu Chi es una postura paralela estrecha. Los dos pies están esencialmente uno al lado del otro, separados solo por unas pocas pulgadas.

La postura de Wu Chi ocurre al principio y nuevamente al final de la mayoría de las formas del Tai Chi, incluida la Forma Simplificada 24, y representa un estado de quietud indiferenciada. Esto se debe a

> *Tai Chi proviene de Wu Chi y es la madre de Yin y Yang.*
> *En movimiento se separa;*
> *En quietud se fusionan.* [37]

Cuando usted está de pie en la postura de Wu Chi al principio o la conclusión de la forma del Tai Chi, usted no debe intentar distinguir entre sustancial e insustancial, ni entre *yin* y *yang*. Usted debe buscar simplemente la quietud en preparación para comenzar la forma o al completar la forma para fusionar *yin* y *yang* en un estado único e indiferenciado en el que solo la paz y la quietud de su mente estén presentes.

Al comenzar la forma del Tai Chi, usted hunde su peso en la pierna derecha para salir al lado con su pie izquierdo. En ese momento, usted necesita distinguir claramente entre la pierna substancial (derecha) y la pierna insustancial (izquierda). Sin embargo, cuando se coloca el pie izquierdo hacia abajo y se desplaza el cincuenta por ciento del peso del cuerpo hacia esa pierna, se regresa a una postura paralela más amplia, que se llama la postura del Tai Chi. Esta postura se representa en la figura 6-2.

La distancia entre los pies en la postura del Tai Chi es normalmente entre el ancho de la cadera y el ancho de los hombros. Si sale más estrecho que el ancho de la cadera, su postura no será lo suficientemente estable. Sin embargo, si sus pies son más anchos que el ancho de los hombros, entonces usted estará ejerciendo una tensión indebida en las articulaciones de la rodilla. Además, es más difícil dar el siguiente paso si sus pies están demasiado separados, y la transición a la siguiente postura probablemente será incómoda e inestable.

La postura del Tai Chi se llama así porque el *yin* y el *yang* ya se han separado y han comenzado a moverse. Aunque ninguna de las dos piernas es sustancial, sin embargo, has comenzado a separar el *yin* y el yang, y esta separación continuará durante el resto de la forma hasta que regreses a la postura de Wu Chi al final

---

[37] *Ibid, page 31*

de la forma. La postura del Tai Chi ocurre dos veces en la Forma Simplificada 24, una vez en la postura de Apertura y una vez en la postura de las manos cruzadas que precede la postura de cierre.

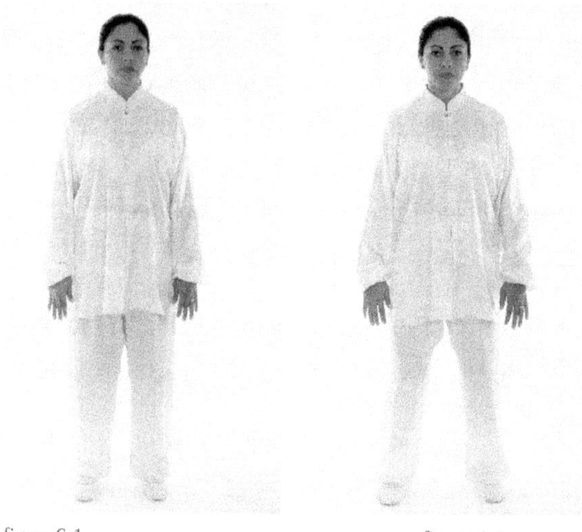

figura 6-1

figura 6-2

También hay una postura paralela amplia, llamada la postura de Montar a Caballo, que ocurre en algunos estilos del Tai Chi. Esta postura no se emplea en la Forma Simplificada 24. Sin embargo, un ejemplo de esta postura se presenta a continuación en la figura 6-3 para su integridad. La postura de Montar a Caballo se utiliza para posturas que requieren un centro de gravedad más bajo y típicamente apoya posturas con un aspecto más visiblemente marcial, como la postura de las ocho piezas de Brocade Qigong set llamado Dobla el Arco para Disparar la Flecha, representado en la figura 6-3.

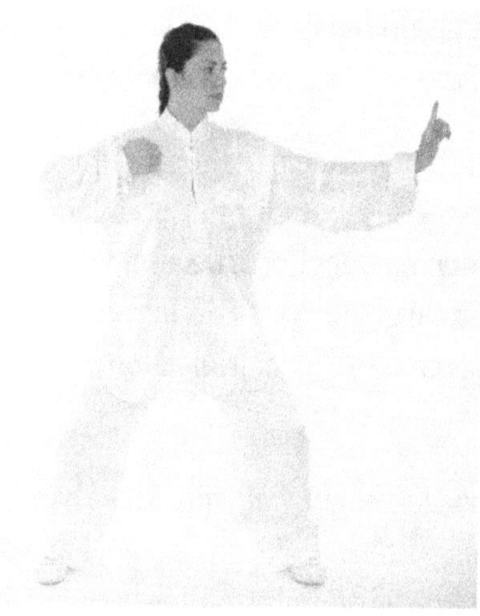

figura 6-3

Postura de un Arquero

La postura de un arquero se emplea normalmente cuando se mira hacia adelante para enfrentarse a un oponente. La postura de un arquero deriva su nombre de la apariencia de la postura, que imita la postura de un arquero en el proceso de dibujar un arco. Por esta razón, la postura del arquero también se llaman la postura de arco. La postura de un arquero proporciona la estabilidad de adelante hacia atrás y de lado a lado requerida para mantener un arco estable para que el vuelo de la flecha sea verdadero.

La característica clave de la postura de un arquero es que una pierna está hacia delante de la otra pierna, y la pierna hacia delante lleva un mayor porcentaje del peso del cuerpo. En el estilo Yang Tai Chi, la pierna delantera normalmente soporta entre sesenta y setenta por ciento del peso del cuerpo, con la pierna trasera apoyando el restante cuarenta a treinta por ciento. La rodilla de la pierna delantera se dobla en un ángulo de aproximadamente treinta grados, dependiendo de la longitud de la postura. La rodilla de la pierna trasera también está doblada, pero no tanto como la rodilla delantera.

Al sostener la postura de un arquero, es importante no evitar que la rodilla delantera se extienda más allá de los dedos de los pies del pie delantero. Idealmente, la rodilla delantera estará alineada tanto vertical como horizontalmente con el tobillo del pie delantero. Algunos maestros permiten que la rodilla delantera se extienda un poco hacia adelante de esta posición, tal vez tan adelante como el empeine o incluso los dedos de los pies del pie delantero. Sin embargo, cualquier extensión hacia adelante más allá de los dedos delanteros comenzará a ejercer una tensión innecesaria sobre la articulación delantera de la rodilla.

También es importante no permitir que la rodilla delantera se doble hacia afuera (es decir, que se supina) ni prone hacia adentro, ya que ambas colocaciones pueden causar daño a la articulación de la rodilla, especialmente cuando se repiten con el tiempo. Aunque la pierna trasera es más recta que la pierna delantera en la postura de un arquero, la pierna no debe ser completamente recta. La pierna trasera actúa como amortiguador en apoyo de la pierna delantera. La curvatura de la rodilla de la pierna trasera permite un cierto grado de flexión en la pierna, lo que permite que la pierna trasera absorba cualquier fuerza entrante y la transfiera al suelo. Al igual que con la rodilla delantera, la rodilla de la pierna trasera tampoco debe doblarse hacia afuera ni pronunciarse hacia adentro.

La dirección de los pies en la postura de un arquero es crítica. El pie delantero debe apuntar hacia adelante. El pie trasero debe estar inclinado hacia afuera a aproximadamente cuarenta y cinco grados con respecto a la dirección hacia adelante. Si el pie trasero está demasiado inclinado hacia afuera, digamos a noventa grados, entonces esto nuevamente ejercerá una tensión indebida en la rodilla de la pierna trasera. Si el pie trasero está demasiado inclinado hacia el frente, entonces la capacidad de la pierna trasera para absorber la energía entrante disminuirá.

Las figuras 6-4 y 6-5 ilustran la postura de Cepillar la Rodilla y Empujar, a la izquierda, como se muestra en las vistas lateral y frontal. Usted puede ver que los ángulos de los pies son tales que el pie delantero está apuntando correctamente hacia adelante y el pie trasero está angulado hacia fuera al lado aproximadamente cuarenta y cinco grados. En la figura 6-4, la rodilla delantera está alineada con el empeine del pie delantero. Como se indicó anteriormente, se debe tener cuidado de no extender demasiado la rodilla delantera. También notará en la figura 6-5 que la rodilla delantera no se dobla hacia afuera ni pronuncia hacia adentro. Lo mismo ocurre con la rodilla de la pierna trasera.

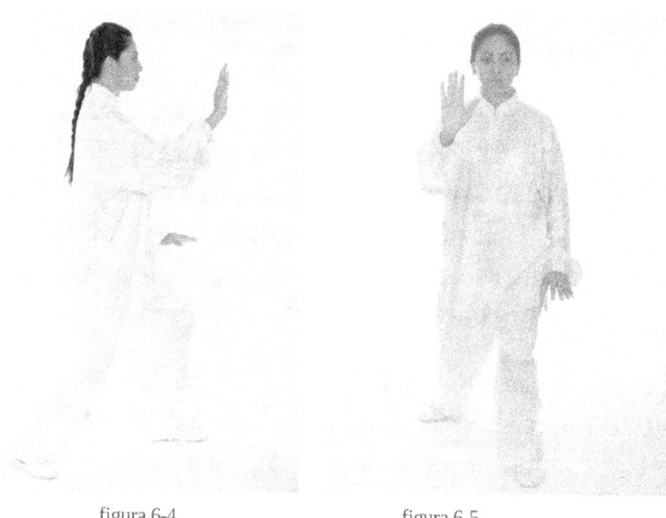

figura 6-4   figura 6-5

Con respecto a las piernas en la postura de un arquero, la pierna delantera a veces se conoce como el pilar, y la pierna trasera se llama estaca. El pilar y la estaca funcionan juntos para proporcionar la estabilidad de adelante hacia atrás de la postura mencionada anteriormente. La pierna delantera, que sirve como pilar de la postura, contribuye a la estabilidad hacia adelante de la postura. La pierna trasera, que es la estaca, ofrece estabilidad a la parte trasera. Dado que la pierna trasera está inclinada hacia abajo, puede absorber cualquier fuerza entrante aplicada a la parte delantera del cuerpo y dirigir esa fuerza hacia abajo en el suelo, como si alguien presionara hacia abajo sobre una estaca impulsada diagonalmente hacia el suelo.

Las posiciones del arquero pueden ser estrechas, de ancho de cadera o de ancho de hombro. El ancho de la postura del arquero en una postura particular depende de la aplicación marcial de esa postura. En general, cuanto más estrecha sea la postura, más larga será la postura; cuanto más amplia sea la postura, más corta será la postura. Las posiciones más largas y estrechas proporcionan una mayor estabilidad de frente a atrás, pero menos estabilidad de lado a lado, mientras que las posiciones más cortas y anchas proporcionan más estabilidad de lado a lado, pero sacrifican de alguna manera la estabilidad de delante a atrás.

Aunque la Forma Simplificada 24 es una forma en solitario, es decir, que no hay pareja presente, sin embargo, cada postura está destinada a cumplir una función marcial particular. La aplicación marcial de la postura de La Dama de Jade Arroja la Lanzadera, por ejemplo, se emplea para redirigir el golpe de un oponente hacia arriba y luego ejecutar un golpe de palma contra su pecho expuesto, como se muestra en la figura 6-6.

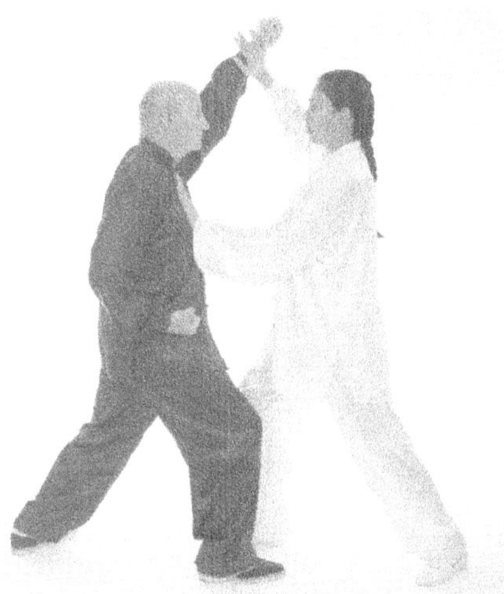

figura 6-6

En la Forma Simplificada 24, las posturas de Látigo Simple, Látigo Simple Abajo y Abanicar por la Espalda emplean posturas de arquero estrecho. (Nota: la postura de Látigo Simple Abajo no se nombra directamente, sino que ocurre en las secuencias con nombre de la Serpiente se Arrastra y el Gallo Dorado se Sostiene sobre una Pata (izquierda) y la serpiente se Arrastra y el Gallo Dorado se Sostiene sobre una Pata (derecha). Las posturas en la secuencia de Partir la Crin del Caballo, izquierda y derecha emplean la postura de un arquero del ancho de la cadera. La postura de un arquero del ancho de los hombros se usa en las posturas de Cepillar la Rodilla y Empujar, Agarra la Cola del Gorrión, Dos Vientos Perforan los Oídos, La Dama de Jade Arroja la Lanzaderas y Girar el Cuerpo, Desviar, Parar y Golpear.

Como puede ver en la lista anterior de las posturas, la mayoría de las posturas en la Forma simplificada 24 emplean algún tipo de postura de arquero. Por esta razón, es importante para el rendimiento general de la forma que aprendas a pararte correctamente en la postura de un arquero. Es particularmente importante comprender los roles de la pierna sustancial y la pierna insustancial y reconocer las funciones del pilar y la estaca. Desde una perspectiva estructural, también es crucial adoptar los ángulos y el posicionamiento correctos tanto de las rodillas como de los pies cuando se está de pie en la postura de un arquero. La colocación incorrecta de cualquiera de los pies, o el ángulo y la alineación inadecuados de cualquiera de las rodillas disminuirán la integridad estructural general de la postura y pueden provocar daños a corto o largo plazo en las articulaciones de la rodilla.

Posturas Vacías

Las posiciones vacías son posiciones en las que una de las piernas soporta todo el peso del cuerpo, dejando la otra pierna vacía o sin peso. Las posiciones vacías tienen varias ventajas desde una perspectiva marcial. Primero, la pierna sin peso se puede emplear para patear, barrer o estampar. En segundo lugar, la pierna vacía puede dar un paso adelante, hacia los lados o hacia atrás sin la necesidad de transferir el peso a la otra pierna. Esto proporciona destreza y agilidad tanto en el avance como en la retirada en situaciones de lucha.

Las posturas vacías a veces se conocen como posturas de gato, ya que recuerdan a un gato (o un tigre, leopardo, etc.) que acaba de poner su pata o está a punto de levantar su pata. En las posturas vacías típicas, un pie toca ligeramente con solo los dedos de los pies o el talón en contacto con el piso. En la Forma Simplificada 24, tanto la postura de La Grulla Blanca Despliega sus Alas como la postura de Tocar el Laúd se forman con posturas vacías. En el primero, son los dedos de los pies los que tocan el suelo; en el segundo, sólo el talón está en contacto con el suelo. La postura de Buscar la Aguja en el Fondo del Mar es otra postura que utiliza una postura vacía, aunque en esta postura el torso está inclinado hacia adelante, y el vacío de la postura no es tan evidente.

En las posturas vacías, siempre es la pierna trasera la que soporta el peso del cuerpo y es, por lo tanto, la pierna sustancial. La pierna delantera es la pierna vacía o insustancial. Las figuras 6-7 y 6-8, respectivamente, muestran las posturas La Grulla Blanca Despliega sus Alas y Tocar el Laúd. Como puedes ver en ambas fotografías, la pierna trasera soporta todo el peso del cuerpo, y la pierna delantera está desprovista de cualquier peso. En la figura 6-7, la pierna delantera es libre de levantarse para dar una patada aguda en la rodilla del oponente imaginario. En la figura 6-8, el talón delantero se puede levantar y estampar sobre el empeine del oponente imaginario.

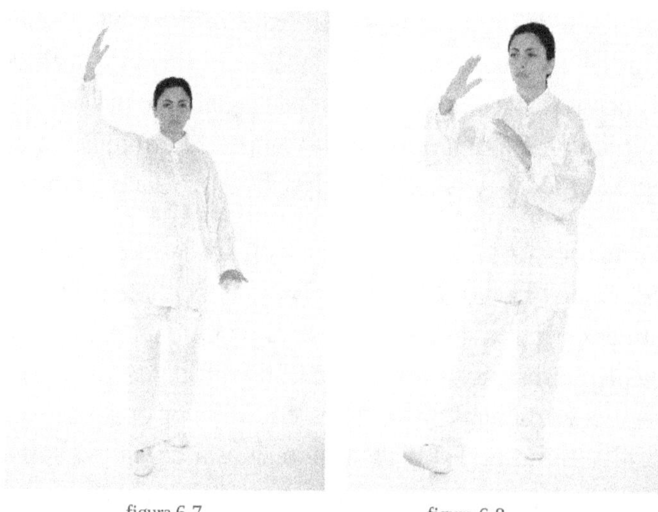

figura 6-7   figura 6-8

Usted deberías notar en las dos fotografías presentadas anteriormente que el pie trasero está inclinado a aproximadamente cuarenta y cinco grados. La pierna trasera y sustancial forma la base de la postura. Si el pie de la pierna de la base apunta hacia adelante, la postura resultante será inestable y temblorosa. Los practicantes principiantes del Tai Chi a menudo no alinean su pie trasero correctamente cuando intentan las posturas de La Grulla Blanca Despliega sus Alas o Tocar el Laúd. Como resultado, parecen inestables mientras luchan por mantenerse erguidos y, a veces, incluso se derrumban por completo.

Al mantener posturas vacías, es importante no pararse demasiado alto. Querrás bajar su centro de gravedad sentándote en estas posturas. Es útil imaginar que usted tiene una larga cola de mono con un rizo en el extremo que se extiende hacia abajo de su coxis. Trate de visualizar estarse sentado sobre la cola de su mono. Esto le proporcionará una tercera pierna imaginaria que puede utilizar como reemplazo para la pierna delantera vacía.

Hay un dicho en los círculos del Tai Chi: "La imaginación se convierte en realidad." Si cree firmemente que tiene la cola de un mono en la que puede sentarse para ayudarle a mantener su equilibrio, esta creencia se convertirá en realidad, y podrás estar cómodamente en las posturas de La Grulla Blanca Despliega sus Alas o Tocar el Laúd durante largos períodos de tiempo sin sentirse inestable o fatigado. Usted también descubrirá que usted es realmente capaz de levantar el pie vacío y ejecutar patadas, círculos, sellos hacia abajo, etc., sin encontrar dificultad para mantener su postura vertical. El secreto de la cola del mono es realmente maravilloso en su aplicación, como verás cuando la emplees en las posturas de una sola pierna descritas en la siguiente sección.

Posturas de una Sola Pierna

Como las posiciones vacías, en posiciones de una sola pierna todo el peso del cuerpo está soportado por una pierna. Sin embargo, a diferencia de las posturas vacías, la pierna sin peso no toca el piso. Las posturas de una sola pierna se emplean en la ejecución de patadas, como patadas en los pies, patadas en los Talónes y patadas en media luna, las tres de las cuales están presentes en la tradicional forma larga de 108 posturas del estilo Yang del Tai Chi. Sin embargo, en la Forma Simplificada 24, sólo el talón patada se incluye en las posturas de Patear con el Talón Derecho y Patear con el Talón Izquierdo.

Ya sea en una postura vacía o en una postura de una sola pierna, la capacidad de soportar todo el peso de todo el cuerpo en una sola pierna sin sacrificar la estabilidad depende de que el pie de la pierna base esté inclinado a cuarenta y cinco grados, así como de sentarse sobre la cola de un mono imaginario como se describe en la sección anterior. La importancia de estas dos características fundamentales de las posturas de una sola pierna no puede ser exagerada.

Si usted estudia las fotografías en las figuras 6-9 y 6-10, verá que el pie base está inclinado a cuarenta y cinco grados. Menos evidente es el enfoque del practicante en la cola de su mono invisible, en la que confía para apoyarse en el mantenimiento de su postura vertical. La combinación del pie de la base en ángulo y la cola del mono imaginario hace posible que el practicante levante su rodilla derecha en preparación para patear con el talón, como se ilustra en la figura 6-10

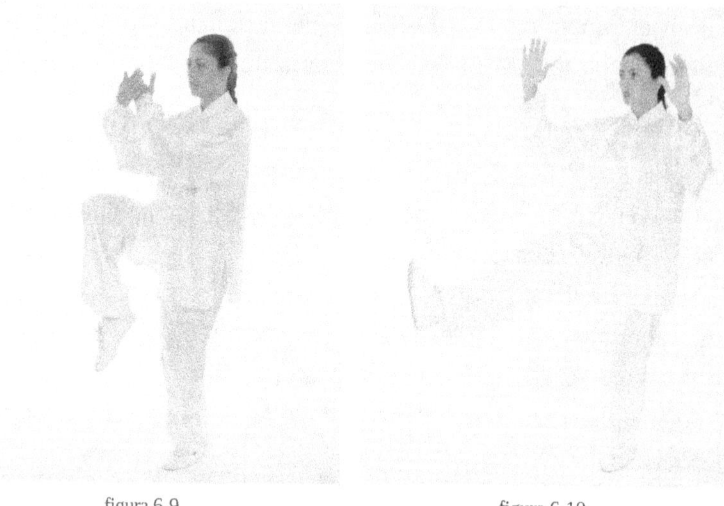

figura 6-9   figura 6-10

Al ejecutar las patadas del talón en la forma del Tai Chi, es importante mantener una alineación vertical desde la parte superior de la cabeza hasta el punto en el suelo que caería entre los dos pies si ambos estaban de pie en el suelo. Algunos estudiantes principiantes del Tai Chi tienen una tendencia a inclinarse hacia atrás mientras extienden la pierna delantera hacia afuera cuando ejecutan patadas de talón. Esta tendencia se debe a la sensación de que necesitan contrarrestar el peso de la pierna delantera extendida inclinándose hacia atrás. Sin embargo, esta inclinación hacia atrás sólo hace que su postura sea más inestable, y a menudo tienen que bajar rápidamente la pierna extendida para evitar caerse. Una vez más, la clave para mantener una alineación vertical correcta en las posturas de una sola pierna reside en la correcta colocación del pie base y el acto de sentarse sobre la cola invisible del mono para establecer la estabilidad. Existe una correlación directa entre el más bajo que uno puede sentarse en una postura de una sola pierna y el más alto puede patear con la pierna extendida.

Como puede ver en las fotografías y las descripciones escritas de las posturas presentadas en este capítulo, las posturas adecuadas son la base estructural de todas las posturas que se encuentran en la Forma Simplificada 24. En siglos anteriores, los estudiantes principiantes del Tai Chi debían permanecer en posturas individuales durante hasta una hora o más cada día. No se les enseñaron posturas específicas hasta que pudieron mantener las posturas básicas perfectamente sin cansarse o perder su equilibrio central. Además, incluso después de que se les enseñaron posturas individuales, a los estudiantes no se les permitió vincular esas posturas en lo que ahora nos referimos como una forma completa del Tai Chi durante al menos otro año después de haber sido entrenados en las posturas individuales.

Si bien estar de pie en posturas individuales tiene su lugar, la gran mayoría de los estudiantes occidentales (y muchos chinos) perderían interés en el Tai Chi si se enseñara de acuerdo con la antigua metodología. Sin embargo, cuanto más tiempo dediquen los estudiantes principiantes a aprender la forma adecuada de pararse en cada una de las cuatro posturas básicas, más rápidamente se adaptarán a las nuevas posturas a medida que se les enseñe.

Como estudiante del Tai Chi, usted haría bien en emular a los estudiantes de antaño y pasar algún tiempo cada día simplemente de pie en varias posturas que incorporan cada uno de los cuatro tipos básicos de posturas. Uno o dos minutos a cada lado para posturas emparejadas es un buen punto de partida. A medida que se vuelve más fuerte y más estable en la postura individual, especialmente aquellas que incorporan posturas vacías o posturas de una sola pierna, puede aumentar su tiempo de pie a tres, cuatro e incluso cinco minutos por postura. Hay un dicho conciso en los círculos del Tai Chi: "No hay de pie, no hay entendimiento." Todos los practicantes del Tai Chi, no solo los estudiantes principiantes, estarían bien servidos en escuchar estas cuatro palabras.

Capítulo Siete

Las Tres Bases

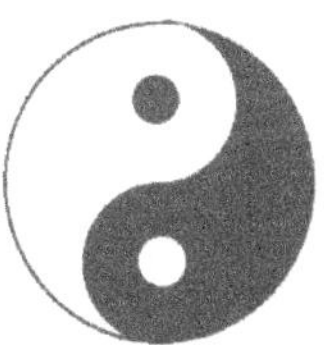

El capítulo seis presenta una descripción detallada de las formas y aplicaciones de las cuatro posturas básicas. Estas cuatro posturas sirven como base para las posturas que se encuentran en cada forma del Tai Chi. Cada postura en la forma puede ser considerada para ser compuesta de una fundación, o base, sobre la cual otras formas son agregadas para crear la forma total de la postura. De esta manera, cada postura es en realidad un compuesto de componentes estructurales más pequeños que, tomados en su conjunto, constituyen la forma más grande que llamamos postura.

En *The Essentials of the Practice of the Form and Push-Hands*, que se considera uno de los Clásicos del Tai Chi, Li Yiyu escribió: "Para obtener el momento y la posición correcta, primero usted debe hacer de su cuerpo una unidad. Deseando hacer del cuerpo una unidad, primero debe eliminar los huecos y las protuberancias." [38] La tarea esencial de cada practicante del Tai Chi es sostener las posturas de tal manera que los componentes individuales del cuerpo - los pies, las piernas, la cintura, el torso, los hombros, brazos, manos, cuello y cabeza: todos encajan juntos sin "huecos y protuberancias" para "hacer del cuerpo una unidad."

---

[38] *Lo/Inn/Amacker/Foe, The Essence of T'ai Chi Ch'uan – The Literary Tradition, page 81*

Aunque en cada postura del Tai Chi el cuerpo funciona como una sola unidad, a menudo es necesario deconstruir el cuerpo en subsecciónes más pequeñas para comprender cómo la forma de esa postura específica debe ser compuesta adecuadamente. Con este fin, podemos pensar que el cuerpo está compuesto por tres componentes más pequeños: la parte inferior del cuerpo (que consiste en las piernas y los pies), el torso y la cabeza, y los brazos y las manos. Así como la postura sirve como la base para el cuerpo en su conjunto, cada una de estas tres regiones del cuerpo puede decirse que tiene su propia fundación, o base. Las bases para los tres componentes principales del cuerpo son: Los pies, la cintura y los hombros.

Cada una de estas tres bases funciona no solo como una base para la porción del cuerpo inmediatamente superior, sino que también sirve para dirigir tanto el movimiento físico como el flujo del *qi* a esa área del cuerpo. Visto en esta luz, ambos pies apoyan las piernas y también envían *qi* desde el suelo hasta las piernas; la cintura controla el movimiento del torso y la cabeza y dirige el flujo del *qi* hacia la columna vertebral; y los hombros actúan como puntos de pivote alrededor de los cuales los brazos pueden girar, así como servir como las conexiones que permiten que el *qi* pase a lo largo de los meridianos apropiados hacia los brazos y las manos. Investigaremos cada una de estas tres bases a su vez, comenzando con los pies.

Los Pies

Debido a que los pies son fundamentales para las diferentes posturas empleadas en Tai Chi, siempre debemos empezar con los pies cuando adoptemos cualquier postura. La anchura y la longitud de los dos pies determinan qué tipo de postura se empleará. Considere la posición de los pies como se muestra en la figura 7-1. Esto representa la postura de un arquero. Como se describe en el capítulo seis, la distribución del peso en la postura de un arquero es de 60/40, con la mayor parte del peso soportado por la pierna delantera. Trabajando juntos, los dos pies forman una base sólida para apoyar las piernas, que a su vez soportan el peso de todo el cuerpo. Los dos pies también forman los límites de un rectángulo, como se muestra en la figura 7-1. Un rectángulo es una forma muy estable y, en el caso de la postura de un arquero, sirve como base para la postura, que podría ser una postura Cepillar la Rodilla y Empujar, como se representa en la figura 7-2. El resto del cuerpo no debe extenderse fuera de este rectángulo.

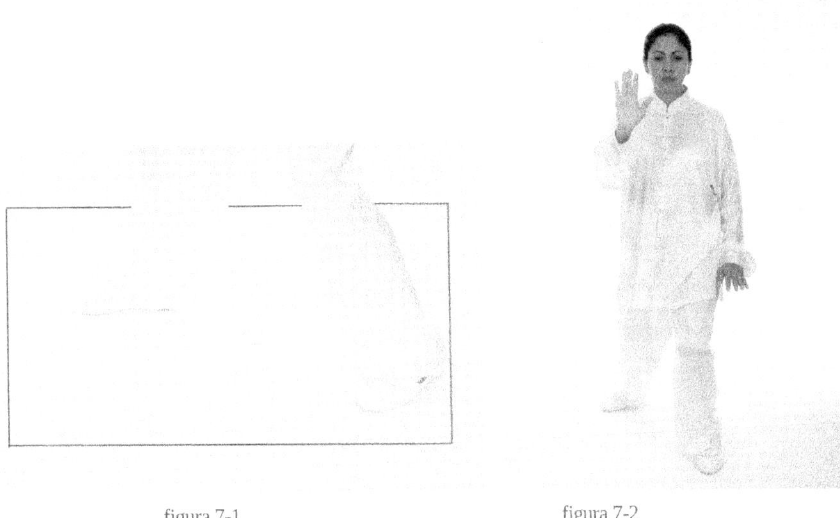

figura 7-1   figura 7-2

Como se describe en el capítulo anterior, con la excepción de las posturas de apertura, manos cruzadas y cierre de la Forma Simplificada 24, la distribución del peso en los pies debe ser tal que un pie soporte un mayor porcentaje del peso del cuerpo, mientras que el otro pie soporta un porcentaje menor del peso del cuerpo. Esto está de acuerdo con la orden de distinguir entre lo sustancial y lo insustancial. En las fotografías anteriores, la pierna izquierda y el pie son sustanciales y la pierna derecha y el pie son insustanciales, con la proporción de la pierna y el pie substanciales a la pierna y el pie insustanciales siendo aproximadamente 60/40.

Si la distribución del peso en esta postura se rebajara a 50/50, entonces la postura de apoyo se haría de doble ponderación. La doble ponderación en el Tai Chi es indeseable ya que impide el paso ágil y la transferencia interna de poder que definen las características del Tai Chi como arte marcial. El *Taijiquan Lun*, otro de los Clásicos del Tai Chi, nos instruye a:

> *Párese como una balanza y*
> *gire activamente como una rueda.*
> *El hundimiento hacia un lado responde;*
> *ser doble ponderado es lento (estancado).*
> *Para evitar este fallo*
> *uno debe saber yin y yang.* [39]

La referencia a *yin* y *yang* en el extracto anterior del *Taijiquan Lun* se relaciona con el concepto de insustancial y sustancial. El principio básico de la teoría del Tai Chi es que el *yin* y el *yang* están separados. Puesto que el arte marcial del Tai Chi Chuan se basa en la teoría del Tai Chi, si usted es incapaz de distinguir entre insustancial y sustancial en sus pies, que son el fundamento básico para cada postura, entonces no habrá separación de *yin* y *yang.* Sin la separación del *yin* y el yang, no hay Tai Chi. Si no hay Tai Chi,

---

[39] *Ibid, page 38*

entonces, ¿qué estás haciendo realmente cuando se mueve a través de la forma del Tai Chi? Como dice un maestro del Tai Chi, si no hay distinción entre insustancial y sustancial en la forma, entonces los movimientos serán simplemente una danza y no verdadero Tai Chi.

Además de poder distinguir entre insustancial y sustancial en sus pies, también es necesario que sus pies estén firmemente arraigados al suelo. Una característica especial de los pies es que cada pie contiene una importante puerta de energía, llamada *yongquan*, ubicada en la parte inferior de cada pie. Esta puerta de energía está situada justo detrás de la bola del pie. Las puertas de energía *yongquan* conectan los pies con la energía de la tierra. Si usted es capaz de abrir estas dos puertas de energía, usted puede hundir el peso de su cuerpo hacia abajo a través de estos puntos para arraigarse sólidamente en la tierra.

Para abrir los dos puntos *yongquan*, primero debe relajar los músculos de los pies presionando suavemente todo el fondo del pie sobre la superficie en la que está parado. Deje que los músculos del pie se ablanden y se ensanchen y alargan simultáneamente. Trate de imaginar el pie como una mano y extienda la palma imaginaria del pie hacia fuera y luego presiónelo ligeramente hacia abajo. Asegúrese de que el pie no se pose únicamente sobre los dedos de los pies o el talón, ni se presione demasiado en el borde exterior o interno del pie. Usted quiere que toda la parte inferior del pie soporten el peso del cuerpo. De esta manera, es más fácil abrir el punto *yongquan*.

Usando el poder de su *hsien*, o corazón-mente, imagine que los dos puntos *yongquan* son vórtices de energía que están abriendo para permitir que se conecten a la energía de la tierra. Visualizar estos vórtices abriendo y expandiéndose. Sienta la energía del cuerpo cayendo a través de estos vórtices y combinándose con la energía de la tierra.

Cuando todo el peso del cuerpo cae a través de los pies y en el suelo, llamamos a esto enraizamiento. En esencia, estamos sembrando raíces en el suelo. Esto da al cuerpo mayor estabilidad. Aprender a abrir los puntos *yongquan* es uno de los pasos más importantes para desarrollar la verdadera habilidad en Tai Chi. Esto toma tiempo y esfuerzo mental. Sin embargo, usted sabrá cuándo sucede, porque usted sentirá realmente estas puertas de energía que se abren. Usted puede sentir una sensación esponjosa en las bolas de los pies seguida de un hormigueo en los puntos *yongquan*. Eventualmente sentirán que la energía de la tierra se está revolando en estos puntos. Por esta razón, los puntos de *yongquan* se denominan puntos de pozo burbujeante.

El *Taijiquan Jing* nos dice que:

> *El movimiento debe estar enraizado en los pies,*
> *liberado a través de las piernas,*
> *controlado por la cintura,*
> *y manifestado a través de los dedos.* [40]

---

[40] *Ibid, page 21*

Una vez que usted sea capaz de abrir sus puntos *yongquan*, no sólo podrá profundizar su raíz, también podrá dibujar la energía de la tierra a través de los pies para proporcionar poder interno adicional a sus posturas. El *qi* que fluye hacia arriba a través de las piernas debe venir de la tierra y ser unido con el *qi* almacenado en el *dantien* inferior. Cuando la conexión energética a la tierra se añade a la integridad estructural proporcionada por la posición de los pies en la postura del arquero, todo el cuerpo se estabilizará y se energizará. Por esta razón, la posición de los dos pies y la conexión a la tierra a través de los puntos *yongquan* debe ser el punto de partida para cualquier postura del Tai Chi.

La Cintura

Moviéndose de los pies y las piernas, la siguiente subunidad del cuerpo es el torso y la cabeza. La cabeza se incluye con el torso porque el giro del torso debe incluir el giro de la cabeza. En Tai Chi, la cabeza no debe girar sobre el cuello independientemente del torso. Hay un requisito en el Tai Chi de que la nariz y el ombligo se mantengan alineados en todo momento. Si la nariz está alineada verticalmente con el ombligo, entonces cuando el torso gira la cabeza también debe girar. Por el contrario, si el torso gira y la cabeza no gira, se viola el requisito de que la nariz y el ombligo permanezcan alineados. Este requisito también se contradice si la cabeza gira independientemente del torso. Para el resto de esta discusión, las referencias al torso incluirán implícitamente también la cabeza.

Así como la parte inferior del cuerpo se sienta sobre la base establecida por los pies, el torso se sienta sobre la base formada por las caderas y la pelvis. De hecho, toda la región de la cintura puede considerarse como la base del torso. Un componente anatómico importante de la cintura es la articulación de la cadera a ambos lados de la pelvis, donde la parte superior del fémur se conecta a la pelvis. Hay una serie de músculos especializados, ligamentos y tendones que permiten que la articulación de la cadera funcione correctamente. Los músculos del psoas y los tendones iliopsoas juegan un papel particularmente importante en la apertura y cierre de la articulación de la cadera.

Los músculos del psoas y los tendones iliopsoas a cada lado del cuerpo se encuentran en el área definida anatómicamente como el pliegue inguinal. Puedes ver fácilmente el pliegue inguinal si usas una camisa suelta fuera de sus panTalónes. Si se dobla en las articulaciones de la cadera poniéndose en cuclillas un poco, verá que su camisa se arruga justo debajo de la cintura a ambos lados de su cuerpo. Los chinos se refieren a esta importante región a cada lado de la cintura como el *kua*.

El *kua* actúa como una bisagra en la flexión del cuerpo en la intersección entre la parte inferior del cuerpo y el torso. La acción de pliegue, o cerrar, el *kua* con el fin de bajar el cuerpo se llama plegar el *kua*. La acción inversa de abrir el *kua* sirve para elevar el torso. Si el torso se ha bajado previamente plegando los dos *kua*, entonces la acción de abrir los dos *kua* elevará efectivamente el torso de nuevo.

La mayoría de los practicantes del Tai Chi doblan incorrectamente las rodillas para bajar el torso, lo que ejerce una presión innecesaria sobre las articulaciones de la rodilla. La técnica correcta para bajar el torso es plegar ambos *kua* en su lugar. Para ilustrar esto, considere la postura de Apertura, una parte de la cual se representa en las figuras 7-3 y 7-4. En la primera fotografía, la practicante ha levantado las manos hasta su extensión completa y está lista para retirarlas hacia adentro y bajarlas hacia abajo. En la segunda fotografía, ella ha bajado los brazos mientras que también baja su torso. Sin embargo, en lugar de doblarse en las rodillas, ha plegado ambos *kua*.

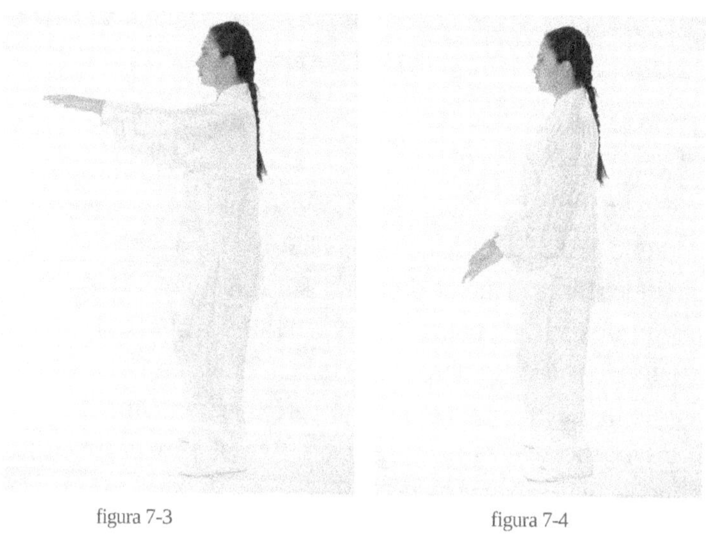

figura 7-3   figura 7-4

En la fotografía que se muestra arriba en la figura 7-4, parece haber alguna curva en las rodillas del practicante. Sin embargo, las rodillas no son el principal mecanismo empleado para bajar el torso. Más bien, a medida que el practicante pliege sus dos *kua* para bajar el torso, las rodillas naturalmente se doblarán un poco en respuesta. La diferencia entre plegar el *kua* para bajar el torso en lugar de depender únicamente de la acción de doblar las rodillas es que los músculos y tendones involucrados en bajar el torso se encuentran en el *kua* en lugar de en las rodillas. Las rodillas se doblan pasivamente en lugar de activamente a medida que se baja el torso.

Debido a que están usando incorrectamente sus rodillas para subir y bajar sus torsos, muchos practicantes del Tai Chi principiantes (e incluso algunos avanzados) desarrollan dolor en sus rodillas por el estrés repetido que se les impone. Esta condición dolorosa se puede revertir con bastante facilidad aprendiendo a usar el *kua* en lugar de las rodillas al subir o bajar el torso. También es importante reiterar que las rodillas no deben extenderse hacia delante de los dedos de los pies cuando se sostienen las posturas del arquero. Además, ni la rodilla delantera ni la rodilla trasera deben poder doblarse hacia afuera o pronarse hacia adentro en estas posturas. De esta manera, la articulación de la rodilla se mantendrá dentro de un rango de movimiento aceptable y estará protegida de tensiones y tensiones indebidas.

Además de subir y bajar el torso, los dos *kua* deben emplearse al girar el torso y también al salir o levantar una pierna para patear. Examinemos cada una de estas acciones a su vez. Primero, considere el acto de girar el torso de lado a lado. Girar el torso es un movimiento clave que se encuentra en muchas de las posturas en Tai Chi. Un ejemplo de esto es la secuencia de Mover las Manos como Nubes. Las figuras 7-

5 y 7-6 ilustran la transición del lado derecho al lado izquierdo en esta secuencia. (Nota: el paso se ha omitido en este ejemplo para centrar la atención en las acciones individuales de los dos *kua*).

En la fotografía mostrada en la figura 7-5, el practicante ha plegado su *kua* derecha y ha abierto su *kua* izquierda para girar su torso a la derecha. Para girar su torso del lado derecho a la izquierda, como se muestra en la figura 7-6, el practicante debe invertir esta acción. Ella debe abrir el *kua* en su lado derecho y pliegue el *kua* en su lado izquierdo. Los pliegues reales en la túnica del practicante, que corresponden a los pliegues anatómicos en su *kua*, se pueden ver en las dos fotografías. El pliegue y la apertura alternativos de los dos *kua* es la clave para girar el torso correctamente. Esto está en consonancia con la declaración de Yang Chengfu en sus Diez Puntos Importantes de que, "La cintura es el comandante de todo el cuerpo."[41]

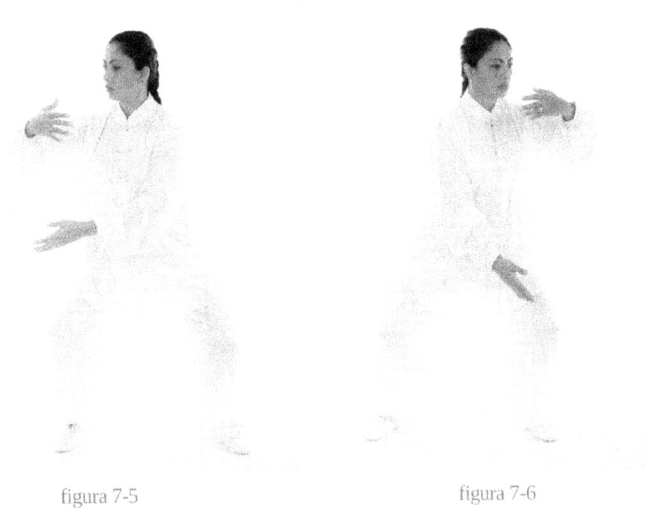

figura 7-5   figura 7-6

Los dos *kua* también están involucrados al salir con un pie. La secuencia de fotografías presentada en las figuras 7-7 y 7-8 lo muestra claramente. Con el fin de vaciar su pierna derecha en preparación para salir con el pie derecho, el practicante se pliega su *kua* derecha y abre su *kua* izquierda, como se muestra en la figura 7-7. Ella es entonces capaz de salir a la derecha. Cuando su pie toca hacia abajo, ella abre su *kua* derecha y se pliega su *kua* izquierda. Para completar el paso hacia adelante, ella de nuevo dobla su *kua* derecha y abre su *kua* izquierda para cambiar su peso en su pierna derecha y doblar la rodilla derecha, como se muestra en la figura 7-8.

---

[41] *Ibid, page 85*

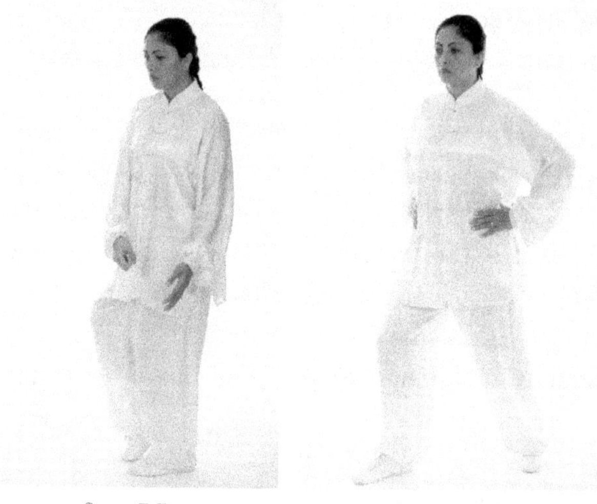

figura 7-7   figura 7-8

Levantar una pierna para ejecutar una patada también involucra a los dos *kua*. Esto se puede ilustrar en la secuencia que se muestra a continuación en las figuras 7-9 y 7-10. Para levantar su pierna derecha, como se muestra en la figura 7-9, la practicante ha plegado su *kua* derecho y ha abierto su *kua* izquierdo. Para extender su pierna derecha y ejecutar una patada en el talón con su pie derecho, como se muestra en la figura 7-10, debe abrir su *kua* derecha y plegar su *kua* izquierda.

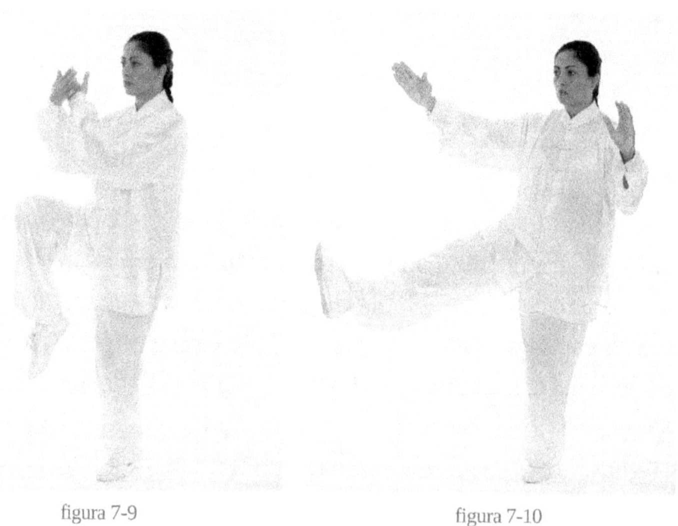

figura 7-9   figura 7-10

La importancia de los dos *kua* en términos de elevar y bajar el torso, girar el torso, y controlar los movimientos de pisada y patada de las piernas no puede ser enfatizada en exceso. Debido a que los *kua* están anatómicamente ligados a las caderas y a la cintura, los incluimos cuando hablamos de la cintura como base para el torso. Colectivamente, las dos caderas, las dos *kua*, y los otros músculos que constituyen la cintura en su conjunto contribuyen al movimiento general del torso. Citando nuevamente los Diez Puntos

Importantes de Yang Chengfu, "Cambio sustancial e insustancial, y esto se basa en el giro de la cintura. Se dice 'la fuente de las posturas está en la cintura'." [42]

En orden para que las transiciones entre posturas parezcan fluidas y elegantes al practicar Tai Chi, el giro del torso debe ser controlado por la cintura. Lamentablemente, muchos practicantes del Tai Chi simplemente giran la parte superior de sus torsos cuando hacen la transición de una postura a la siguiente. Si se observa de cerca, se puede ver que sus cinturas no giran en absoluto a medida que se mueven de un lado a otro en posturas como las Mover las Manos como Nubes.

Si usted desea realizar el Tai Chi correctamente, usted debe aprender a confiar en las caderas, el *kua*, y la cintura como la fundación para cualquiera y todos los movimientos que involucran el torso. Si no lo hace, evitará que domine el arte del Tai Chi. El *Taijiquan Jing* nos instruye que:

> *Los pies, las piernas y la cintura*
> *deben actuar juntos simultáneamente,*
> *de forma que al avanzar o retroceder*
> *la sincronización y la posición sean correctas.*
> *Si la sincronización y la posición no son correctas,*
> *el cuerpo se desordena,*
> *y el defecto debe buscarse*
> *en las piernas y la cintura.* [43]

Los Hombros

Los hombros constituyen la tercera base. A diferencia de los pies y la cintura, que funcionan como bases verticales, los hombros forman dos bases horizontales separadas que permiten que los brazos y las manos se muevan hacia arriba, hacia abajo, hacia adentro, hacia afuera y alrededor. Es esencial para el movimiento de los brazos que los hombros estén abiertos y sueltos en lugar de cerrados y apretados. Cuando los hombros están abiertos y sueltos, los brazos son libres de moverse en casi trescientos sesenta grados de rotación. Sin embargo, si las articulaciones del hombro están atadas y apretadas, el rango de movimiento de los brazos se reducirá sustancialmente.

Debido a que las articulaciones de los hombros son parte integral de los movimientos de los dos brazos, es importante dedicar una parte de su rutina diaria a estirar y aflojar los hombros. Cheng Man-ching, un discípulo de Yang Chengfu, dijo que los hombros son las articulaciones más difíciles de abrir en el cuerpo. Afirmó que una vez abiertos los hombros, el resto de las articulaciones del cuerpo se podían abrir con relativa facilidad. Aunque la tarea de abrir y aflojar los hombros toma tiempo y esfuerzo para completar,

---

la inversión vale la pena. Las personas cuyos hombros se caen son capaces de mover sus brazos con mucha mayor libertad y mucho menos esfuerzo que las personas cuyos hombros se sostienen cerca de sus orejas.

El secreto para aflojar y abrir los hombros es aprender a soltarlos. Si sus hombros están apretados y atados hacia arriba, usted está casi ciertamente sosteniendo en tensión, ya sea física, psicológica, o emocional. Muchos individuos con hombros apretados ni siquiera se dan cuenta de que sus hombros están apretados. Se han acostumbrado tanto a la tensión en sus hombros que ya no son conscientes de esa tensión. Es sólo cuando alguien observante, como su maestro Tai Chi, llama su atención sobre el estado de sus hombros que estos individuos son capaces de reconocer la tensión a la que se están aferrando.

Participar en una rutina diaria de estiramiento, junto con un poco de meditación sentada o de pie que incorpore la respiración abdominal profunda, lo ayudará a aprender cómo liberar la tensión a la que se está aferrando. Con el tiempo, sus hombros comenzarán a caer hacia abajo y le resultará más fácil girar los brazos y levantarlos por encima de la cabeza. Esta apertura y holgura le permitirá emplear los hombros correctamente al mover los brazos de acuerdo con los dictados de las posturas individuales de la forma del Tai Chi.

Es importante entender que los hombros deben servir como base para el movimiento de los brazos. Los músculos de los hombros no son los músculos primarios que deben estar comprometidos al mover los brazos. En la medida de lo posible, debe confiar en los codos y las muñecas en lugar de en los hombros al mover los brazos y las manos durante la forma. Solo cuando uno o ambos brazos necesitan elevarse por encima de la altura de los hombros, los músculos de los hombros deben participar activamente en el movimiento de los brazos.

Para ilustrar la función de los dos hombros como bases para los dos brazos, considere la postura de Látigo Simple, que se muestra a continuación en la figura 7-11. El hombro izquierdo sirve como base para el brazo izquierdo, que se extiende hacia afuera hasta la parte frontal del cuerpo en el lado izquierdo. Observe que tanto la sección superior como la inferior del brazo izquierdo no se elevan por encima de la altura del hombro izquierdo. Por esta razón, el hombro izquierdo permanece completamente relajado, y el brazo y la mano izquierdos parecen estar suspendidos sin esfuerzo en el espacio.

En el lado derecho del cuerpo, el antebrazo derecho se eleva ligeramente por encima del nivel del hombro derecho. En este caso, los músculos en la parte superior del hombro derecho necesitan involucrarse un poco para mantener el brazo derecho en su posición elevada. Sin embargo, los músculos en el exterior, frente y parte posterior del hombro derecho deben permanecer relajados. El truco para enganchar el hombro al levantar el brazo sobre la altura del hombro es emplear solamente esos músculos específicos del hombro requeridos para la acción que levanta mientras que permite que el resto de los músculos del hombro permanezca relajado.

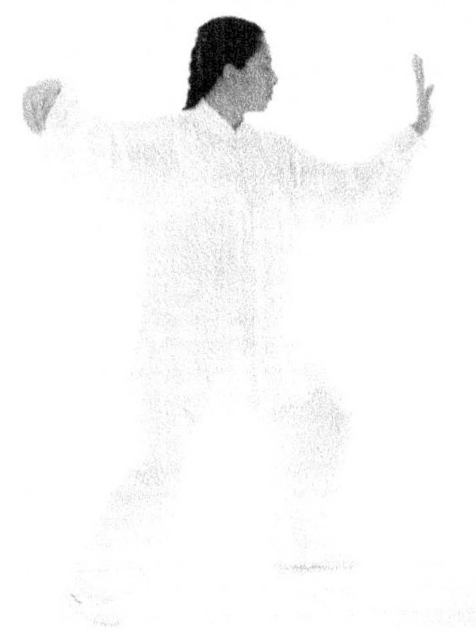

figura 7-11

La postura de Látigo Simple ilustrada anteriormente ilustra claramente las tres bases que se han discutido en este capítulo. Se puede ver la posición y la distribución del peso de los pies. El pie delantero es obviamente el pie sustancial, con el pie trasero actuando en apoyo para establecer una postura de arquero estrecha. La aplicación de la cintura en el apoyo al torso y la cabeza también es evidente. El pliegue en el *kua* izquierdo es claramente visible, mientras que el *kua* derecho se puede ver abierto y relajado. Como se describe en los dos párrafos anteriores, también es evidente el papel de los hombros izquierdo y derecho en la sujeción de los brazos izquierdo y derecho en sus respectivas posiciones.

El practicante en esta ilustración confía en sus tres bases: los pies, la cintura y los hombros, para proporcionarle la estabilidad y la apertura necesarias para mantener la postura de Látigo Simple. La postura de Látigo Simple es la postura más grande y abierta en la Forma Simplificada 24. La capacidad de permanecer en esta postura sin sentirse tenso o incómodo depende de la comprensión y habilidad de aplicar las tres bases para formar esta postura "sin huecos ni protuberancias."

El material presentado en este capítulo constituye un fundamento por derecho propio. Una vez que haya podido dominar las cuatro posiciones básicas descritas en el capítulo anterior e incorporar las tres bases descritas en este capítulo, Usted habrá establecido la fundación necesaria para comenzar a aprender las posturas individuales del Tai Chi y para vincularlas juntas en un flujo integrado y continuo.

Capítulo Ocho

Las Tres Armonías y los Cinco Arcos

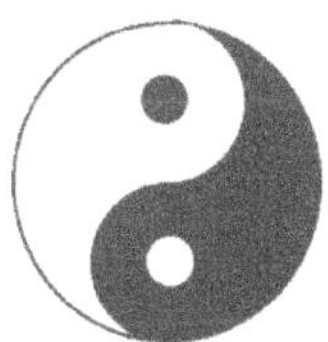

El material presentado en los dos capítulos anteriores explicaba cómo los pies, las piernas, la cintura y los hombros funcionan colectivamente para proporcionar los cimientos sobre los cuales se construyen las posturas individuales de la forma Tai Chi. El capítulo seis describió las cuatro posiciones básicas empleadas para apoyar las posturas. Sin embargo, como reveló el capítulo siete, es engañoso pensar en el cuerpo como una estructura física monolítica sentada sobre una sola fundación. Más bien, desde la perspectiva del movimiento y la transición, es mejor ver el cuerpo como compuesto de múltiples subunidades, cada una de las cuales está apoyada por su propia fundación.

El capítulo siete examinó el cuerpo como un compuesto de tres regiones: La parte inferior del cuerpo, que consta de las piernas y los pies; el torso, que incluye el cuello y la cabeza; y los brazos y las manos. Cada una de estas tres regiones se basa en su propia base. El cuerpo inferior descansa sobre los pies. El torso se sienta en la cintura. Los brazos y las manos se extienden hacia afuera desde los hombros.

Por supuesto, el cuerpo puede subdividirse aún más en componentes más pequeños. Podemos decir que el cuerpo consiste en la cabeza, el cuello, los hombros, los brazos, las manos, torso, cintura, piernas y pies. Podemos incluso hacer distinciones más finas y decir que los brazos incluyen los brazos superiores, los codos, los brazos inferiores y las muñecas. Un examen similar de las piernas revela que las piernas consisten en las caderas, los muslos, las rodillas, las pantorrillas y los tobillos. Anatómicamente hablando, la columna vertebral se puede clasificar como que contiene las vértebras cervicales, las vértebras torácicas, las vértebras lumbares, las vértebras sacras y el cóccix (el hueso de cola). Incluso podemos hacer distinciones más finas, como dividir las manos en los huesos individuales de los dedos o identificar las vértebras específicas que componen el componente torácico de la columna vertebral.

Como practicante del Tai Chi, las distinciones más importantes que hay que tener en cuenta son las que ocurren en las piernas, el torso y los brazos. Si usted entiende cómo los componentes de estas tres áreas funcionan individualmente y en combinación, usted será capaz de coordinar los movimientos de la forma del Tai Chi de tal manera que los realice de una manera fluida y elegante. Sus posturas aparecerán sólidas, estables, naturales y elegantes según el dictado del *Taijiquan Jing* de que "Todas las partes del cuerpo deben ser unidas sin la más mínima ruptura." [44]

Para adherirse a la instrucción anterior de unir todas las partes del cuerpo sin la menor interrupción, deberá profundizar su comprensión de la dinámica del cuerpo al comprender dos conceptos adicionales. El primero de ellos es el principio de las tres armonías. El segundo concepto es el de los cinco arcos. Cada una de estas importantes construcciones fundamentales se desarrollará en detalle en el resto de este capítulo, comenzando con el principio de las tres armonías.

Las Tres Armonías

Las tres armonías presentadas en este capítulo son en realidad un subconjunto de las seis armonías que son fundamentales para el arte tradicional del Tai Chi. Las seis armonías consisten en las tres armonías externas y las tres armonías internas. Las tres armonías externas involucran los hombros y las caderas, los codos y las rodillas, y las muñecas y los tobillos. Las tres armonías internas se relacionan con el *ching*, el *qi* y el *shen*, que se introdujeron en el capítulo cuatro. Aunque fascinante, un estudio de las tres armonías internas está más allá del alcance de este libro. Se remite al lector al libro más completo, *Cultivating the Civil y Mastering the Martial – El Yin y el Yang* del *Taijiquan*, para un tratamiento en profundidad de las tres armonías internas y otros temas relacionados.

Las tres armonías externas, o simplemente las tres armonías, como se las denominará a partir de este momento, relacionan los componentes de la parte superior del cuerpo con los de la parte inferior del cuerpo. Para resumir: los hombros se mueven en armonía con las caderas; los codos se mueven en armonía con las rodillas; y las muñecas se mueven en armonía con los tobillos. Usted notará que estas tres armonías son dinámicas en sus descripciones debido a la frase "moverse en armonía con." Usted también notará que en cada una de estas armonías un componente es el líder y el otro es el seguidor. Por ejemplo, en la declaración "los hombros se mueven en armonía con las caderas", las caderas son el líder y los hombros son el seguidor.

Podemos ilustrar cada una de estas tres relaciones examinando la postura de Retirar y Empujar, que es una de las cuatro posturas contenidas dentro de la secuencia llamada Agarrar la Cola del Gorrión. La postura

---

[44] *Lo/Inn/Amacker/Foe, The Essence of T'ai Chi Ch'uan – The Literary Tradition, page 24*

de Retirar y Empujar consiste en dos acciones, la de retirarse y la de empujar, como se ilustra en la serie de fotografías que se muestran a continuación en las figuras 8-1 a 8-4. Esta secuencia fotográfica muestra la transición de la postura de Presiosar (figura 8-1) a la posición de Retirar (figura 8-3) y terminando con la postura de Empujar (figura 8-4).

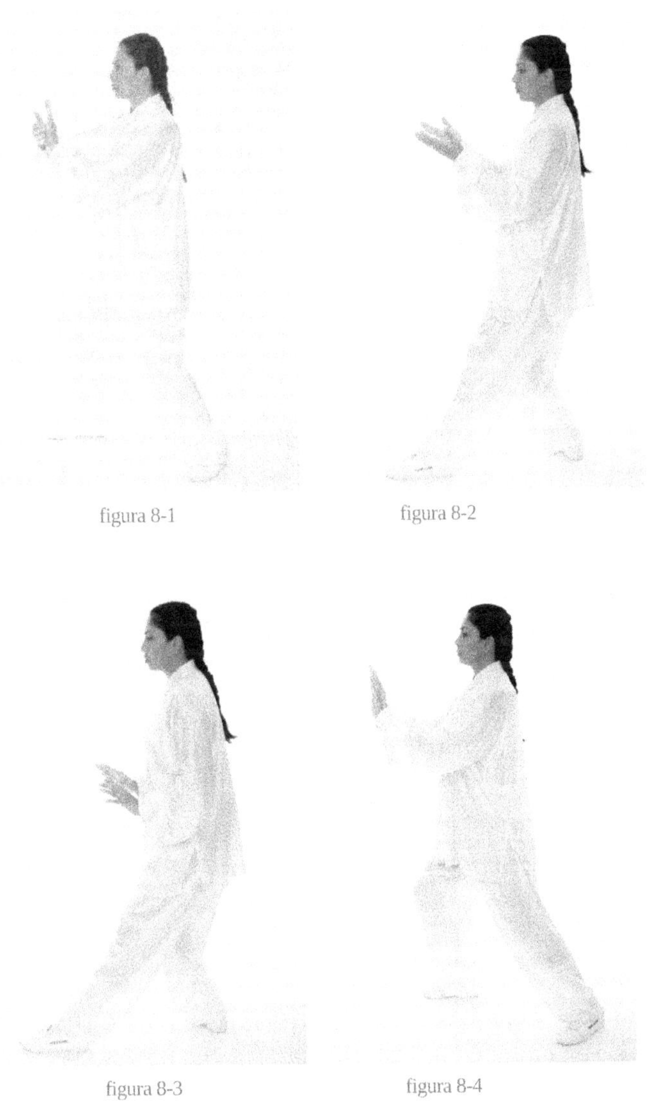

figura 8-1   figura 8-2

figura 8-3   figura 8-4

Dentro de estas cuatro fotografías, se pueden observar claramente las relaciones dinámicas entre los hombros y las caderas, los codos y las rodillas, y las muñecas y los tobillos. El practicante inicia la retirada de la postura de Presionar abriendo su *kua* delantera y plegando su *kua* trasera para hundirse en sus caderas. Hundir las caderas hace que los hombros se hundan de acuerdo con el requisito de que los hombros sigan a las caderas. Después de haber hundido sus caderas y hombros, la practicante retira las caderas sentándose de nuevo sobre su pierna trasera. A medida que sus caderas se retiran, sus hombros naturalmente siguen. Consulte la figura 8-2.

El hundimiento de las caderas se acompaña del enderezamiento de la rodilla delantera y la flexión de la rodilla trasera. Recordemos del capítulo siete que las rodillas no se doblan independientemente de las caderas, sino que siempre actúan en conjunción con el pliegue de la *kua*. A medida que la rodilla trasera se dobla en la figura 8-2 para facilitar sentarse de nuevo sobre la pierna trasera, los codos caen naturalmente hacia abajo. De esta manera los codos siguen las rodillas según la segunda de las tres armonías. El enderezamiento de la rodilla delantera y la flexión de la rodilla trasera a su vez hacen que la articulación del tobillo hacia delante se abra a medida que la articulación del tobillo trasero comienza a doblarse hacia adentro. Los movimientos de las dos articulaciones del tobillo se ven asistidos por la rotación de las dos articulaciones de la muñeca, como se muestra en la figura 8-2.

A medida que la practicante completa su retirada, como se muestra en la figura 8-3, sus caderas y hombros se han retirado a sus puntos más lejanos, su rodilla trasera se ha doblado al máximo y su rodilla delantera se ha abierto para permitir que su pierna delantera se enderece a su mayor longitud. Sus dos codos han caído a sus puntos más bajos, y sus muñecas se han volteado por completo a medida que los dos tobillos han alcanzado sus propios límites individuales de enderezamiento y flexión.

Para completar la postura de Empujar en la figura 8-4, el practicante empuja hacia adelante fuera del suelo con los dos pies. Esto hace que el tobillo trasero comience a enderezarse y que el tobillo delantero comience a doblarse. Los cambios en los dos tobillos son asistidos por la rotación de las muñecas para que las palmas comiencen a mirar hacia adelante. Al mismo tiempo, la rodilla trasera se endereza a medida que la rodilla delantera se dobla, agregando potencia a la pierna al empujón hacia arriba de los pies y los tobillos. A medida que las rodillas cambian de forma, los codos se levantan en acompañamiento. En concierto con los movimientos de los tobillos y las rodillas, el *kua* derecho se abre y el *kua* izquierdo se pliega permitiendo que las dos caderas se desvíen hacia adelante también. A medida que las caderas avanzan, llevan los hombros con ellos para completar la postura de Empujar.

Al ejecutar la postura de Empujar, es especialmente importante que los hombros no se muevan independientemente de las caderas. Si los hombros lideran el movimiento de las caderas, la acción de empujón resultante será pesada. Si bien esto puede no parecer significativo cuando se practica la forma del Tai Chi, la consecuencia de un empujón pesado al jugar el juego de dos personas de empujar las manos es que la energía del empujón puede ser utilizada por el compañero, causando que el empujador sea desarraigado.

Ya sea practicando la forma del Tai Chi en solitario o tocando las manos empujando, es imperativo que las relaciones dinámicas especificadas en las tres armonías se adhieran en todo momento. Al tener en cuenta estas relaciones a lo largo de la forma del Tai Chi, estará seguro de que sus movimientos serán fluidos y elegantes en lugar de ser espasmódicos e inconexos.

Los Cinco Arcos

Otra forma de entender la forma general de cualquier postura dada es identificar las diversas curvas que contribuyen a la forma. En las *Expositions of Insights into the Practice of the Thirteen Postures*, que es otro de los Clásicos del Tai Chi, Wu Yuxiang escribió: "El *jin* se almacena (teniendo un excedente) por medio de lo curvo." [45] El *jin* al que se refirió es el poder interno. Debido a que el Tai Chi es un arte interno, se basa en el poder interno, que se basa en el cultivo y la circulación del *qi* en lugar de la fuerza muscular externa.

Para emitir (*fa*) poder interno (*jin*), el poder interno primero debe almacenarse, al igual que un arquero almacena energía dibujando un arco. La energía almacenada en el arco del arquero representa la energía potencial. Técnicamente, este tipo de energía almacenada se conoce como energía potencial elástica. Cuando se libera la cuerda del arco, esta energía potencial elástica se transfiere a la flecha que proporciona a la flecha la energía cinética que necesita para impulsar su vuelo.

Las formas curvas de los brazos, las piernas y la columna vertebral que están presentes en una postura del Tai Chi, como la postura de Cepillar la Rodilla y Empujar, actúan como múltiples arcos que almacenan energía potencial que luego se puede liberar contra un oponente ejecutando un golpe de palma en su pecho para impulsarlo hacia atrás durante cierta distancia. Wu Yuxiang escribió:

> *Suelte el mentón*
> *como soltar la flecha.*
> *Para fa chin (liberar energía),*
> *hundirse, relajarse completamente,*
>
> *y apunte en una dirección!*
> *En la curva, busque la recta,*
> *almacene y, a continuación, libere.* [46]

Los maestros originales del Tai Chi reconocieron el poder de la energía potencial elástica y se dieron cuenta de que el poder interno, o jin, podría almacenarse dentro del cuerpo al igual que un arquero almacena energía potencial elástica en su arco doblado. Sin embargo, en lugar de tratar el cuerpo como un arco grande, se dieron cuenta de que podían compartimentar el cuerpo en arcos más pequeños. Por ejemplo, cada pierna podría considerarse un arco, al igual que cada brazo. Las cuatro extremidades, por lo tanto, constituyen cuatro arcos individuales. Cada uno de estos arcos es capaz de emitir energía localmente. Además, la curvatura de la columna vertebral también se puede considerar un arco.

Así, las cuatro extremidades y la columna vertebral constituyen cinco arcos. Además, los maestros originales del Tai Chi entendieron que el poder combinado de estos cinco arcos era mayor que los poderes

---

[45] *Ibid, page 50*
[46] *Ibid, page 53*

individuales de los cinco arcos separados. En conjunto, las tres bases y los cinco arcos, junto con las cuatro posturas básicas, proporcionan todos los detalles estructurales necesarios para componer los elementos separados del cuerpo en una sola unidad con el fin de crear las posturas individuales de la forma del Tai Chi.

La postura de Cepillar la Rodilla y Empujar se puede utilizar como ejemplo para discutir los cinco arcos. En la fotografía que se muestra a continuación en la figura 8-5, los arcos de dos piernas y los dos arcos de brazo son fáciles de identificar. Si se enfoca en la pierna izquierda del practicante, la curva elegante recuerda mucho a la forma curva de un arco dibujado. La línea curvada que corre por su pierna derecha sugiere la forma de un arco sin dibujar. La forma de su brazo derecho da la apariencia de un arco que se ha doblado hacia atrás, mientras que su brazo izquierdo connota la sensación de un arco que es flojo.

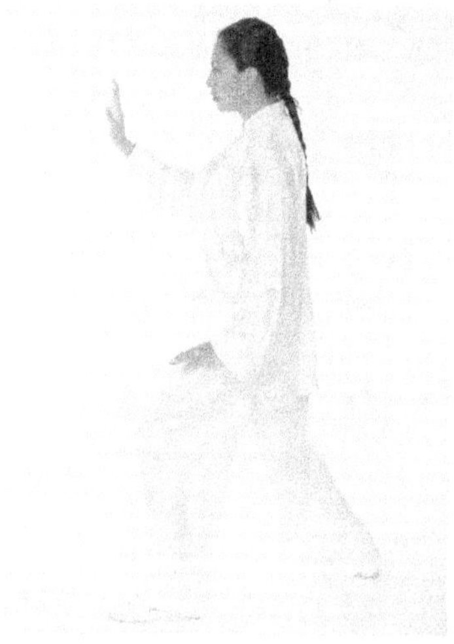

figura 8-5

El arco de la columna vertebral es más difícil de observar, ya que la holgura de la túnica del practicante disfraza la suave curvatura de su columna vertebral. Como sabrás, la columna vertebral contiene varias curvas naturales. Sin embargo, la curvatura general de la columna vertebral se puede aumentar arrugando uno o ambos de los *kua* y sentándose en las piernas. El acto de asentarse en la postura del arquero hace que la columna alargada se incline un poco, lo que produce el quinto arco (es decir, el arco de la columna vertebral).

Como se indicó anteriormente, la energía potencial elástica almacenada en los cinco arcos se puede liberar repentinamente para emitir energía interna (*fa jin*). La energía emitida por los cinco arcos combinados en la postura de Cepillar la Rodilla y Empujar, Izquiera se puede dirigir hacia arriba y hacia afuera en la palma de la mano izquierda para entregar un golpe de palma devastador. Sin embargo, al practicar la forma del Tai Chi, la energía almacenada en las piernas, los brazos y la columna vertebral simplemente se mantiene en reserva.

Al completar una postura y comenzar a la transición a la siguiente en la forma del Tai Chi, se liberan los arcos que se han dibujado. Cuando usted se mueve en la postura subsiguiente, usted puede volver a dibujar esos arcos otra vez o, más probablemente, usted dibujará los arcos en el lado opuesto del cuerpo. Este es el caso cuando se realiza la transición de Cepillar la Rodilla y Empujar, Izquierda hasta la postura de Cepillar la Rodilla y Empujar, Derecha en la Forma Simplificada 24. Suelta el arco de la pierna izquierda para hacer la transición a la pierna derecha y luego dibuja el arco de la pierna derecha mientras se acomoda en la postura del lado derecho. Del mismo modo, suelta el arco del brazo derecho y luego dibuja el arco del brazo izquierdo mientras completa la parte superior de la postura Cepillar la Rodilla y Empujar en el lado derecho. El arco de la columna vertebral se relaja temporalmente durante la transición del lado izquierdo al derecho, pero luego se dibuja nuevamente a medida que se acomoda en la postura final en el lado derecho.

El dibujo y la liberación de los arcos del brazo y de la pierna en lados opuestos del cuerpo se corresponde con el pliegue y la apertura de la *kua* en lados opuestos de la cintura a medida que se realiza la transición de la postura a postura. Es importante notar que las tres armonías también contribuyen con los movimientos coordinados involucrados en el dibujo y liberación de los arcos de brazo y pierna.

> *Recuerde, al moverse,*
> *no hay ningún lugar que no se mueva.*
> *Primero busque la extensión,*
> *después busque la contracción;*
> *entonces puede ser fino y sutil.* [47]

Conclusión

Este capítulo se ha sumado a su comprensión de los componentes estructurales que componen cada una de las posturas de la forma del Tai Chi. Ahora tienes las herramientas que necesitas para practicar la forma correctamente de acuerdo con los principios fundamentales del Tai Chi descritos en el capítulo cinco. Las cuatro posturas básicas que aprendiste en el capítulo seis se proporcionan las estructuras básicas sobre las cuales construir las posturas. Como se explica en el capítulo siete, saber cómo emplear los pies, la cintura y los hombros como las bases para la parte inferior del cuerpo, el torso y los brazos le permitirán moverse correctamente a medida que haga las transiciones de una postura a la siguiente.

Reconocer las relaciones dinámicas entre los hombros y las caderas, los codos y las rodillas, y las muñecas y los tobillos le ayudará a coordinar los movimientos entre la parte superior del cuerpo y la parte inferior del cuerpo. Por último, aprender a almacenar y liberar energía interna mediante la incorporación de los arcos de las piernas, los brazos y la columna vertebral animará sus posturas y le ayudará a conectar con el espíritu marcial que subyace a la práctica del Tai Chi.

---

[47] *Ibid, page 57*

El siguiente capítulo completará su comprensión de los elementos estructurales necesarios para ejecutar las posturas de la forma Tai Chi. Usted aprenderá las cinco técnicas básicas de paso y también se familiarizará con las ocho direcciones cardinales, o puertas, que se abordan al practicar Tai Chi. Los cinco pasos y las ocho puertas forman la base de las trece posturas originales de las cuales se derivan todos los estilos del Tai Chi. Como verá, todas las posturas incluidas en la forma del Tai Chi están relacionadas de alguna manera con una o más de las trece posturas originales.

Capítulo Nueve

Los Cinco Pasos y las Ocho Puertas

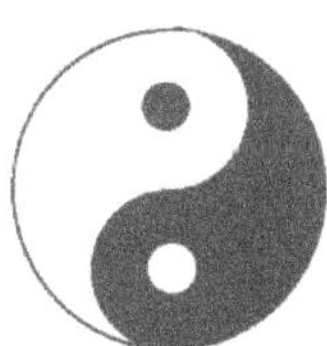

El desarrollo del Tai Chi Chuan como un arte marcial interno fue influenciado por varias tradiciones culturales chinas, incluida la filosofía taoísta, la teoría del Tai Chi, la teoría de los Cinco Elementos y la teoría del Bagua. La influencia del taoísmo se puede encontrar en muchos de los principios del Tai Chi. Dos de los conceptos principales del Tai Chi son el uso de la suavidad para superar la dureza y "renunciar a sí mismo para seguir a los demás", los cuales se encuentran en la filosofía taoísta.

La importancia de la teoría del Tai Chi como base para el Tai Chi como arte marcial ya ha sido discutida en capítulos anteriores. Las influencias de la teoría de cinco elementos y la teoría de Bagua se encuentran en las técnicas de paso para la transición de la postura a postura y las direcciones de las posturas mismas.

Las teorías del Tai Chi son muy profundas y extensas, creadas casi en su totalidad a partir de las antiguas formulaciones de los Ocho Diagramas, así como del uso incorporado tanto del símbolo Tai Chi como de los atributos de los Cinco Elementos.

Colectivamente, la filosofía del taoísmo, la teoría del Tai Chi, la teoría de los Cinco Elementos y la teoría del Bagua proporcionan los fundamentos filosóficos y teóricos sobre los que se basa el arte del Tai Chi. Junto con la filosofía del confucianismo, estas cuatro construcciones subyacen a gran parte de la cultura y el arte de los chinos. Es valioso para el practicante tener al menos una comprensión básica de los fundamentos filosóficos y teóricos del Tai Chi para apreciar tanto su sutileza como su herencia cultural.

Teoría de los Cincos Elementos y los Métodos de los Cinco Pasos

Hace más de dos mil años, el mítico Emperador Amarillo Chino escribió un tratado, el *Classic of Internal Medicine*, en el que describió los atributos y acciones de los cinco Elementos, o *wu xing*, ya que se relacionan con los órganos principales de la anatomía humana. Los cinco elementos son: Madera, fuego, tierra, agua y metal. Cada elemento tiene una cualidad e influencia especial sobre el mundo natural, y está asociado con una estación particular.

Según la teoría de los Cinco Elementos, la madera está asociada con la expansión, la estación de la primavera y la dirección este; el fuego se asocia con la ascensión, la estación del verano y la dirección sur; la tierra está asociada con la estabilidad, el período de cambio entre cada una de las estaciones y el centro de dirección; el agua se asocia con el descenso, la estación invernal y la dirección norte; y el metal se asocia con la contracción, la estación de otoño y la dirección oeste.

Se dice que los cinco elementos individuales son creativos y destructivos entre sí. Por ejemplo, la madera es creada por el agua, pero destruida por el metal, ya que los árboles se nutren del agua, pero se pueden cortar con hachas de metal. Se dice que cada elemento se siente atraído por el elemento que lo crea y que teme al elemento que lo puede destruir.

Con respecto a la medicina tradicional china, o TCM, cada elemento está asociado con un órgano *yang* y un órgano *yin*. Así, por ejemplo, el corazón (yin) y el intestino delgado (yang) están asociados con el fuego. Basándose en los principios de la creación y destrucción mutuas, una dolencia en un órgano puede deberse a un exceso o a una deficiencia en otro órgano. A menudo, el tratamiento de una enfermedad se basa en la identificación de los excesos o deficiencias de los órganos de apoyo mutuo o destructivos asociados con el órgano que causa la enfermedad. El tratamiento de la enfermedad puede implicar estimular o calmar los órganos asociados a través de remedios herbales, masajes y acupuntura.

La teoría de los Cinco Elementos es parte integral de la práctica del Tai Chi. El profesor Cheng Man-ch'ing escribió en sus *Thirteen Treatises on Taijiquan*: "Sería ridículo hablar de *taijiquan* sin discutir el *yin* y el *yang* y los Cinco Elementos."[48]   La teoría de los Cinco Elementos está relacionada con el Tai Chi principalmente a través de las cinco técnicas de paso asociadas con cada uno de los elementos. Los cinco pasos son avanzar, retroceder, mirar a la izquierda, mirar a la derecha y el equilibrio central. Dar un paso adelante (avanzar) se asocia con el metal; retroceder (retroceder) se asocia con la madera; pisar a la izquierda (mirar a la izquierda) está asociado con el agua; pisar a la derecha (mirar a la derecha) se asocia con el fuego; y mantenerse en el centro (equilibrio central) está asociado con la tierra.

---

[48] *Cheng Man Ch'ing, page 24*

El *Taijiquan Jing* afirma que, "En postura, moverse hacia adelante, hacia atrás, hacia el lado derecho, hacia el lado izquierdo, y permanecer en el centro se llaman los Pasos de Cinco Estilos. Adelante, atrás, al lado izquierdo, al lado derecho y al centro se llaman Metal, Madera, Agua, Fuego y Tierra, respectivamente."[49] Estos cinco pasos, o cinco métodos de paso, se pueden observar en la Forma Simplificada 24. Los siguientes son algunos ejemplos específicos:

- *Avance – Cepillar la Rodilla y Empujar, izquierda y derecha*
- *Retiro – Rechazar el Mono y Retroceder*
- *Mirar a la izquierda – Girar a la izquierda en Mover las Manos como Nubes*
- *Mirar a la derecha – El giro a la derecha en Mover las Manos como Nubes*
- *Equilibrio central: Las posturas de Opening y Clossing de la forma*

La aplicación de los cinco pasos es de particular importancia en la coreografía de la Forma Simplificada 24. Si coloca un marcador pequeño, como una moneda, debajo de sus pies antes de comenzar el formulario y sigue los pasos correctamente, debe terminar con los pies sobre el marcador al completar el formulario. Esta es una indicación más del diseño inteligente de esta forma.

Teoría Bagua

Cuando los antiguos chinos querían representar los conceptos de *yin* y yang, eligieron ideogramas simples. Emplearon una sola línea horizontal ininterrumpida para representar el *yang* y una línea horizontal rota para representar el *yin*. Los antiguos sabios chinos se dieron cuenta de que al combinar estas líneas *yin* y yang, podían representar varias situaciones. Al combinar dos líneas, pudieron crear las siguientes cuatro agrupaciones: El *yang* mayor, con dos líneas sólidas; el *yin* mayor, con dos líneas rotas; el *yang* menor, con una línea sólida sobre una línea rota; y el *yin* menor, con una línea rota sobre una línea sólida.

Estos mismos sabios antiguos se dieron cuenta de que cuatro categorías descriptivas eran insuficientes para describir todos los eventos naturales y los asuntos humanos, por lo que agregaron una tercera línea para crear ocho agrupaciones únicas. Estas agrupaciones, conocidas como trigramas, se convirtieron en el Bagua, o ocho trigramas. Los ocho trigramas se presentan a continuación, junto con sus nombres chinos, sus nombres de forma y el aspecto de la naturaleza que representan:

chien	Tres continuos	cielo
kun	Six rotos	tierra
chen	Taza hacia arriba	montaña
ken	Recipiente volteado	trueno
li	Medio vacio	fuego
kan	Medio relleno	agua

[49] *Waysun Liao, Taijiquan Classics, page 95*

tui	Parte superior deficiente	lago
sun	Paarte inferior rota	viento

Los ocho trigramas se utilizaron durante muchos años en el arte de la adivinación, que se puede utilizar para predecir el futuro, así como para asesorar sobre la acción a tomar en una situación dada. Sin embargo, ocho situaciones demostraron ser muy limitantes, por lo que los ocho Trigramas fueron organizados en pares, dando lugar a sesenta y cuatro hexagramas. Estos sesenta y cuatro hexagramas formaron la base del *I Ching, o Book of Changes,* que ha servido como la herramienta estándar para la adivinación en China por más de 2.500 años.

Cada uno de los sesenta y cuatro hexagramas son nombrados y descritos en el I Ching junto con un breve comentario sobre el significado y la aplicación del hexagrama a varias situaciones. Los augures hábiles emplearían el I Ching después de realizar una ceremonia ritualizada que involucra el lanzamiento de tallos de milenrama para ayudar a decidir sobre un curso de acción que surge de una situación dada o incluso para predecir el futuro.

El I Ching describe la formación de los ocho trigramas, o Bagua, de la siguiente manera: "En el sistema del I Ching, existe el Tai Chi, o el Gran Término, que generó las dos formas. Esas dos formas generaron los cuatro símbolos. Esos cuatro símbolos se dividieron aún más para generar los ocho trigramas, o Bagua."[50]

Los ocho trigramas son a menudo circunscritos alrededor del símbolo del Tai Chi, lo que indica la relación complementaria entre el *yin* y el *yang* del Tai Chi y los ocho trigramas del Bagua. La figura 9-1 ilustra esta relación mutuamente y complementaria.

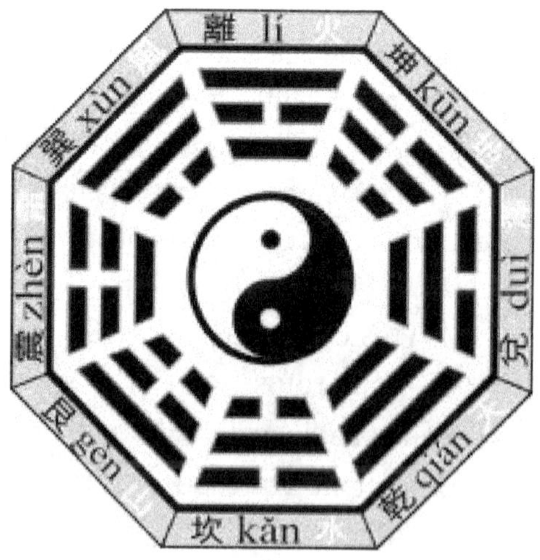

figura 9-1

---

[50] *Jou Tsung Hwa, The Tao of Tai Chi Chuan, page 109*

Aunque los sesenta y cuatro hexagramas se convirtieron en la base del I Ching, que es el libro más ampliamente referenciado en la cultura china clásica, sin embargo los ocho trigramas todavía eran muy influyentes en el pensamiento chino. Las relaciones entre los ocho trigramas y su aplicación a fenómenos naturales así como a asuntos humanos forman la base de la teoría de Bagua, que ha tenido una influencia significativa sobre la cultura clásica china.

Las Trece Posturas Originales

En el Taijiquan Jing, el legendario Sabio Taoísta, Chang San-feng, presentó las Trece Posturas originales, que nombró de la siguiente manera:

Peng (Protegerse), lu (retroceder)
ji (presionar), an (empujar)
tsai (deribar), lieh (separar)
tsou (golpe de codo), kao (golpe de hombro),
son los Ocho Trigramas.

Dar un paso adelante, retroceder,
mirar a la izquierda, mirar a la derecha,
y el equilibrio central
son los Cinco elementos.

Juntos, estos comprenden las Trece Posturas. [51]

Según la teoría de Bagua, los ocho trigramas están asociados con ocho direcciones, o puertas. Si usted puede imaginar una ciudad amurallada de ocho lados alineada sobre un eje norte-sur, entonces las ocho puertas corresponderían a los ocho puntos de brújula del norte, noreste, este, sureste, sur, suroeste, oeste y noroeste. Chang San-feng clasificó estas ocho direcciones de la siguiente manera:

Peng, lu, chi, an son chien, kun, kan y li
y son las cuatro direcciones cardinales.
Tsai, lieh, tsou, kao son sun, chen, tui, ken
y son las cuatro direcciones diagonales.

La familia Yang adaptó las trece posturas originales descritas por Chang San-feng en el *Taijiquan Jing*. En la Introducción a su *The Essence and Applications of Taijiquan*, Yang Chengfu declaró: "*Taijiquan* se basa en el *taiji* y *bagua* del *Libro de los Cambios*." [52] Según el esquema de clasificación de la familia Yang, las ocho puertas fueron asignadas de la siguiente manera:

---

[51] *Lo/Inn/Amacker/Fo, The Essence of T'ai Chi Ch'uan – The Literary Tradition, page 27*
[52] *Yang Chengfu, The Essence and Application of Taijiquan, translated by Louis Swaim, page 10*

chien	Protegerse	sur
kun	Retroceder	norte
li	Empujar	este
kan	Presionar	oeste
tui	Golpe de Codo	sureste
sun	Deribar	suroeste
chen	Separar	noreste
ken	Golpe de Hombro	noroeste

Las posturas de Protegerse (*peng*), Retroceder (*lu*), Presionar (*ji*) y Empujar (*an*) se consideran los cuatro lados, ya que se relacionan con los cuatro puntos cardinales del símbolo de Bagua. Las posturas de Golpe de Hombro (*kao*), Golpe de Codo (*jou*), Arrancar (*tsai*) y Separar (*lieh*) se asignan a las cuatro esquinas. Aunque las trece posturas originales de la familia Yang se conocen como posturas, en realidad representan trece técnicas marciales diferentes. Las posturas que representan los cuatro lados y las cuatro esquinas de las trece posturas originales de la familia Yang se incluyen dentro de la Forma Simplificada 24. Las técnicas de los cuatro lados de Protegerse, Roll Back, Presionar y Empujar se incluyen en las secuencias de Agarrar la Cola del Gorrión Izquierda y Agarrar la Cola del Gorrión Derecha. Las técnicas de cuatro esquinas de Deribar, Golpe de Codo, Golpe de Hombro y Separar se pueden encontrar en posturas tales como Buscar la Aguja en el Fondo del Mar, La Grulla Blanca Despliega sus Alas, Abanicar por la Espalda, y La Dama de Jade Arroja la Lanzaderas.

En la forma larga del estilo Yang tradicional, la direccionalidad juega un papel importante en la coreografía general de la forma. Tradicionalmente, los practicantes se paraban en postura Wu Chi mientras estaban mirando hacia el norte. La coreografía de la forma llevaría al practicante a mirar hacia varios puntos de la brújula, como este, oeste, norte, noreste, noroeste, sureste y suroeste hasta que el practicante completara el formulario devolviendo la postura de Wu Chi y una vez más mirando hacia el sur. La dirección para cada postura se especificó haciendo referencia a un punto de brújula. Por ejemplo, la postura de Protegerse, Derecha debía realizarse mirando hacia el este, mientras que la postura de Látigo Simple debía realizarse mientras se dirigía hacia el oeste.

Todas las posturas de la Forma Simplificada 24 también tienen direccionalidad. Sin embargo, no es necesario comenzar la forma mirando hacia el norte. Lo importante es comprender la direccionalidad de cada postura en la forma relativa a la dirección de la postura de Apertura. Por ejemplo, si comienza la Forma Simplificada 24 mirando hacia el sur, realizaría la secuencia de Partir la Crin del Caballo mirando hacia el oeste. Las instrucciones para realizar cada una de las posturas que aparecen en la segunda parte de este libro hacen la suposición de que usted comienza la Forma Simplificada 24 mirando hacia el norte, y todas las demás direcciones se dan en función de esta posición inicial.

Al practicar la Forma Simplificada 24, es útil mantener un mapa del formulario en su cabeza. A medida que avanza a través de las veinticuatro posturas, debe realizar un seguimiento de su ubicación. En cualquier momento del formulario, debe saber dónde se encuentra en relación con su punto de partida y también a dónde debe llevarlo su próximo paso. Toma algún tiempo incrustar el mapa de la forma tan profundamente en su memoria que usted puede hacer esto sin tener que concentrarse en su direccionalidad. Con todos los otros detalles que deben ser atendidos al practicar la forma, la última cosa que usted debe tener en su mente es adónde ir después.

Las técnicas de los cuatro lados y las técnicas de las cuatro esquinas constituyen ocho de las trece posturas originales que fueron adaptadas por la familia Yang. Las cinco posturas restantes son en realidad las cinco técnicas de paso de avance, retroceso, mirar a la izquierda, mirar a la derecha y equilibrio central. Como se describió anteriormente, estas cinco técnicas de paso aparecen en varias posturas de la Forma Simplificada 24. Cualquier postura que incluya un paso hacia adelante, como Cepillar la Rodilla y Empujar, incorpora la técnica de paso de avance. Del mismo modo, cualquier postura que incluya un paso atrás, como Rechazar el Mono y Retroceder, incorpora la técnica de paso de retroceso. Mirar a la izquierda y mirar a la derecha ocurren durante la secuencia de Mover las Manos como Nubes. Finalmente, la técnica de paso del equilibrio central ocurre en las posturas de Abrir y Cerrar de la forma.

Conclusión

Este capítulo concluye la primera parte de este libro. Junto con la información proporcionada en los ocho capítulos anteriores, ahora tiene todos los conocimientos teóricos que necesita para continuar con la práctica real de la Forma Simplificada 24. Los capítulos que se incluyen en la siguiente sección le proporcionarán las instrucciones detalladas necesarias para realizar correctamente cada una de las posturas individuales del formulario Simplificado 24. Cada capítulo incluirá información sobre la postura adecuada, la coordinación de la parte superior e inferior del cuerpo de acuerdo con las tres armonías, la aplicación de los cinco arcos, el uso de la respiración y la circulación del *qi*, y la aplicación marcial específica de la postura.

Parte Dos

Capítulo Diez

Las 24 Posturas Simplificadas de la Forma

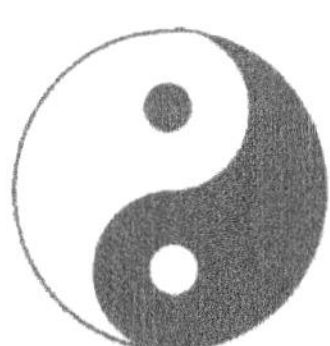

La secuencia de la Forma Simplificada 24 consta de veinticuatro posturas nombradas. Es importante entender que cada postura nombrada consiste en una serie de movimientos conectados a los que colectivamente se les da un solo nombre. Esto es especialmente cierto para las posturas de **Agarrar la Cola del Pájaro por la izquierda** y **Agarrar la Cola del Pájaro por la derecha**. Cada una de estas llamadas "posturas" incluye las posturas nombradas individualmente de **Atajar o Rechazar (*Peng*)**, **Retroceder (*Lü*)**, **Presionar (*Ji*) Empujar (*An*)**. Varias de las posturas nombradas se repiten varias veces, como Partir la Crin del Caballo, en la que la postura individual se ejecuta en el lado izquierdo, el lado derecho y nuevamente en el lado izquierdo. En estos casos, las palabras "izquierda y derecha" se adjuntan al nombre en inglés de la postura.

La siguiente es una lista de las veinticuatro posturas individuales con los nombres dados en inglés y en pin*yin*. La mayoría de las posturas se conocen en inglés por más de un nombre, dependiendo de la preferencia del individuo que tradujo los caracteres chinos originales. Un ejemplo de esto es la postura de Tocar el Laúd. Los nombres alternativos para cada postura se incluyen en el capítulo específico que describe esa postura en detalle.

1. Postura de Apertura (*Qǐshì*)
2. Partir la Crin del Caballo, Izquierda Y Derecha (*Zuoyou Yémǎ Fēnzōng*)

3. La Grulla Blanca Despliega sus Alas (*Báihè Lìangchì*)

4. Cepillar la Rodilla y Empujar, Izquierda Y Derecha (*Zuoyou Lōuxī Àobù*)

5. Tocar el Laúd (*Shǒuhūi Pípā*)

6. Rechazar el Mono y Retroceder, Izquierda Y Derecha (*Zuoyou Dào Juǎn Gōng*)

7. Agarrar la Cola del Gorrión, Izquierda (*Zuo Lǎn Què Wěi*)

8. Agarrar la Cola del Gorrión, Derecha (*You Lǎn Què Wěi*)

9. Látigo Simple (*Dān Biān*)

10. Mover las Manos como Nubes (*Yúnshǒu*)

11. Látigo Simple (*Danbian*)

12. Palmada al Caballo Alto(*Gāo Tàn Mǎ*)

13. Patear con el Talón Derecho (*Yòu Dēng Jiǎo*)

14. Dos Vientos Perforan los Oídos (*Shuāng Fēng Guàn Er*)

15. Giro y Patada con Talón Izquierdo (*Zhuǎnshēn Zuǒ Dēngjiǎo*)

16. La Serpiente Repta hacia la Izquierda y Pararse en una Pierna (*Zuo Xià Shì Dúlì*)

17. La Serpiente Repta hacia la Derecha y Pararse en una Pierna (*You Xià Shì Dúlì*)

18. La Dama de Jade Arroja la Lanzaderas, Derecha e Izquierda (*Yòuzuǒ Yùnǔ Chuānsuō*)

19. Buscar la Aguja en el Fondo del Mar (*Hǎidǐ Zhēn*)

20. Abanicar por la Espalda (*Shǎn Tōng Bì*)

21. Girar el Cuerpo, Desviar, Parar y Golpear (*Zhuǎnshēn Bānlánchuí*)

22. Cierre Aparente y Empujar (*Rúfēng Shìbì*)

23. Cruzar las Manos (*Shízìshǒu*)

24. Postura de Cierre (*Shōushì*)

Capítulo Once

Postura de Apertura

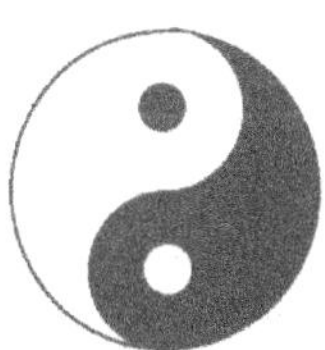

La postura de Apertura en la Forma Simplificada 24 crea el estado de ánimo para realizar el resto de las posturas. Como tal, su importancia no puede pasarse por alto. La postura de Apertura (*Qǐshì*) consiste en cuatro acciones básicas: pararse en la postura de Wu Chi, salir hacia el lado izquierdo, pararse en la postura del Tai Chi y subir y bajar los brazos. Cada una de estas acciones será discutida a su vez.

De Pie en Wu Chi

Para comenzar la postura de Apertura, párese con los pies juntos en una postura paralela estrecha. Distribuya el peso uniformemente entre los dos pies. Mire hacia adelante y permita que los brazos cuelguen hacia los lados con las palmas de las manos ligeramente apoyadas contra los muslos externos. Coloque la barbilla ligeramente para que la cabeza esté nivelada y el cuello ligeramente alargado. Hunde los hombros, nivela la pelvis, relaja los muslos y las pantorrillas, y acomódese en la postura. Véase la figura 11-1. Esto se llama postura Wu Chi.

Según la teoría del Tai Chi, el Wu Chi es el estado de nada que existe antes de que el *yin* y el *yang* se separen para formar Tai Chi. El *Taijiquan Jing*, atribuido al legendario Chang San-feng, afirma que:

> *Tai Chi proviene de Wu Chi*
> *y es la madre del yin y el yang.*[53]

Cuando estás de pie en la postura de Wu Chi, no hay *yin* ni *yang*. Todavía no ha comenzado a cambiar su peso sobre una pierna; aún no has comenzado a mover los brazos; ni siquiera has hecho que la mitad inferior del cuerpo sea pesada y la mitad superior ligera.

Cuando está de pie en la postura de Wu Chi, trate de vaciar la mente de todos los pensamientos extraños y distracciones. Enfoca su intención en prepararte para comenzar la práctica del Tai Chi. Al describir la postura del Wu Chi, Sun Lutang escribió:

> *Wu Ji es el estado natural que ocurre antes de que uno comience a practicar artes marciales. La mente está sin pensamiento; la intención es sin movimiento; los ojos no tienen foco; las manos y los pies están quietos; el cuerpo no hace ningún movimiento; El yin y el yang aún no están divididos; lo claro y lo turbio aún no se han separado; el qi está unido e indiferenciado.* [54]

Debes permanecer en postura de Wu Chi todo el tiempo que sea necesario para lograr el estado descrito por Sun Lutang. En los viejos tiempos, los practicantes del Tai Chi a menudo se paraban en postura de Wu Chi durante veinte minutos o más antes de salir para comenzar la forma del Tai Chi. Siendo realistas, probablemente solo se parará en postura de Wu Chi durante un minuto más o menos antes de iniciar el formulario. Cuando practiques en clase o en grupo, sigue el ejemplo de su maestro o del líder del grupo.

Salir al lado Izquierdo

Cuando esté listo para comenzar la forma, su primera acción es salir hacia su lado izquierdo. Esto implica desplazar el peso sobre su pie derecho para que pueda vaciar su pie izquierdo. Para hacer esto correctamente, deberá plegar su *kua* derecho. Es importante plegar el *kua* derecho para doblar la rodilla derecha. Si usted solo dobla la rodilla derecha y no pliega la *kua* derecho, usted estará ejerciendo una tensión indebida en la articulación de la rodilla.

A medida que se pliega la *kua* derecha y se dobla la rodilla derecha, gradualmente se desplaza el peso completamente hacia la pierna derecha. Esto le permitirá levantar ligeramente el talón izquierdo del suelo. Para lograr esto, usted necesitará doblar suavemente y levantar su rodilla izquierda. Consulte la figura 11-2. Para proporcionar estabilidad adicional a medida que levanta el talón izquierdo del suelo, imagine que su dedo medio izquierdo está conectado al suelo mediante una barra de acero invisible. Dirige su conciencia hacia abajo desde su dedo medio izquierdo hacia el suelo mientras levantas el talón izquierdo. Esto se ajusta al dicho: "Donde hay un arriba, hay un abajo." [55]

---

[53] *Lo/Inn/Amacker/Foe, The Essence of Tai Chi Ch'uan – The Literary Tradition, page 31*
[54] *Sun Lu-tang, A Study of Taijiquan, translated by Tim Cartmell, page 69*
[55] *Lo/Inn/Amacker/Foe, The Essence of Tai Chi Ch'uan – The Literary Tradition, page 32*

Cuando se haya acomodado en su pie derecho y su talón izquierdo se haya levantado, puede flotar todo su pie izquierdo aproximadamente dieciocho pulgadas hacia un lado. Toca primero con la bola de su pie izquierdo y luego coloque todo su pie izquierdo en el suelo con su pie izquierdo paralelo a su pie derecho. Todavía no coloque ningún peso sobre su pie izquierdo. Esta posición se muestra en la figura 11-3.

De Pie en la Postura del Tai Chi

Al salir a la izquierda sin peso sobre el pie izquierdo, puede empezar a desplazar el cincuenta por ciento de su peso en la pierna izquierda. Al mismo tiempo, gire los hombros ligeramente hacia delante y gire los brazos noventa grados para que la parte posterior de las manos esté orientada hacia delante, como se muestra en la figura 11-4. Sus rodillas aún deben estar ligeramente dobladas, y el peso de su cuerpo debe hundirse desde sus caderas hacia sus pies. Decimos que la mitad inferior del cuerpo es pesada y la mitad superior del cuerpo es ligera. Esto se llama estar de pie en la postura del Tai Chi.

La postura del Tai Chi es diferente de la postura de Wu Chi en que el *yin* y el *yang* se han separado. La diferencia no es que sus pies ahora estén separados. Si analizas su distribución de peso, verás que no hay diferencia entre su lado izquierdo y su lado derecho. Entonces, ¿dónde está la separación del *yin* y el yang? La separación del *yin* y el *yang* en la postura del Tai Chi surge de la distinción entre pesado y ligero en las mitades inferior y superior de su cuerpo. La mitad inferior de su cuerpo es pesada (es decir, yang), y la mitad superior de su cuerpo es ligera (es decir, yin).

Mientras usted está parado en la postura del Tai Chi, haga una pausa por un momento para estar seguro de que sus tres bases son firmes y estables. Asegúrese de que sus dos pies estén paralelos y de que su peso esté distribuido uniformemente de adelante hacia atrás. Usted no quiere que su peso esté principalmente en las bolas de sus pies, ni quieres sentir que se mecen los Talónes. Verifique que su tazón pélvico esté nivelado y sus caderas estén centradas, sin ninguna cadera más alta que la otra. Finalmente, asegúrese de que sus hombros estén nivelados e incluso con sus orejas. Visualiza dejar caer la parte inferior de los omóplatos en los bolsillos traseros de sus panTalónes.

Es importante realizar esta revisión rápida antes de proceder a levantar los brazos. Muchos estudiantes principiantes comienzan a levantar los brazos tan pronto como su pie toca fondo y su peso ha cambiado a cincuenta/cincuenta. Esto es un error. Tómese el tiempo para acomodarse en la postura del Tai Chi antes de proceder a levantar los brazos. Una vez más, cuando practique en clase o en grupo, espere a que su maestro o el líder del grupo procedan antes de mover los brazos.

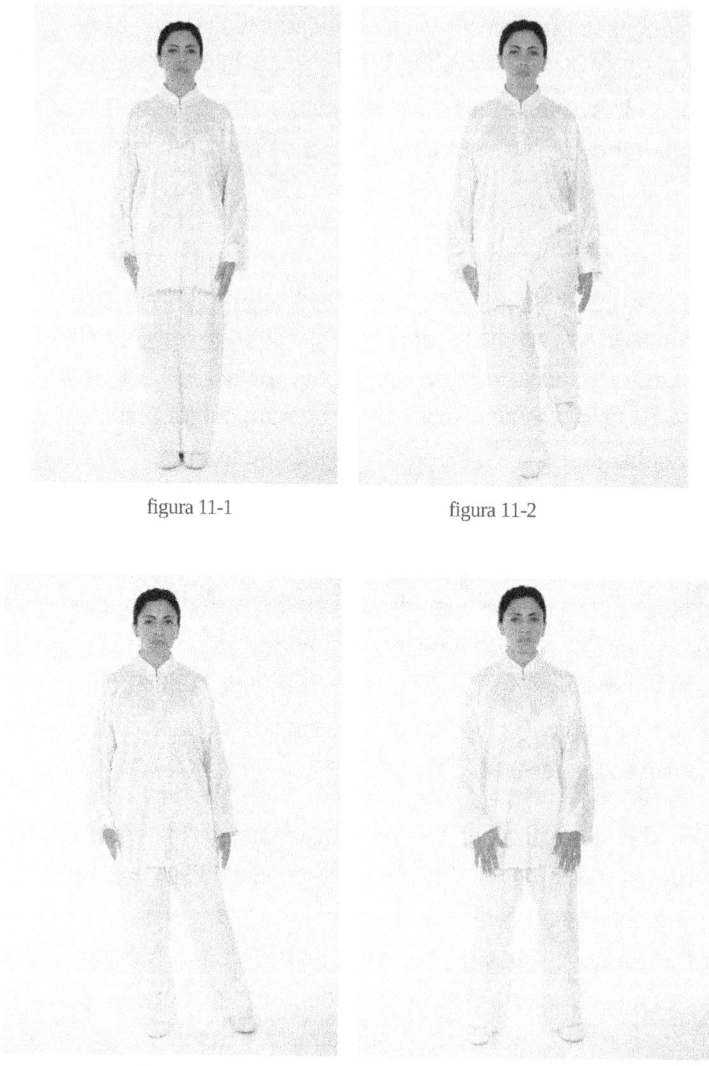

figura 11-1   figura 11-2

figura 11-3   figura 11-4

Levantar y Bajar los Brazos

Para levantar los brazos, coloque su conciencia en la parte superior de sus brazos y manos. Imagine que la parte posterior de sus muñecas están conectadas por cables invisibles a las manos de un titiritero. Permita que el titiritero tire de los cables para elevar sus muñecas a la altura de los hombros. De esta manera, sus muñecas liderarán la elevación de sus brazos, y sus hombros no se tensarán. A medida que levantas los brazos, abra ambos *kua* y deje que las rodillas se desdoblen un poco. Esto le ayudará a levantar los brazos. Debe haber un ligero doblamiento de sus codos, que debe apuntar hacia abajo y no y no debe inclinarse hacia los lados. Sus muñecas deben continuar doblándose con gracia, con las partes posteriores de sus manos suavemente redondeadas y sus dedos hacia abajo. Esta posición se muestra en la figura 11-5.

Cuando sus muñecas alcancen la altura de los hombros, extienda los dedos de sus manos hacia adelante para que sus manos estén paralelas al suelo con las palmas hacia abajo. Usando la imaginación una vez más, visualice que cada dedo es un puntero láser, y que los diez dedos están enviando rayos láser hacia el espacio. Consulte la figura 11-6.

A continuación, sin enganchar los hombros, tire suavemente con los codos hasta que estén a una distancia de aproximadamente un puño de las costillas superiores. Imagine que tiene un huevo de avestruz ligeramente escondido debajo de cada axila. Esto evitará que usted tire en sus codos demasiado cerca de su cuerpo. Sus manos deben permanecer paralelas al suelo y deben ser suspendidas como si flotaran en el espacio, como se ve en la figura 11-7.

Para completar la postura de Apertura, deje que sus manos se caigan suavemente, como una lluvia suave cayendo en una mañana sin viento. A medida que baja las manos, pliegue el *kua* en cada una de las dos caderas y permita que ambas rodillas se doblen ligeramente para bajar todo el torso. Trate de coordinar el pliegue de sus dos *kua*, la flexión de sus rodillas, y la bajada de su torso con la caída de sus brazos de modo que su cuerpo entero se mueva como una sola unidad.

A medida que las manos descienden, trate de imaginar que usted está presionando suavemente contra el campo magnético de la Tierra con las palmas de sus manos. Mantenga las muñecas ligeramente flexionadas de modo que, cuando los brazos se hayan bajado completamente, los dedos se extenderán hacia afuera en un ángulo de treinta grados. La postura final se muestra en la figura 11-8.

Al levantar y bajar los brazos, trate de imaginar el ciclo del agua que aprendió en la clase de Ciencias del quinto grado. A medida que sus brazos se levanten, imagine que sus dedos son moléculas de agua que se han evaporado de un lago. Cuando sus muñecas alcancen el nivel del hombro y sus dedos se extiendan hacia adelante, imagine que las moléculas de agua están formando nubes. A medida que se caen los brazos con las palmas hacia abajo, imagine sus dedos como lluvia suave cayendo hacia el suelo.

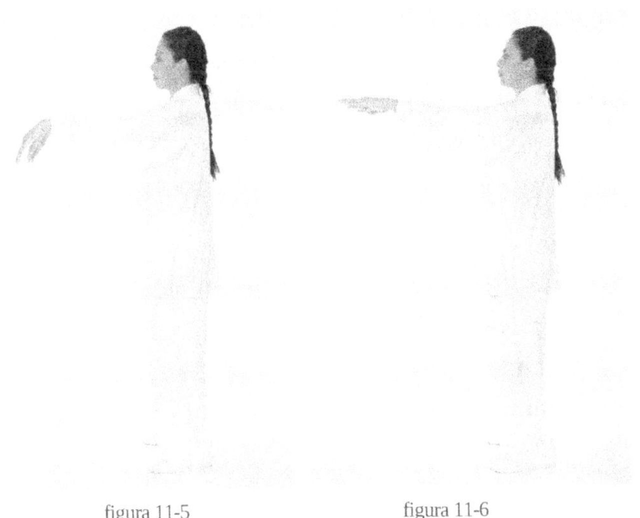

figura 11-5   figura 11-6

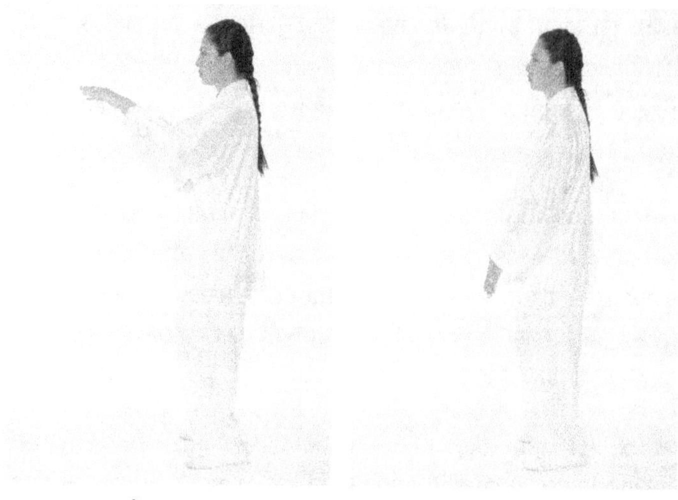

figura 11-7   figura 11-8

Dirección

La dirección tradicional a seguir al comenzar la Forma Simplificada 24 es hacia el norte. Por supuesto, usted puede hacer frente a cualquier dirección que sea conveniente. Sin embargo, para los propósitos de referencia, la dirección de todas las posturas restantes se basará en la dirección norte de la postura de Apertura.

Respiración

Como se discutió en el capítulo cuatro, un aspecto clave de cada movimiento del Tai Chi es coordinar la respiración. La postura de Apertura contiene dos series de movimientos: salir hacia la izquierda y subir y bajar los brazos. Cada uno de estos movimientos contiene un ciclo de respiración que consiste en una inhalación y una exhalación.

Al salir hacia la izquierda, inhalas mientras se hunde en su pie derecho y flotas su pie hacia un lado (figuras 11-1 y 11-2). La inhalación le ayuda a hundirse a medida que su respiración desciende a su abdomen. A medida que coloca su pie izquierdo en el suelo y desplaza el cincuenta por ciento de su peso sobre su pie izquierdo, exhala suavemente (figuras 11-3 y 11-4). Exhalar le ayudará a establecerse en la postura del Tai Chi.

Para levantar los brazos, use su inhalación para inflar el torso y agregue una sensación de levantamiento suave. Imagínese que usted está inflando sus brazos como dos largos globos (el tipo usado para hacer animales de globo). Inhale hasta que sus muñecas alcancen la altura del hombro. Imagine usar su inhalación para inflar sus dedos, haciendo que se extiendan paralelos al suelo (figuras 11-5 y 11-6). Por último, continúe exhalando mientras retira los brazos y baja las manos hasta la posición final (figuras 11-7 y 11-8).

La Circulación del *Qi*

Además de coordinar su respiración con cada movimiento, también es importante dirigir su *qi* para que fluya de acuerdo con la dirección y el propósito del movimiento. Normalmente, su *qi* se mueve de acuerdo con su respiración. En el caso de la postura de Apertura, el movimiento *qi* sigue la respiración tanto en el paso como en la elevación y bajada de los brazos.

Al salir, su *qi* debe dividirse en sus piernas derecha e izquierda. Al inhalar, el *qi* que fluye hacia abajo en su pierna derecha es *yang* en naturaleza, mientras que el *qi* que fluye hacia abajo en su pierna izquierda es *yin* en naturaleza. Yang *qi* es más sustancial que *yin qi*, por lo que su pierna derecha es pesada mientras que su pierna izquierda es ligera. A medida que exhala y se acomoda en la postura del Tai Chi, los dos flujos del *qi* en sus piernas se equilibran: ninguna de las piernas es más *yin* ni *yang* que la otra pierna. El *qi* que fluye hacia arriba desde su *dantien* inferior y hacia su torso, brazos y manos es yin; el *qi* que fluye hacia abajo en sus piernas y pies es *yang.*

A medida que inhalas y comienzas a levantar los brazos, dirige su *qi* para que fluya a lo largo del *jingluo* (los canales del *qi*) ubicados en la parte superior de sus brazos y sus manos. Estos jingluo se consideran *yang* y están asociados con los órganos yang, como el estómago y el *sanjiao*, o Triple Calentador. Continúe enviando *yang qi* a través de sus brazos y a sus manos mientras extiende sus dedos (figura 11-6). A medida que exhalas y comienzas a retirar sus manos y bajarlas hacia el suelo, enfoca su conciencia en su *qi* que regresa a su *dantien* inferior a través del *jingluo* situado en la parte inferior de sus manos y brazos. Estos canales *qi* se clasifican como *yin* y están asociados con los órganos yin, como el corazón y los pulmones.

Puntos Importantes

Al realizar la postura de Apertura, tenga en cuenta la siguiente cita del Taijiquan Jing: "En movimiento, todas las partes del cuerpo deben ser ligeras, ágiles y unidas."[56]

Al cambiar de peso, salir y subir y bajar los brazos, todas las partes de su cuerpo deben moverse como una sola unidad. El pie que sale debe flotar suavemente a través del aire y debe tocar tan ligeramente como una pluma. El paso debe ser ágil y no torpe. Salga como un gato. Cuando los brazos se levantan y caen, deben flotar hacia arriba y descender. Esto sólo puede ocurrir si sus hombros permanecen relajados. Tensar los hombros interferirá con el flujo de su *qi* y hará que sus brazos y manos estén rígidos en sus movimientos.

Al levantar y bajar los brazos, sea consciente de sus tres bases: los pies, la cintura y los hombros. Secuencialmente hacia arriba de sus pies, abra sus dos *kua* en la región de su cintura y abra sus hombros cuando levante los brazos. Todo su cuerpo debe levantarse ligeramente a medida que sus brazos se levantan. Al bajar los brazos, la secuencia debe invertirse: permita que las articulaciones de los hombros

---

[56] *Ibid, page 19*

se plieguen, doblen ambos *kua* y se hundan en los pies. Todo su cuerpo debe caer ligeramente hacia abajo en combinación con la bajada de sus brazos.

A medida que su cuerpo y sus brazos se levantan y se asientan de nuevo, también debe ser consciente de mantener las tres armonías. Al levantarse, use la abertura de su *kua* para elevar sus hombros. Use la flexión de las rodillas para levantar los codos y use la abertura de las articulaciones del tobillo para enderezar las muñecas. Al establecerse, use el pliegue de los dos *kua* para hundir sus hombros. Use la flexión de las rodillas para dejar caer los codos y use la flexión de los tobillos para asentar las muñecas.

Aunque usted debe estar consciente de sus movimientos físicos, su enfoque principal debe permanecer en su respiración y la circulación de su *qi*. Cuando se para en la postura de Wu Chi, su mente, su cuerpo y su *qi* están quietos. Una vez que usted comienza a cambiar su peso en su pierna derecha, usted debe llegar a ser consciente de qué aspectos de su cuerpo y su *qi* son *yin* y cuáles son *yang*. Controle su respiración y dirija el movimiento de su *qi* con su mente. Siga las instrucciones de cuatro caracteres de los Clásicos del Tai Chi: "La mente mueve el *qi*."

A pesar de que su respiración, su *qi* y su cuerpo están en movimiento, mantenga una disposición calmada y tranquila. No apresure la salida o la elevación y bajada de sus brazos. Recuerde que el Tai Chi es un tipo de meditación en movimiento. Busque quietud en movimiento mientras completa la postura de Apertura y lleve esta quietud consigo mientras continúa con los movimientos restantes de la secuencia de forma Simplificada 24. Como nos aconsejan los Clásicos del Tai Chi: "Quédate quieto como una montaña. Muévete como un río poderoso."[57]

---

[57] *Ibid, page 54*

Capítulo Doce

Partir la Crin del Caballo (Acariciar la Crin de Caballo)

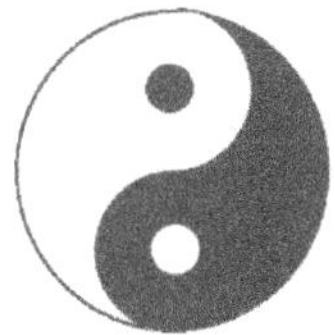

La postura de Partir la Crin del Caballo (*Yémǎ Fēnzōng*) deriva su nombre de la acción de cepillado realizada por las dos manos mientras se pasan una al lado de la otra durante la ejecución de la Forma Simplificada 24. El movimiento de la mano superior mientras se dibuja hacia abajo evoca la imagen de separar la larga melena de un caballo salvaje de las estepas mongolas. Los movimientos opuestos de las dos manos en los que una mano se extiende hacia abajo mientras que la otra se inclina hacia arriba forman dos arcos elegantes que son dignos de un nombre tan románticamente descriptivo.

En la Forma Simplificada 24, la postura de Partir la Crin del Caballo se repite secuencialmente tres veces: primero en el lado izquierdo, luego en el lado derecho y nuevamente en el lado izquierdo. Colectivamente, estas tres repeticiones, junto con las transiciones que las conectan, constituyen la secuencia postural de Partir la Crin del Caballo, Izquierda y Derecha. (Nota: las direcciones de izquierda y derecha están escritas en pin*yin* como *zuo* y *you* respectivamente – de ahí que el nombre completo de esta postura en pinyin sea *Zuoyou Yémǎ Fēnzōng*.)

Las transiciones de un lado a otro que tienen lugar en esta secuencia postural emplean una técnica de paso conocida como "camino del gato." El paseo de gatos se llama así porque los pasos se asemejan a los de un gato acechando sigilosamente a un pájaro. Los Clásicos del Tai Chi nos instruyen a "Camina como un gato."[58] Caminar como un gato ocurre en muchas de las transiciones que tienen lugar en la Forma Simplificada 24.

Partir la Crin del Caballo, Izquierda

La transición de la postura de Apertura a la primera postura de separación de Partir la Crin del Caballo implica retirar el pie izquierdo en un llamado paso de centrado. Su peso primero se desplaza completamente hacia su pierna derecha doblando su *kua* derecha y hundiéndose ligeramente mientras levanta simultáneamente su rodilla izquierda para levantar su talón izquierdo. Su torso luego gira en sentido contrario a las agujas del reloj aproximadamente cuarenta y cinco grados.

A medida que su torso gira, su brazo derecho se eleva con gracia y su brazo izquierdo desciende para sostener la bola del Tai Chi en el lado derecho de su cuerpo. Para completar el movimiento, su pie izquierdo se retira para tocar la bola de su pie izquierdo hacia abajo adyacente a su talón derecho. Esto constituye el paso de centrado. Esta posición se muestra en la figura 12-1.

La postura que se muestra en la figura 12-1 es una postura de reunión o Cierre. Sin embargo, se debe tener cuidado de no acercar demasiado sus dos brazos al sostener la bola del Tai Chi. Imagine que está sosteniendo una pelota de playa de aproximadamente dieciocho pulgadas de diámetro. Debe mantener la mano derecha al nivel del pecho y la mano izquierda debe asentarse en la cadera derecha. Sus dos brazos deben curvarse con gracia como si se ajustara a la forma de la pelota de playa.

Desde la postura centrada y cerrada representada en la figura 12-1, se sale diagonalmente hacia el oeste con el pie izquierdo sin peso. La longitud de este paso debe ser de entre quince y treinta pulgadas, dependiendo de su altura. Además de la longitud de su paso, también debe incluir algo de ancho. Es decir que usted desea por lo menos ocho pulgadas de espacio entre sus dos Talónes cuando usted completa el paso.

Al salir de esta manera, primero miras por encima de su hombro izquierdo. Luego, flote su pie izquierdo diagonalmente hacia adelante, como si avanzara un alfil en el ajedrez, y coloque el talón en el suelo. Asegúrese de que los dedos de los pies de su pie izquierdo apunten hacia el oeste. Con el talón tocando y los dedos de los pies apuntando hacia adelante, puede poner el resto de su pie en el suelo.

En este punto, sus dos pies serán ortogonales entre sí (es decir, sus dos Talónes formarán un ángulo de noventa grados) con su pie izquierdo extendido hacia adelante (hacia el oeste) aproximadamente dieciocho pulgadas (ver arriba) y al menos ocho pulgadas de ancho entre sus dos talones. La colocación de sus dos pies se ajusta a la postura de un arquero estrecho, como se explica en el capítulo ocho. En este punto, el peso de su cuerpo todavía está soportado por su pierna derecha. Esta postura temporal se muestra en la

---

[58] *Lo/Inn/Amacker/Foe, The Essence of Tai Chi Ch'uan – The Literary Tradition, page 56*

figura 12-2. Si fuera necesario, podría retirar la pierna izquierda a su posición inicial en la figura 12-1 sin comprometer su estabilidad y equilibrio central.

Después de haber dado un paso adelante con la pierna izquierda y haber descansado el pie izquierdo en el suelo, ahora puede proceder a desplazar su peso hacia la pierna izquierda y comenzar a girar el torso mientras separa los dos brazos. Este proceso debe realizarse sin problemas de la siguiente manera: Comience a cambiar su peso hacia su pierna izquierda mientras gira simultáneamente su torso en sentido contrario a las agujas del reloj. A medida que su torso gira hacia la izquierda, permita que su mano superior derecha comience a cepillarse hacia abajo hacia la derecha como si acariciara la melena de un caballo. Al mismo tiempo, comience a dibujar su mano inferior izquierda hacia arriba hacia la izquierda en un camino curvilíneo. La figura 12-3 muestra el punto medio de esta transición.

Al pasar de la posición que se muestra en la figura 12-1 a la postura final de Partir la Crin del Caballo que se muestra en la figura 12-4, es importante que el cambio de su peso, la rotación de su torso y los movimientos de sus dos brazos estén coordinados. A medida que complete este cambio de peso, la rotación de su torso también se completará, y sus dos manos descansarán en sus posiciones finales. Esto se ajusta a la guía de los Clásicos del Tai Chi, que establece que:

> *Al moverse,*
> *no hay ningún lugar que no se mueva.*
> *Cuando está quieto,*
> *no hay ningún lugar que no esté quieto.*[59]

Para terminar la transición de Partir la Crin del Caballo, lado izquierdo, continúe cambiando su peso a su pierna izquierda hasta que su pierna izquierda soporte aproximadamente el sesenta por ciento del peso de su cuerpo. Continúe la rotación de su torso hasta que su hombro apunte hacia el suroeste. A medida que su torso gira a su posición final, su mano izquierda continúa curvando hacia arriba hasta que la muñeca está nivelada con su hombro izquierdo, y su mano derecha continúa cepillándose hasta que llega a descansar justo en frente de su muslo derecho.

A medida que su torso completa su rotación, utilice el impulso de rotación de su torso y su cintura para dibujar los dedos de los pies de su pie derecho hacia adentro girando sobre su talón derecho. La posición final de su pie derecho debe orientarse con los dedos apuntando diagonalmente hacia el noroeste. Su rodilla derecha debe ser doblada hacia adelante para que su peso sea desplazado hacia adelante, pierna izquierda. Tenga cuidado de no permitir que su rodilla derecha se doble hacia adentro, ya que eso ejercerá presión sobre los ligamentos y tendones de la rodilla.

La rodilla izquierda también debe estar doblada de manera que la rodilla esté centrada por encima del tobillo izquierdo y la espinilla izquierda esté vertical. Algunos profesores permiten a sus estudiantes doblar la rodilla un poco más para que la rodilla se alinee con los dedos del pie izquierdo. Sin embargo, la posición

---

[59] *Ibid, page 57*

más estable de la rodilla está directamente por encima del tobillo. En ningún caso la rodilla debe extenderse más allá de los dedos de los pies, ya que esto coloca una tensión excesiva en la articulación de la rodilla.

Con el sesenta por ciento del peso de su cuerpo apoyado por su parte delantera, pierna izquierda y pierna derecha doblada hacia adelante en apoyo de su pierna izquierda, usted adoptará una postura de arquero angosta. Como se explica en el capítulo ocho, la postura de un arquero estrecho se utiliza cuando las caderas y los hombros no se cuadran hacia el frente. Si usted es capaz de practicar en un espacio que tiene pisos de madera, usted debe apuntar para por lo menos dos tablas de ancho entre los Talónes de sus dos pies. Sin embargo, trate de no salir demasiado ancho (digamos el ancho de cuatro tablas), ya que la postura de un arquero ancho no es adecuada en esta postura.

Las formas de las manos en Partir la Crin del Caballo también son importantes. La parte superior de la mano izquierda debe asumir la forma de la boca de un tigre, *hǔkǒu* en pinyin, con los dedos extendidos desde el pulgar. El espacio entre el pulgar y los dedos forma la forma de la boca de un tigre abierto mientras se prepara para atacar la garganta de su presa. Su mano derecha debe doblarse ligeramente en la muñeca, permitiendo que la palma de su mano derecha orientada hacia abajo esté paralela al suelo. Trate de visualizar la imagen de su palma derecha descansando cómodamente sobre el pomo o empuñadurade un bastón.

La posición final de Partir la Crin del Caballo, lado izquierdo se muestra a continuación en la figura 12-4. El practicante está de pie en una postura de arquero estrecho con el pie izquierdo hacia adelante. El torso está algo inclinado hacia la izquierda, y la mano izquierda se sostiene frente al cuerpo. Los ojos miran hacia adelante a través del espacio en la boca del tigre. La mano derecha se mantiene hacia abajo en el lado derecho frente al muslo derecho. En esta postura, la mano superior izquierda se considera yang, y la mano inferior derecha se considera *yin*. Esto contrasta con la posición de las manos en la figura 12-1, en la que la mano derecha es *yang* y la mano izquierda es *yin*. A medida que las dos manos se cepillan entre sí durante la transición a la postura terminada, intercambian energías, y la mano *yang* se convierte en yin, mientras que la mano *yin* se convierte en *yang*. Esta es una característica distintiva del Tai Chi, en la que el *yin* y el *yang* se intercambian constantemente.

El Taijiquan Jing nos instruye que "lo insustancial y lo sustancial deben diferenciarse claramente"[60]. Los términos insustancial y sustancial están asociados con el *yin* y el yang, respectivamente. Según esta correspondencia, la parte inferior, el brazo derecho y la mano son insustanciales, y la parte superior, el brazo izquierdo y la mano son sustanciales. Con respecto a las piernas, la pierna que soporta el mayor porcentaje del peso se considera sustancial, y la pierna de menor peso se considera insustancial. En el caso de Partir la Crin del Caballo, la pierna delantera es la pierna sustancial, y la pierna trasera es la pierna insustancial.

Al practicar Tai Chi, es importante no comprometerse demasiado en ninguna dirección. Cuando el brazo sustancial y la pierna sustancial están ambos en el mismo lado del cuerpo, es posible comprometerse demasiado con el frente. En la postura de Partir la Crin del Caballo, este error se evita debido a la presión

---

[60] *Ibid, page 24*

hacia abajo ejercida en el talón del pie trasero al finalizar la postura. Aunque la pierna delantera soporta más peso, la presión hacia abajo ejercida en el talón trasero contrarresta la energía hacia arriba expresada en el brazo y la mano extendidos hacia adelante. Al mismo tiempo, la mano inferior orientada hacia abajo también actúa para aterrizar, o enraizar, la energía de empujón hacia arriba de la mano superior y delantera. De esta manera, tanto el brazo insustancial como la pierna insustancial sostienen el brazo sustancial y la pierna sustancial.

Los estudiantes que se comprometen en exceso en la dirección de avance suelen levantar el talón del pie trasero del suelo mientras completan la postura de Partir la Crin del Caballo. Al hacerlo, flotan hacia arriba y se vuelven inestables. La solidez en la parte inferior del cuerpo y la conexión con el suelo es otra característica distintiva del Tai Chi.

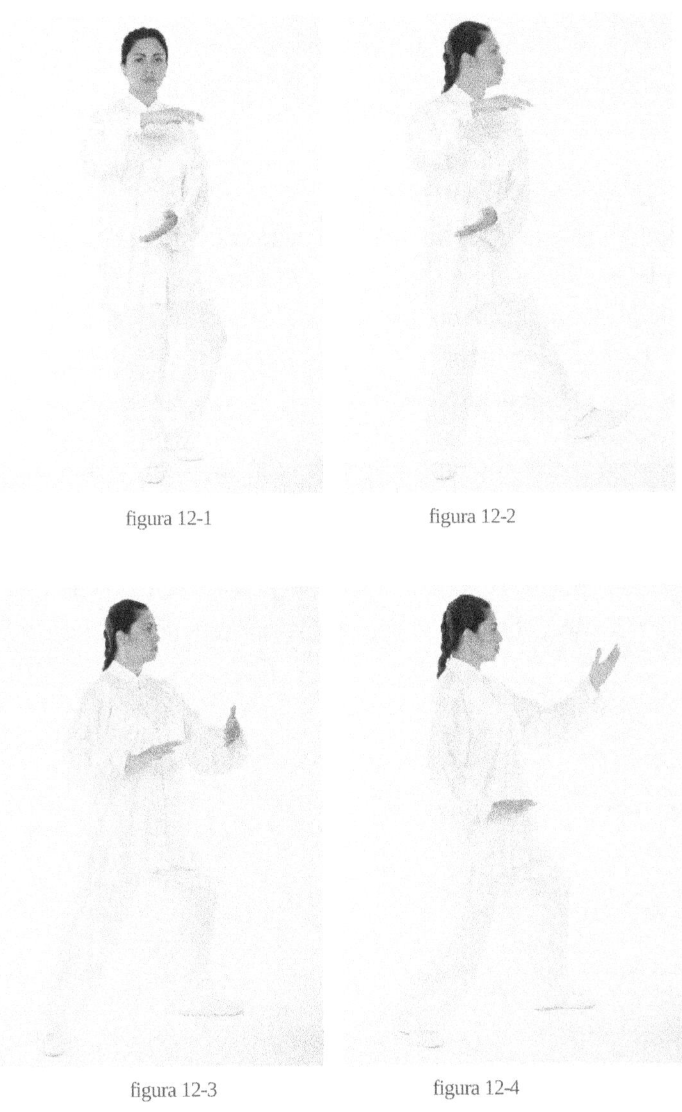

figura 12-1   figura 12-2

figura 12-3   figura 12-4

Partir la Crin del Caballo, Lado Derecho

Después de completar la postura de Partir la Crin del Caballo en el lado izquierdo, deberá hacer la transición a Partir la Crin del Caballo en el lado derecho. Esto implica dar un paso adelante desde la postura del arquero izquierdo hacia la postura de un arquero derecho. La transición de la postura de un arquero en un lado a la postura de un arquero en el otro lado requiere un cambio preliminar del peso de la pierna con peso frontal, en este caso la pierna izquierda, a la pierna trasera, en este caso la pierna derecha. Sentado en la espalda, la pierna derecha le permite bajar el peso de la pierna izquierda, delantera y girar los dedos de los pies de su pie izquierdo cuarenta y cinco grados hacia afuera hacia la izquierda. Véase la figura 12-5.

Desde esta posición, puedes centrarte con la pierna derecha y trasera. Para hacer esto, primero tendrá que cambiar su peso en su parte delantera, pierna izquierda para bajar de peso su parte trasera, pierna derecha. Usted puede entonces traer su pie derecho hacia arriba y colocarlo abajo al lado de la parte interior de su pie izquierdo con solamente sus dedos de pie que entran en contacto con el piso. A medida que suba, cambie la posición de sus brazos para que esté sosteniendo la bola Tai Chi en el lado izquierdo de su cuerpo, como se muestra en la figura 12-6.

Ahora puede salir con el pie derecho como se muestra en la figura 12-7. Al igual que con el paso hacia adelante en el lado izquierdo, este paso hacia adelante debe resultar en una postura de arquero estrecho y debe extenderse hacia adelante de entre dieciocho y treinta pulgadas, dependiendo de su altura. Su paso hacia adelante también debe incluir un ancho de aproximadamente ocho pulgadas, medido de talón a talón. Notarás que en la figura 12-7 el talón ha hecho contacto con el piso, pero el peso del cuerpo todavía está soportado por la parte trasera, pierna izquierda.

Al igual que con Partir la Crin del Caballo en el lado izquierdo, para completar la postura en el lado derecho, desplazará su peso hacia adelante sobre su pierna derecha, girará el torso hasta la mitad hacia la derecha y barrerá su brazo derecho y la mano hacia arriba mientras cepilla su brazo izquierdo y la mano hacia abajo. Recordemos que estas cuatro acciones deben coordinarse para que finalicen al mismo tiempo. La postura terminada de Acariciar la Crin de Caballo, a la derecha se representa en la figura 12-8.

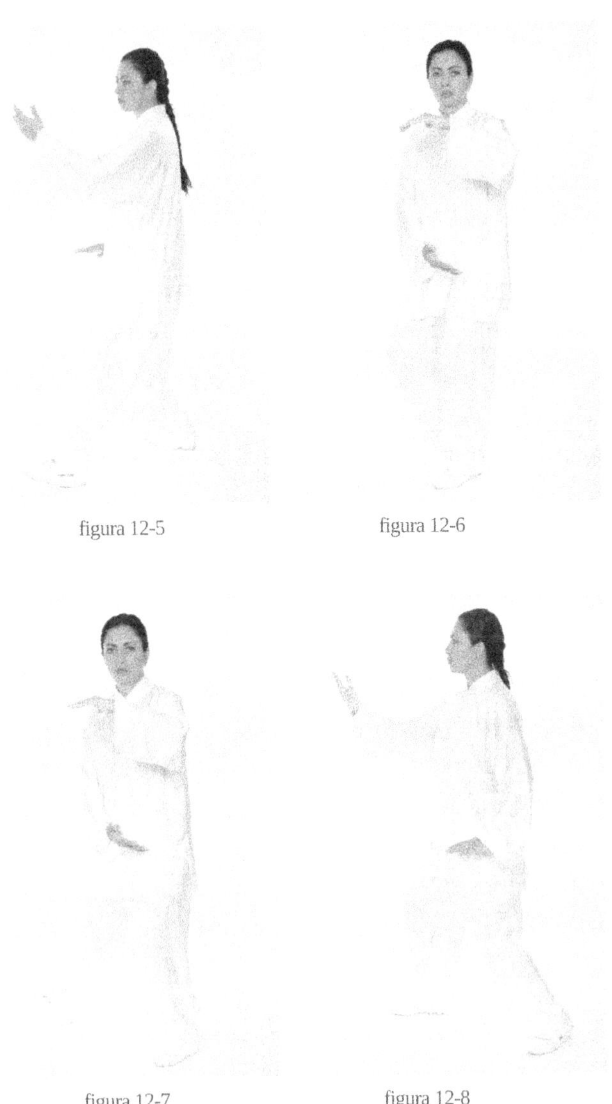

figura 12-5

figura 12-6

figura 12-7

figura 12-8

Partir la Crin del Caballo de Nuevo en el Lado Izquierdo

Una vez completada la segunda iteración de Partir la Crin del Caballo en el lado derecho, tendrá que hacer una transición más, implicando un paso de centrado con el pie izquierdo y luego realizar una versión final de Partir la Crin del Caballo, a la izquierda. Esto implicará la misma secuencia de acciones que se muestra arriba en las figuras 12-1 a 12-4. Colectivamente, las tres iteraciones de la postura de Partir la Crin del Caballo – primero en el lado izquierdo, luego en el lado derecho y finalmente en el lado izquierdo una vez más– constituyen la secuencia postural de Partir la Crin del Caballo, izquierda y derecha.

Dirección

La secuencia de la postura de Partir la Crin del Caballo, izquierda y derecha se realiza mirando hacia el oeste.

Respiración

Cada una de las tres instancias individuales de la postura de Partir la Crin del Caballo que ocurre en esta secuencia postural utiliza una respiración completa. Los movimientos de centrado y recolección, mostrados en las figuras 12-1 y 12-2 en el lado izquierdo y las figuras 12-5 y 12-6 en el lado derecho, van acompañados de una inhalación. El paso hacia afuera y la expansión hacia la postura final, que se muestran en las figuras 12-3 y 12-4 en el lado izquierdo y las figuras 12-7 y 12-8 en el lado derecho, se coordinan con la exhalación.

Circulación del *Qi*

La circulación del *qi* en Partir la Crin del Caballo se puede explicar examinando la postura del lado izquierdo. Usa su intención mental, su yi, para dibujar su *qi* desde su *dantien* inferior hasta su columna vertebral para alcanzar el punto daizhui entre sus omóplatos. Separe este flujo del *qi* de tal manera que una mitad viaje a través de su omóplato izquierdo, sobre su hombro izquierdo y por la parte posterior de su brazo izquierdo para fluir hacia el luego de su mano izquierda y hacia el pulgar y los dedos de esa mano. Como se explicó anteriormente, su brazo y mano izquierdos se consideran *yang* en esta postura, y el *qi* que fluye hacia este brazo y mano tendrá una calidad *yang*. La otra mitad del flujo superior del *qi* viaja desde el punto *daizhui* hasta la axila derecha y por la parte inferior del brazo derecho y hacia la palma de la mano derecha. Este *qi* tendrá una calidad *yin* correspondiente.

Al mismo tiempo, use su *yi* para dirigir dos flujos del *qi* hacia abajo desde su *dantien* inferior hacia su *kua* izquierda y derecha y hacia sus dos piernas. El camino del *qi* para su pierna izquierda es por la parte delantera de la pierna, a través de la parte superior del pie y hacia abajo en el punto de pozo burbujeante situado justo detrás de la bola del pie. El camino del *qi* para su pierna derecha es por la parte posterior de la pierna y en el talón. Como se discutió en el capítulo ocho, cuando se está de pie en la postura de un arquero, su pierna delantera actúa como el poste y proporciona la raíz. Su pierna trasera actúa como la estaca y proporciona soporte lateral a su pierna delantera.

Puntos Importantes

Recuerde que, al entrar en la postura del arquero a ambos lados, no dé un paso demasiado ancho o demasiado estrecho. Intente una anchura entre los Talónes de dos a tres tablas del piso. Cuando mueva su peso hacia adelante en su pierna delantera, trate de alinear su rodilla delantera verticalmente con el tobillo de su pie delantero. En ningún caso debe su rodilla delantera extenderse más allá de los dedos de los pies de su pie delantero. Además, no permita que su rodilla trasera se doble hacia adentro, ya que esto puede causar lesiones en la articulación de la rodilla.

Recuerde que en la primera instancia de la postura Partir la Crin del Caballo, debe girar en el talón trasero derecho para dibujar los dedos de los pies del pie derecho hacia delante de modo que el pie derecho esté en un ángulo de cuarenta y cinco grados con respecto a la parte delantera del pie izquierdo. A medida que complete la postura de Partir la Crin del Caballo a ambos lados, asegúrese de acomodarse en la postura hundiéndose en el *kua* delantero y asentando el hombro del brazo levantado. Presione suavemente hacia abajo en el talón del pie trasero y no permita que el talón trasero se eleve del piso.

Esté siempre consciente de sus tres bases. Sus pies sostienen sus piernas, lo que proporciona estabilidad mientras sostiene la postura del arquero. Su cintura, en particular sus dos *kua*, permita que su torso gire a medida que su brazo delantero se extiende y su brazo inferior desciende. La apertura y el cierre de sus dos *kua* están acompañados por la apertura y el cierre de sus hombros. A medida que un *kua* y un hombro se abren, el otro *kua* y el hombro se cierran. De esta manera, se mantiene la armonía entre las caderas y los hombros.

De manera similar, sus rodillas y sus codos también deben funcionar armoniosamente. Incluso los tobillos y las muñecas deben moverse juntos. Esto es especialmente evidente en el primer Partir la Crin del Caballo, en el que su pie derecho gira hacia adelante a medida que la mano de le su pie alcanza su extensión completa. El giro de su tobillo derecho coincide con el giro final de su muñeca izquierda para formar la boca del tigre.

Al pasar de un lado a otro, los estudiantes principiantes tienen una tendencia a subir y bajar a medida que hacen la transición de una pierna pesada a la otra. Esta tendencia a subir y bajar como un bote en un océano tormentoso debe ser evitada. En su lugar, trate de mantener la misma altura, medida por la parte superior de su cabeza, a medida que avanza a través de la secuencia. El truco para mantener una postura nivelada es plegar alternativamente el *kua* en cada lado a medida que cambia su peso de una pierna a la otra. Esto requerirá un cierto grado de esfuerzo mental al principio, pero debe convertirse en una parte natural de un gato caminando con el tiempo.

Con respecto a las manos, es importante mantener la forma apropiada en cada mano cuando usted cambia de un lado al otro. Recuerde que la mano superior, yang, forma la boca de un tigre. Su mirada hacia delante debe mirar a través de la boca del tigre cuando termine la postura en ese lado. Trate de no extender la mano hacia delante más allá de los dedos de los pies de la parte delantera del pie, lo que resulta en una extensión excesiva en el brazo delantero. Fu Zhongwen, un discípulo cercano de Yang Chengfu, escribió que:

Cuando la mano derecha o izquierda se divide (la mano hacia arriba), debe seguir el giro de la cintura. Además, el movimiento dividido debe emitirse hacia afuera desde el hombro hasta el codo, desde el codo hasta la mano, enhebrado sucesivamente de una articulación a otra. [61]

La mano inferior del *yin* debe doblarse ligeramente en la muñeca para que la palma de la mano y los dedos se sienten paralelos al suelo. Es importante conectar esta mano energéticamente con la tierra para complementar la raíz proporcionada por el pie delantero en el lado opuesto del cuerpo. De esta manera usted estará enraizado energéticamente en ambos lados izquierdo y derecho del cuerpo. En su descripción de Partir la Crin del Caballo, lado derecho, Yang Chengfu escribió: "En este momento, la mano izquierda también debe separarse hacia atrás, usando energía de hundimiento (chenjin) para equilibrar la fuerza de la mano derecha."[62]

Como indicó Yang Chengfu, la aplicación marcial de esta postura es la de Separar (*lieh*). La parte superior del brazo y la parte inferior del brazo actúan como tijeras a medida que se abren en direcciones opuestas. La tijera abierta de los dos brazos crea una acción de división. Si esta acción de división se aplicara a un oponente, el efecto sería separar sus dos brazos y causaría que se le abrieran. En una situación real de autodefensa, también habrías pisado detrás de la pierna trasera del oponente. Usted entonces sería capaz de utilizar su rodilla delantera como punto de apoyo para que, a medida que lo abrieras, también pudieras aplicar palanca contra su torso para derribarlo.

---

[61] *Fu Zhongwen, Mastering Yang Style Taijiquan, translated by Louis Swaim, page 128*
[62] *Yang Chengfu, The Essence and Applications of Taijiquan, translated by Louis Swaim, page 74*

Capítulo Trece

La Grulla Blanca Despliega sus Alas

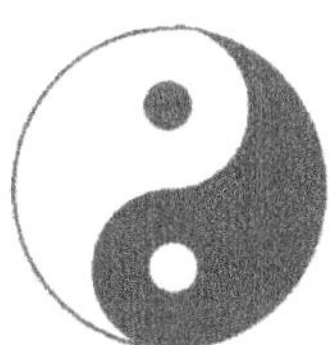

Dentro de la postura de La Grulla Blanca Despliega sus Alas (*Báihè Liàngchì*), la elegante elevación del brazo y la mano derecha y la suave curva descendente de la mano izquierda imitan la acción de una grulla blanca mientras extiende sus alas en una pantalla de apareamiento. Es importante reconocer que el Tai Chi tiene sus raíces en las artes marciales chinas. El movimiento aparentemente elegante de los brazos en la postura de la grulla blanca extiende sus alas emplea la energía intrínseca de separar, o dividir, a medida que la mano derecha sube mientras la izquierda se curva hacia abajo. Esta acción de división se puede utilizar para desarraigar y lanzar a un oponente sobre su lado.

La postura de La Grulla Blanca Despliega sus Alas es una postura única que separa la secuencia postural de Partir la Crin del Caballo, Izquierda y Derecha de la secuencia postural de Cepillar la Rodilla y Empujar, Izquierda y Derecha. La ejecución de esta postura incluye un medio paso adelante con el pie derecho. Este medio paso adelante continúa la dirección occidental de desplazamiento iniciada con la secuencia postural de Acariciar la Crin de Caballo, Izquierda y Derecha.

Al subir, la pierna derecha soporta todo el peso del cuerpo, y los dedos del pie izquierdo tocan ligeramente. Debido a que la pierna derecha soporta el peso del cuerpo, se convierte en la pierna sustancial en esta postura. En contraste, la pierna izquierda está completamente sin peso y es la pierna insustancial en esta postura. Así, dentro de las piernas, lo sustancial y lo insustancial están claramente diferenciados.

Recuerde del capítulo ocho que cualquier postura en la cual una pierna soporta todo el peso del cuerpo se refiere como una postura vacía, o postura del gato. En el caso de La Grulla Blanca Despliega sus Alas, los dedos del pie vacío que están en contacto con el suelo. En otras posturas vacías, como Tocar el Laúd, el talón vacío puede ser el punto de contacto con el suelo.

La transición de la postura final Partir la Crin del Caballo, Izquierda a la postura de La Grulla Blanca Despliega sus Alas implica tres movimientos distintos, pero coordinados. El primero es el medio paso descrito anteriormente, que se acompaña de un ligero giro del torso hacia el lado izquierdo. El segundo movimiento es el enrollamiento del torso hacia el lado derecho en preparación para la extensión de las alas de una grulla. El tercer movimiento, que concluye la postura, resulta de desenrollar el torso, separar los dos brazos, y de levantar y tocar el pie vacío izquierdo. Cada uno de estos tres componentes de la postura se tratan en las siguientes secciones.

Movimiento Uno – Dando un Paso Adelante con el Pie Derecho

Desde la secuencia postural Partir la Crin del Caballo, izquierda y derecha, que concluye con la postura de Partir la Crin del Caballo en el lado izquierdo, se realiza un medio paso hacia delante con el pie derecho. Es importante colocar el pie derecho hacia abajo correctamente. Su pie derecho debe venir a descansar aproximadamente ocho pulgadas detrás de su pie izquierdo, y sus dos talones deben alinearse en la dirección de su pie delantero, izquierdo. Los dedos de los pies de su pie derecho, sin embargo, deben ser angulados hacia afuera en un ángulo de cuarenta y cinco grados (hacia el noroeste). Tan pronto como el pie derecho toque, desplace el peso de la pierna izquierda hacia la pierna derecha. En este punto, su pierna derecha debe sostener todo el peso de su cuerpo en una posición vacía.

Colocar el pie derecho hacia abajo en un ángulo de cuarenta y cinco grados es un elemento importante del paso medio hacia adelante. Su pie derecho sirve como pie base para la postura vacía y proporciona la estabilidad necesaria para soportar el peso de su cuerpo. Si su pie derecho apunta hacia adelante, usted no tendrá la estabilidad necesaria para sostener el peso de su cuerpo mientras que usted levanta y toca abajo con los dedos de su pie izquierdo vacío.

El papel de sus brazos en este movimiento es acercarse a sus posiciones expandidas mantenidas en la postura anterior de Partir la Crin del Caballo. A medida que realiza el medio paso hacia adelante con la pierna derecha, gira el torso ligeramente hacia la izquierda. Al mismo tiempo, permita que su mano izquierda hacia adelante se dé la vuelta para que la palma de la mano esté hacia abajo, y dibuje su brazo izquierdo hacia adentro para que su mano izquierda se mantenga hacia arriba frente al lado izquierdo de su pecho. Cuando su mano izquierda está dando la vuelta y su brazo izquierdo se está retirando, usted necesitará sacar su mano derecha debajo para dar la vuelta a la palma hacia arriba. Dibuje su mano derecha a través de la mitad inferior de su torso hasta que sus dos brazos formen la forma circular de sostener la bola del Tai Chi. Asegúrese de sostener la bola en el lado izquierdo de su cuerpo y no directamente delante de su cuerpo. Esta postura se representa en la figura 13-1.

Movimiento Dos – Enrollando en el Lado Derecho

Desde la posición que se muestra en la figura 13-1, use su cintura para girar su torso hacia la derecha. Sus brazos continúan sosteniendo la bola del Tai Chi. Véase la figura 13-2. Girar el torso hacia la derecha crea torsión en la cintura y las costillas en el lado derecho del cuerpo, al igual que enrollar una banda elástica. Esta energía enrollada se liberará para lograr la acción de división de sus brazos y manos al finalizar la postura. Para aumentar la longitud del arco de la mano a medida que se divide hacia abajo, deberá levantar el brazo izquierdo y colocar la mano adyacente al bíceps del brazo, como se muestra en la figura 13-3. Esto completa la parte de la postura que se va a devanar.

Movimiento Tres – Liberar la Energía Almacenada

El propósito de enrollar su torso en el movimiento anterior es proporcionar la energía potencial elástica requerida para activar el movimiento hacia abajo de su mano izquierda y enviar su mano derecha curvada hacia arriba. Los Clásicos del Tai Chi afirman que "Retirar (almacenar) es luego liberar."[63] Después de haber girado su torso hacia la derecha y preparado sus brazos, ahora libera esta energía almacenada girando su cintura para permitir que su torso gire hacia el frente.

A medida que completa este giro, su mano izquierda se curva hacia abajo desde la posición junto a su bíceps derecho y corta a través de la parte delantera de su torso hasta que llega a descansar, con la palma hacia abajo, junto a su muslo izquierdo. Simultáneamente, su brazo derecho se arquea suavemente hacia arriba hasta que el codo se haya levantado al menos a la altura de su hombro derecho. El antebrazo derecho y la mano están angulados hacia arriba, y la palma de la mano derecha mira hacia adelante. Es importante que la longitud del arco recorrido por la mano izquierda sea más larga que la de la mano derecha. Por esta razón, su mano izquierda debe descender a un ritmo más lento que el ascenso de su mano derecha. El objetivo es que ambas manos alcancen su posición final en el mismo momento.

A medida que gira el torso y las manos se desplazan en direcciones opuestas, eleva la rodilla izquierda para levantar el pie izquierdo. Su rodilla izquierda debe alcanzar su punto más alto justo como su mano izquierda cepilla más allá en su descenso. Toque los dedos de los pies del pie izquierdo sobre el suelo justo cuando la mano izquierda se asiente en su posición final cerca de la parte exterior del muslo izquierdo. Acomódese en la postura terminada doblando su *kua* derecha y hundiéndose más en su pierna derecha, como se muestra en la figura 13-4.

---

[63] *Lo/Inn/Amacker/Foe, The Essence of Tai Chi Chuan – The Literary Tradition, page 58*

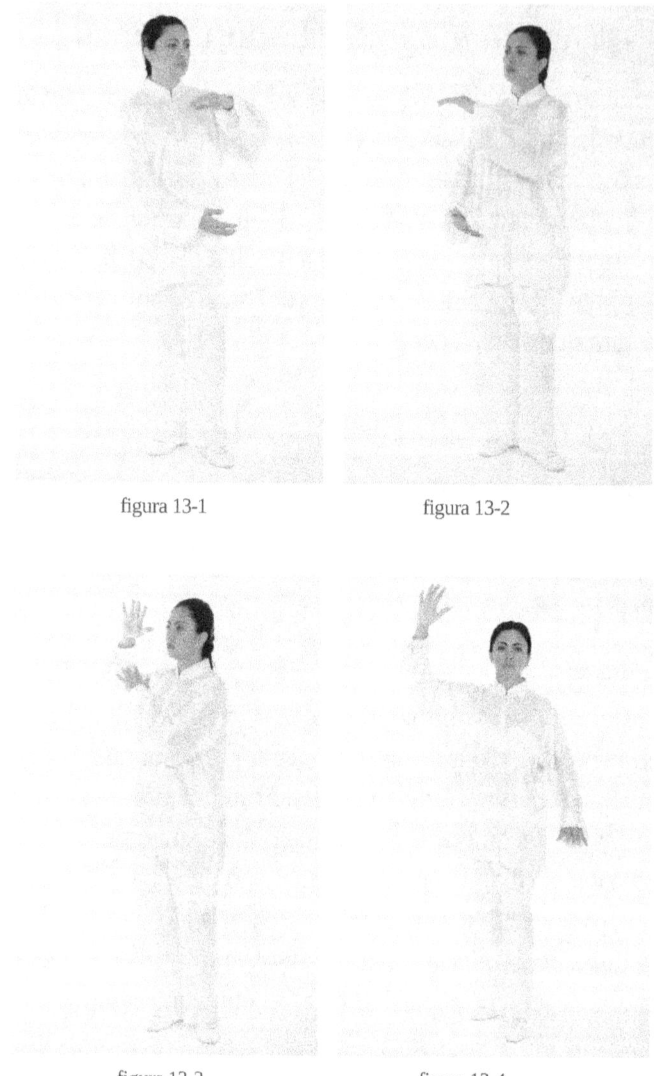

figura 13-1 figura 13-2

figura 13-3 figura 13-4

Dirección

La postura de La Grulla Blanca Despliega sus Alas hacia el oeste, en la dirección del progreso hacia adelante de la forma hasta este punto.

Respiración

La postura de La Grulla Blanca Despliega sus Alas se ejecuta en un solo ciclo de respiración. Debido a que la postura anterior de Partir la Crin del Caballo, a la izquierda completada con una exhalación, la postura de La Grulla Blanca Despliega sus Alas comienza con una inhalación. Esta inhalación debe ser larga y lenta y debe acompañar los dos primeros giros del torso y en la posición preparatoria de sus brazos (figuras 13-1 a 13-3). Esto está de acuerdo con la directriz general de inhalación al recolectar o almacenar energía.

A medida que su torso se relaja y sus brazos se separan en sus arcos individuales, exhalas para liberar la respiración mientras liberas la energía almacenada de su cintura y torso.

Circulación del *Qi*

La circulación del *qi* en la postura de La Grulla Blanca Despliega sus Alas corresponde a la posición y función de sus dos brazos y sus dos piernas. El *qi* se dirige hacia arriba de la columna vertebral y se divide en el punto *daizhui*. Un flujo del *qi* viaja a través de su omóplato derecho, sobre su hombro derecho y por la parte exterior de su brazo derecho y mano para expresarse en los dedos de esa mano. Este flujo del *qi* se considera yang, ya que su mano derecha que apunta hacia arriba se conecta con el cielo.

Otro flujo del *qi* pasa a través de su hombro izquierdo hasta la axila y luego por la parte inferior de su brazo izquierdo y se siente en la palma de su mano izquierda, que está conectada energéticamente a la tierra para contrarrestar el empujón hacia arriba de su brazo y mano derecha. Este flujo del *qi* se considera *yin*, ya que está asociado con la tierra.

El *qi* que fluye en sus piernas puede ser categorizado de acuerdo a las piernas substanciales e insustanciales. El *qi* que fluye hacia abajo en su pierna derecha, substancial es *yang* en naturaleza y termina en el punto *yongquan*, o pozo burbujeante de su pie derecho. El *qi* que fluye en su pierna es *yin* en naturaleza y termina en los dedos de los pies de su pie izquierdo.

Puntos Importantes

Al avanzar con el pie derecho al comienzo de esta postura, es importante que el pie se coloque correctamente, con los dedos del pie orientados hacia afuera en un ángulo de cuarenta y cinco grados. Como se indicó anteriormente, si el pie derecho no está inclinado hacia afuera, no proporcionará una base estable para su cuerpo durante el levantamiento y la colocación de su pie izquierdo. Puesto que ésta es una postura vacía, es importante que los talones de sus dos pies estén alineados de adelante hacia atrás. Además, usted no quiere que su pie delantero se coloque demasiado adelante, ya que esto dificultará mantener la postura vacía cómodamente. Recuerde que los pies son la base del cuerpo inferior. Si sus pies son correctos, entonces su cuerpo inferior (es decir, las piernas) estará cómodo y proporcionará estabilidad para su cuerpo superior.

También tenga en cuenta los cinco arcos. Doblar la rodilla trasera permite que la pierna trasera y sustancial forme un arco. También debe haber una curva correspondiente, aunque más suave, a su pierna delantera, vacía. La parte superior del brazo debe curvarse hacia arriba con gracia. Esto requiere que su codo derecho se mantenga un poco más alto que su hombro derecho. El punto *laogong* en la palma de la mano derecha debe estar mirando hacia adelante. La parte inferior del brazo también debe curvarse hacia abajo con gracia de tal manera que la palma izquierda se vea hacia abajo. Conecta el punto *laogong* de su palma izquierda con la tierra para proporcionar una conexión energética con la tierra. Además, es importante sentarse en la postura plegando un poco el *kua* derecho. A medida que se acomoda en la postura, debe "ahuecar el pecho y levantar la espalda" para aumentar la curvatura en la columna vertebral. Todo su cuerpo debe sentirse elástico al dibujar los cinco arcos en sus piernas, brazos y columna vertebral.

Al girar el torso, primero hacia la izquierda, luego hacia la derecha y finalmente hacia atrás para mirar hacia adelante - es importante usar la cintura para iniciar la rotación. Muchos estudiantes simplemente se apartan de sus hombros. No girar de la cintura ignora la instrucción en el *Taijiquan Jing*:

> *El movimiento debe estar arraigado en los pies,*
> *soltado a través de las piernas,*
> *controlado por la cintura,*
> *y manifestado en los dedos.* [64]

A medida que desenrolla su torso para completar la postura, es necesario coordinar los movimientos de sus dos brazos con su pierna izquierda para que los tres movimientos se completen simultáneamente. Recuerde las Tres Armonías: hombros con caderas, codos con rodillas y muñecas con tobillos. El *Taijiquan Jing* nos dice que:

> *Los pies, las piernas y la cintura*
> *deben actuar juntos simultáneamente,*
> *de forma que al avanzar o retroceder*
> *la sincronización y la posición sean correctas.* [65]

Finalmente, cuando levante el brazo derecho, tenga cuidado de no enganchar su hombro. Los estudiantes a menudo preguntan: "¿Cómo puedo levantar el brazo si no uso los músculos del hombro?" La respuesta es que usted debe usar su *qi*, y no los músculos en sus hombros, para elevar su brazo. Cuando su *qi* fluye en su brazo derecho, el brazo se levantará por sí solo. Esto está de acuerdo con los Clásicos del Tai Chi, en los que está escrito que "el *qi* moviliza el cuerpo." [66]

---

[64] *Ibid, page 21*
[65] *Ibid*
[66] *Ibid, page 43*

Capítulo Catorce

Cepillar la Rodilla y Empujar

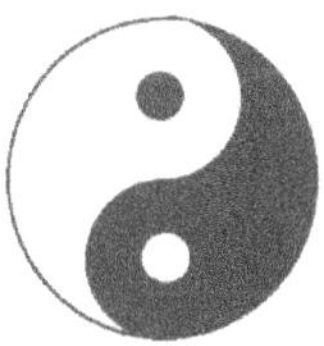

La sección de la Forma Simplificada 24 llamada Cepillar la Rodilla y Empujar, izquierda y derecha (*Zuoyou Lōuxī Àobù*) es otra secuencia postural que consta de tres posturas, cada una de las cuales es una sola instancia de la postura de Cepillar la Rodilla y Empujar. Esta postura se ejecuta primero en el lado izquierdo, luego en el lado derecho y nuevamente en el lado izquierdo.

La primera mitad del nombre de la postura describe la acción de la mano que se arquea hacia abajo mientras roza la parte superior de la rodilla hacia adelante. La segunda mitad del nombre se relaciona con la acción de torsión del pie trasero a medida que gira hacia el frente para aumentar la potencia de la mano de ataque hacia adelante al final de la postura.

La postura de Cepillar la Rodilla y Empujar se puede usar en defensa propia para desviar el puñetazo o la patada de un oponente antes de dar un paso adelante y dar un golpe de palma al pecho o la cara del oponente. Al practicar Tai Chi, las manos y los brazos actúan de acuerdo con los pies y las piernas de acuerdo con las tres armonías. Cada mano, brazo, pie y pierna deben colocarse con precisión para lograr la aplicación marcial de la postura. Mientras que la mayoría de los estudiantes principiantes no están interesados en aprender Tai Chi como un arte marcial, es útil entender la aplicación marcial de cada postura para ejecutar la postura correctamente.

Comprender la aplicación marcial de una postura puede ayudar al practicante a ejecutar esa postura incluso cuando no hay oponente presente. En el pasado, en China, los practicantes del Tai Chi practicaban cerca de una pared vertical ya que el sol estaba bajo en el cielo. Estudiarían sus propias sombras en un intento de asumir la forma correcta de cada postura. Por esta razón, el arte que ahora llamamos Tai Chi Chuan fue, en un momento, conocido como Boxeo de Sombras.

Como practicantes modernos del arte marcial del Tai Chi, podemos usar espejos de cuerpo entero para revisar las formas de las posturas individuales y hacer correcciones según sea necesario. La mayoría de los estudios donde se enseña Tai Chi están equipados con tales espejos para que los estudiantes puedan observarse a sí mismos mientras se mueven a través de la forma y pueden participar en la autocorrección. Los espejos de cuerpo entero son una herramienta muy efectiva y útil para aprender a realizar correctamente las posturas individuales de la forma del Tai Chi.

En la Forma simplificada 24, la primera instancia de la postura de Cepillar la Rodilla y Empujar sigue la postura de La Grulla Blanca Despliega sus Alas. La transición de la postura de la Grulla Blanca Despliega sus Alas hasta la postura de Cepillar la Rodilla y Empujar, izquierda implica dos conjuntos de acciones. La primera acción es la preparación. Esta acción almacena energía rotacional en la cintura y el torso, y sirve para el mismo propósito que el viento de un lanzador en el béisbol. La segunda acción es salir, cepillar la rodilla delantera con la mano, torcer el pie trasero y dar el golpe de la palma. Cada una de estas secuencias de acción se describe a continuación.

Realización del Movimiento de Rotación

Desde la postura abierta de La Grulla Blanca Despliega sus Alas, deberá realizar dos movimientos de rotación que involucran el torso y los brazos. El primer movimiento de rotación es hacia el lado izquierdo de su cuerpo, como se muestra en la figura 14-1. En este movimiento, su mano derecha levantada desde la postura de White Crane se curva hacia abajo y hacia su izquierda, cruzando frente a su cara y pasando su hombro izquierdo. Esta mano continúa curvando hacia abajo hasta justo debajo de la costilla izquierda más baja. Al mismo tiempo, su mano izquierda, que estaba adyacente a su cadera izquierda al final de White Crane comienza a elevarse sobre su lado izquierdo hasta que alcanza el nivel de los ojos, como se muestra en la figura 14-2.

La postura intermedia representada en la figura 14-2 marca el final del primer movimiento de rotación. A partir de este punto, su torso comienza a girar hacia su derecha. Su mano derecha continúa curvando hacia abajo y corta a través de la parte inferior de su torso a medida que atraviesa hacia el lado derecho de su cuerpo. En concierto con la curva descendente de su mano derecha, su mano izquierda, que ahora está en la posición superior, cruza frente a su cara mientras viaja horizontalmente hacia su derecha, como se muestra en la figura 14-3.

Estos dos movimientos del brazo son impulsados por el giro de su torso, su a su izquierda y luego de vuelta a su derecha. El segundo de estos dos movimientos de rotación termina cuando la mano izquierda llega al hombro derecho y la mano derecha se balancea hacia arriba para asentarse cerca del lado derecho de la cabeza a la altura de los ojos. A medida que se completa este movimiento de rotación, retire la parte delantera del pie izquierdo hacia atrás en un paso de centrado inverso para que los dedos del pie izquierdo toquen justo delante del talón derecho. Consulte la figura 14-4.

Al completar los movimientos de dos brazos, como se muestra en la figura 14-4, sus dos brazos y su pie izquierdo deben llegar a sus posiciones finales simultáneamente. Al realizar las dos rotaciones de su torso y los movimientos asociados de sus brazos, es útil mantener una cadencia mental. Intente usar un conteo de tres cuando gira a su izquierda para llegar a la posición que se muestra en la figura 14-2 y otro conteo de tres cuando regrese a su derecha para llegar a la posición que se muestra en la figura 14-4.

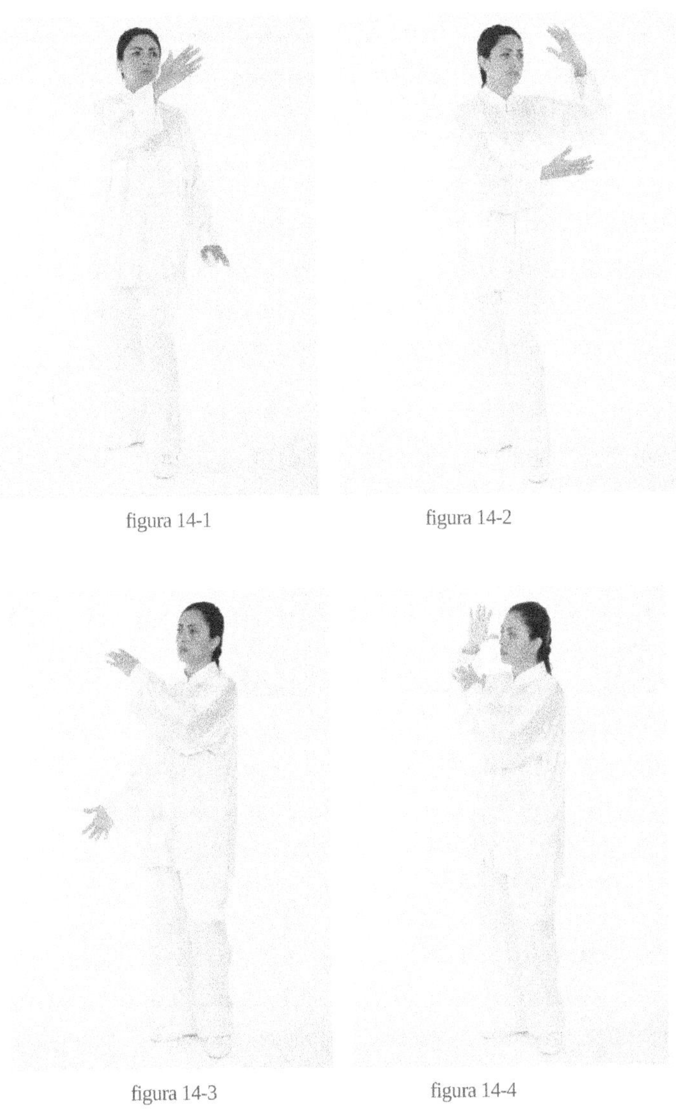

figura 14-1   figura 14-2

figura 14-3   figura 14-4

Completando el Paso Cepillar la Rodilla y Empujar, Izquierda

Las fotografías de las figuras 14-1 a 14-4 ilustran la transición de la conclusión de La Grulla Blanca Despliega sus Alas en preparación para salir con la pierna izquierda para ejecutar la postura del paso de Cepillar la Rodilla y Empujar, izquierda. La posición final de la preparación se muestra desde el lado derecho en la figura 14-5.

Para completar el Cepillar la Rodilla y Empujar, postura izquierda, primero debe caminar diagonalmente hacia adelante con el pie izquierdo, como se muestra en la figura 14-6. Asegúrese de dar un paso no solo hacia adelante sino también hacia la izquierda en preparación para cambiar su peso hacia adelante en una postura de arquero ancho. Al dar un paso adelante, debe aterrizar primero con el talón izquierdo antes de poner todo el pie hacia abajo. En este punto, su pierna delantera, izquierda aún no soporta ningún peso. Decimos que su pierna delantera está vacía y podría ser retirada si fuera necesario. Preste atención a la dirección de los dedos de los pies. Aunque usted está saliendo a su izquierda en diagonal, los dedos de sus pies izquierdos deben apuntar hacia adelante (es decir, hacia el este).

Una vez que su talón izquierdo esté en posición, puede acostar todo el pie y comenzar a mover su peso hacia adelante en su pierna izquierda. A medida que desplaza su peso hacia adelante, comience a cepillar hacia abajo y hacia su izquierda con el borde exterior de su mano izquierda como se muestra en la figura 14-7. Al mismo tiempo, comience a desenrollar su torso de derecha a izquierda. El cambio de su peso, el giro de su torso y el cepillado de su mano izquierda deben estar coordinados.

Continúe cambiando su peso y girando su torso hasta que su pierna delantera, izquierda soporte aproximadamente el treinta por ciento del peso de su cuerpo y su torso haya girado hasta la mitad hacia adelante. Luego comience a extender su mano derecha, que hasta este punto ha permanecido colocada adyacente a su oreja derecha, en un suave arco curvo hacia el frente. Coordine los movimientos de la mano izquierda que se cepilla hacia abajo y la mano derecha que se extiende hacia adelante con el desplazamiento continuo de su peso hacia la pierna izquierda y el desenrollamiento del torso.

Usted debe esforzarse por completar los cuatro movimientos individuales al mismo tiempo. Su mano izquierda habrá alcanzado su posición final justo fuera de su rodilla izquierda; la mano derecha habrá recorrido su posición final con la palma hacia delante, las puntas de los dedos niveladas con la parte superior del hombro derecho y la mano no más allá de la parte delantera del pie; el sesenta por ciento de su peso se desplazará hacia su pierna izquierda con la rodilla izquierda extendida no más allá de su empeine izquierdo; y su torso habrá girado para mirar hacia adelante. Consulte la figura 14-8.

Al terminar la postura, tenga cuidado de no extender demasiado con la mano derecha, y no permita que el talón de su pie derecho se levante del suelo. Al completar la postura, debe asentarse en su *kua* frontal y permitir que el peso de su cuerpo se hunda en sus piernas y pies, con el sesenta por ciento del peso de su cuerpo apoyado por su frente, pierna izquierda y el cuarenta por ciento del peso de su cuerpo apoyado por su parte trasera, pierna derecha. Asegúrese de que tanto los huesos de la cadera como los hombros estén hacia adelante y no estén inclinados hacia la izquierda.

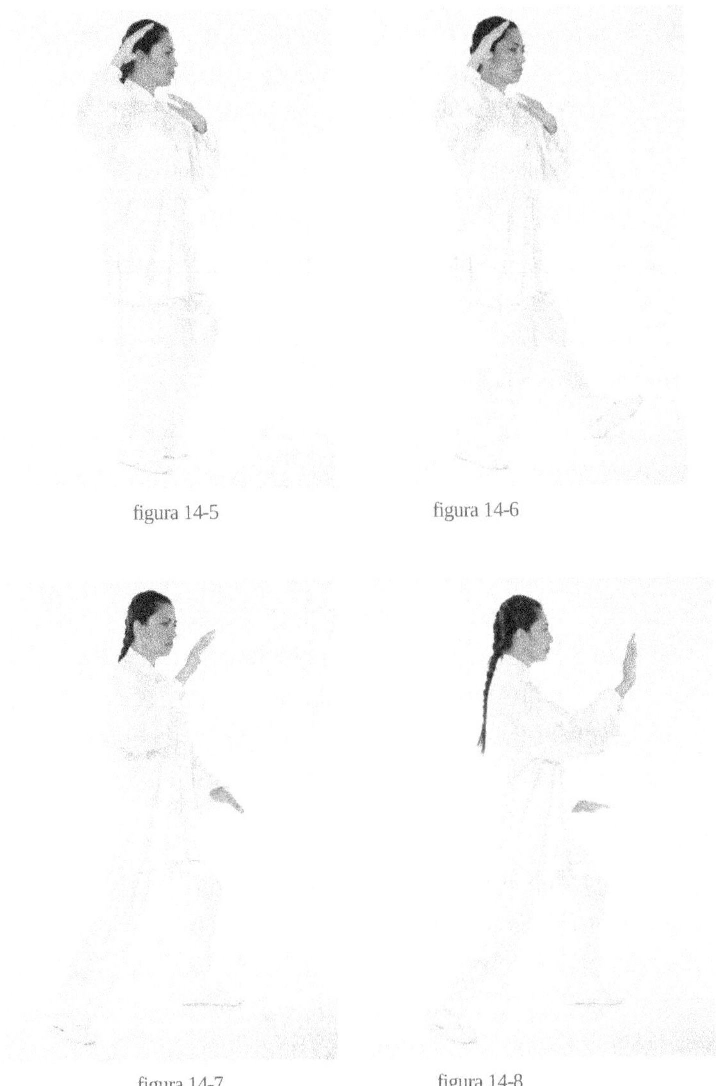

figura 14-5

figura 14-6

figura 14-7

figura 14-8

Transición al Paso de Cepillar la Rodilla y Empujar, Derecha

Al haber completado la postura del Cepillar la Rodilla y Empujar en el lado izquierdo, deberá hacer la transición a la postura del Cepillar la Rodilla y Empujar en el lado derecho. Al igual que con la transición del lado izquierdo al lado derecho en la secuencia de Partir la Crin del Caballo, izquierda y derecha, la transición del paso de Cepillar la Rodilla y Empujar, Izquierda al paso de Cepillar la Rodilla y Empujar, Derecha implica un cambio de peso preliminar hacia su pierna trasera. Esto le permite vaciar el pie delantero para que pueda girar sobre el talón izquierdo y apuntar los dedos del pie izquierdo diagonalmente hacia la izquierda.

La figura 14-9 muestra esta postura de transición vista desde el lado izquierdo. Observe en esta foto que la practicante ha comenzado a girar su torso hacia la izquierda, y que la palma de su mano derecha también se ha girado un poco para mirar hacia el lado izquierdo de su cuerpo. Su mano derecha se prepara para despejar cualquier obstáculo al frente. Al mismo tiempo, su mano izquierda ha sido dibujada junto a su muslo izquierdo.

Después de haber desplazado el peso hacia su pierna trasera, derecha y girado hacia afuera con su pie delantero e izquierdo, ahora puede desplazar su peso hacia adelante hacia su pierna izquierda. Este desplazamiento del peso se acompaña de un paso central hacia adelante con el pie derecho, que debe estar vacío. A medida que desplaza su peso hacia su pierna izquierda y el centro se eleva con su pie derecho, simultáneamente despeje con su mano derecha hasta que alcance un punto frente a su hombro izquierdo, y rodee su mano izquierda ciento ochenta grados hacia arriba para descansar junto al lado izquierdo de su cabeza a la altura de los ojos. Consulte la figura 14-10.

A medida que despeja con la mano derecha y gira hacia arriba con la mano izquierda, también gira el torso hacia la izquierda para enrollarse para el paso de Cepillar la Rodilla y Empujar, Derecha. Enrollar en el lado izquierdo implica cuatro movimientos individuales: cambiar su peso hacia la pierna izquierda y el paso central con el pie derecho; girando el torso hacia la izquierda; despejando a la izquierda con la mano derecha; y dando vueltas alrededor de la mano izquierda hasta la posición amartillada en el lado izquierdo de la cabeza. Al igual que con el enrollamiento en preparación para ejecutar Cepillar la Rodilla y Empujar en el lado izquierdo, usted debe coordinar estos movimientos individuales para que terminen al mismo tiempo.

A partir de la preparación de la mano izquierda que se muestra en la figura 14-10, a continuación, extienda la pierna derecha diagonalmente hacia la derecha y toque hacia abajo con el talón derecho. Asegúrese de que los dedos de los pies del pie derecho estén apuntando hacia delante. Al igual que con el paso hacia delante en el paso de Cepillar la Rodilla y Empujar, Izquierda, en este punto la pierna derecha sigue vacía y puede retirarse si es necesario. Como un gato que pisa tentativamente sobre el césped húmedo, usted no compromete ningún peso a su pierna delantera hasta que usted está seguro de que desea proceder. Si decide continuar (lo cual hará, ya que está fluyendo la forma), colocará todo su pie derecho en el suelo.

Una vez que tenga su pie derecho asentado en el suelo, puede comenzar a desplazar su peso hacia adelante en su pierna derecha. A medida que transfiere su peso, también comienza a desenrollar su torso hacia la derecha y cepillarse hacia abajo y a través de su torso inferior con la mano derecha, como se muestra en la figura 14-11. Continúe cambiando su peso y girando su torso a medida que comienza a extender su mano derecha hacia adelante en un camino suave y curvilíneo hasta que complete la postura de Cepillar la Rodilla y Empujar, Derecha. Consulte la figura 14-12. Al igual que con la postura de Cepillar la Rodilla y Empujar en el lado izquierdo, debe esforzarse por coordinar las trayectorias de sus dos manos con el cambio de su peso y el giro de su cintura al ejecutar la postura de Cepillar la Rodilla y Empujar en el lado derecho. Las cuatro acciones deben terminar en el mismo momento.

Una vez más, usted puede encontrar útil un recuento mental. Si estás usando un conteo de tres en las ventanas, intenta usar un conteo de cinco para avanzar, mover su peso, girar su torso y dirigir sus brazos mientras se mueven por sus respectivos caminos. Seguir un conteo mental mientras usted procede a través de la forma le ayudará a mantener un ritmo lento, constante y le ayudará a evitar los movimientos bruscos y descoordinados que muchos estudiantes principiantes hacen mientras intentan coordinar los movimientos múltiples y aparentemente complejos implicados en la ejecución de esta postura.

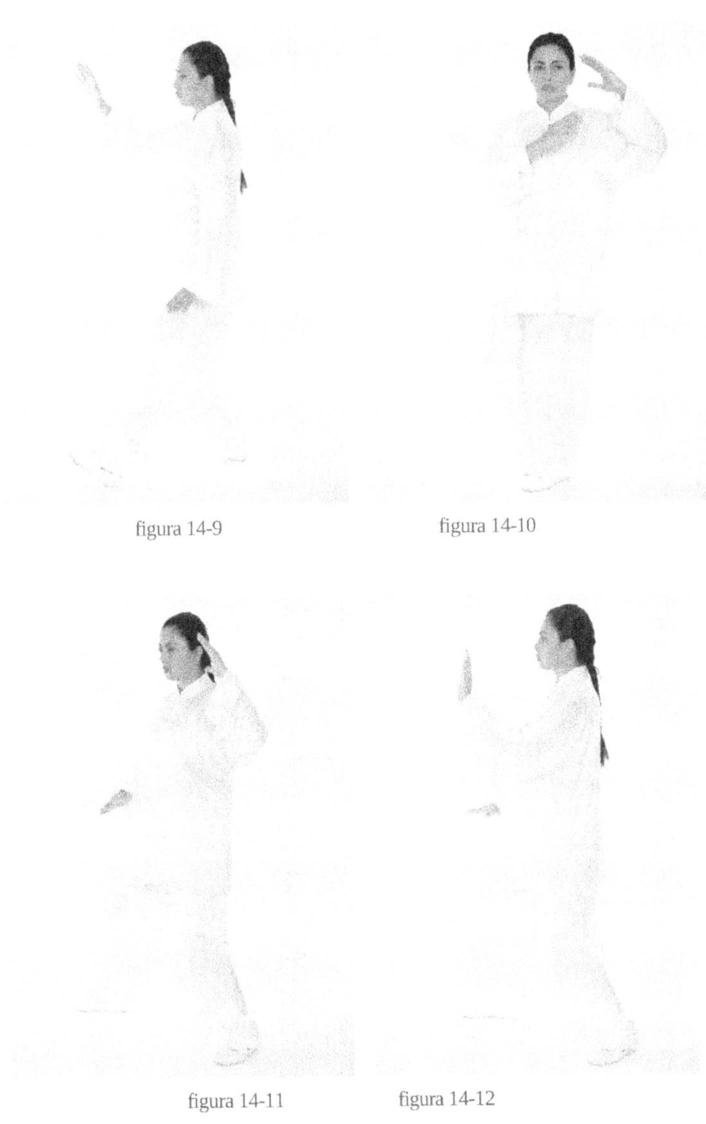

figura 14-9   figura 14-10

figura 14-11   figura 14-12

La transición de Cepillar la Rodilla y Empujar, derecha a la tercera (y última) postura Cepillar la Rodilla y Empujar en el lado izquierdo procede como se indica anteriormente, excepto que todo se invierte. Los estudiantes a menudo preguntan: "Si puedo hacer la postura en un lado sin dificultades, ¿por qué no puedo hacer la misma postura en el otro lado?" La respuesta es que cada parte del cuerpo está asociada con un área diferente del cerebro. Los neurocientíficos se refieren a estas asociaciones como asignaciones cerebrales. La memoria muscular para realizar la postura de Cepillar la Rodilla y Empujar, izquierda, se asigna de forma diferente que la memoria muscular para realizar la misma postura en el lado derecho del cuerpo.

Debido a que las conexiones neuronales involucradas en el aprendizaje de una postura dada por separado en cada lado del cuerpo deben establecerse de forma independiente, básicamente tienes que aprender la misma postura en diferentes lados del cuerpo como si fueran dos posturas distintas. Por esta razón, muchos maestros del Tai Chi dedican una sesión de clase separada a cada una de las tres posturas de Cepillar la Rodilla y Empujar en la secuencia de Cepillar la Rodilla y Empujar, izquierda y derecha. Es mejor aprender la secuencia correctamente en tres sesiones de instrucción separadas en lugar de apresurarse a través de toda la secuencia en una sola hora de instrucción, solo para descubrir más tarde que muchos de los detalles de las transiciones y las posturas terminadas no se incorporaron firmemente en la memoria muscular del cerebro.

Dirección

La secuencia de Cepillar la Rodilla y Empujar continúa desde La Grulla Blanca Despliega sus Alas y continúa hacia el oeste.

Respiración

Cada una de las tres posturas Cepillar la Rodilla y Empujar en la secuencia Cepillar la Rodilla y Empujar, izquierda y derecha incluye tanto una fase de cierre como una fase de apertura. La fase de cierre tiene lugar durante el cierre de la postura anterior, y la fase de apertura ocurre cuando el practicante sale, cepilla la rodilla y ejecuta el golpe de palma. La respiración soporta el cierre y la apertura que transpira durante la ejecución de la postura. En general, el cierre se realiza por inhalación y la apertura se apoya en la exhalación.

Durante los movimientos tantos para el Cepillar la Rodilla y Empujar, Izquierda (figuras 14-1 a 14-4) como para el Cepillar la Rodilla y Empujar, Derecha (figuras 14-9 y 14-10), debe inhalar para apoyar la rotación del torso. Al salir por el lado izquierdo (figuras 14-5 a 14-8) o por el lado derecho (figuras 14-11 y 14-12) para cepillar la Rodilla y Empujar con la palma de la mano, debe exhalar para generar energía.

La respiración debe coordinarse suavemente con los movimientos de cierre y apertura. Si usa un conteo de tres para sus movimientos de cierre, entonces su inhalación debe seguir un conteo de tres. Si sigue un conteo de cinco para sus movimientos de apertura, entonces su exhalación debe tomar más tiempo que su inhalación y coincidir con el conteo de cinco empleados para completar la postura. Al practicar Tai Chi, no hay ningún requisito de que la inhalación y la exhalación sean de igual duración. De hecho, hay una tendencia general hacia una mayor relajación siempre que la exhalación sea más larga que la inhalación.

Circulación del *Qi*

El *qi* y la respiración actúan juntos en apoyo tanto del cierre como de la apertura. Cuando se enrolla o se reúne, que son ambos movimientos de cierre, usted debe dirigir activamente su *qi* para volver a su *dantien* inferior. Cuando se desenrolla, se expande hacia afuera, o se desplaza hacia adelante, que son todos los movimientos de apertura, usted dirigirá su *qi* hacia fuera de su *dantien* inferior y hacia sus extremidades. Podemos usar la postura de Cepillar la Rodilla y Empujar, a la izquierda como ejemplo para explicar cómo su *qi* debe fluir hacia afuera en la fase de apertura.

Supongamos que su *qi* está reunido en su *dantien* inferior en la figura 14-5. A medida que su pie izquierdo avanza y su peso se desplaza hacia su pierna izquierda, un flujo del *qi* debe dirigirse desde su *dantien* inferior, hacia abajo en su pierna izquierda, y en el punto del pozo burbujeante justo detrás de la bola de su pie izquierdo. Un segundo flujo del *qi* debe ser dirigido hacia arriba en su espina dorsal hasta que se separe en el punto *daizhui* entre sus omóplatos. Una porción de este flujo del *qi* debe entonces viajar arriba y sobre su hombro izquierdo y entonces abajo el exterior de su brazo izquierdo para fortificar el borde externo de su mano que se cepilla hacia abajo. Otro flujo del *qi* debe pasar desde el punto *daizhui* a través de su hombro derecho y por el centro de su brazo derecho para terminar en la palma de su mano derecha.

A medida que el *qi* pasa hacia abajo en su brazo izquierdo y mano y hacia la palma de su mano derecha, un flujo adicional del *qi* debe dirigirse desde su *dantien* inferior y hacia abajo en la parte posterior de su pierna derecha para terminar en su talón derecho. Este flujo descendente del *qi* debe ser especialmente fuerte, ya que necesita contrarrestar energéticamente el *qi* hacia adelante que fluye hacia su pierna y su brazo y mano derecha. Sin el flujo descendente del *qi* en su talón derecho, los flujos combinados del *qi* de su pierna izquierda y su brazo y mano derecha crearían un desequilibrio en la dirección hacia adelante. Equilibrar los dos flujos del *qi* es necesario, como se indica en el *Taijiquan Jing*:

> *Si hay un arriba, hay un abajo;*
> *si hay hacia adelante, entonces hay hacia atrás;*
> *si hay izquierda, entonces hay derecha.* [67]

Puntos Importantes

El punto principal a recordar al ejecutar posturas Cepillar la Rodilla y Empujar es que estas posturas requieren una postura de arquero amplia. En las figuras 14-8 y 14-12, el practicante se muestra sentado en una postura de arquero ancho. Su pie delantero debe estar lo suficientemente adelante como para permitirle

---

[67] *Lo/Inn/Amacker/Foe, The Essence of T'ai Chi Ch'uan – The Literary Tradition, page 22*

acomodarse cómodamente en la postura sin extenderse demasiado hacia adelante. La distancia lateral entre el pie delantero y el pie trasero debe coincidir con el ancho de los hombros. Su peso debe distribuirse entre sus piernas delanteras y traseras de tal manera que su pierna delantera soporte aproximadamente el sesenta por ciento del peso de su cuerpo con el cuarenta por ciento restante apoyado por su pierna trasera.

Recuerde que no se debe extender demasiado al frente, ya sea física o energéticamente. No permita que la rodilla delantera se extienda más allá del empeine del pie delantero, y no permita que la palma delantera se extienda más allá de los dedos de los pies del pie delantero. Energéticamente, es importante equilibrar el flujo del *qi* dirigido hacia adelante de su brazo extendido y palma dirigiendo un flujo complementario del *qi* hacia el talón de su pie trasero. Asegúrese de no permitir que el talón trasero pierda su conexión con la tierra. Al igual que con todas las posturas, sus pies establecen la base para sus piernas, por lo que la colocación adecuada de sus pies y su conexión con la tierra es esencial.

Es importante no enganchar los hombros, ya sea al enrollar el torso y los brazos o al extender la palma de la mano hacia adelante. Uno de los diez puntos esenciales de Yang Chengfu es "Hundir los hombros y dejar caer los codos."[68] Al cepillar o extender el brazo para ejecutar el golpe de la palma de la mano, no use fuerza muscular. Confíe en el *qi* para mover los brazos en lugar de la contracción de los músculos de los hombros y los brazos. Los Clásicos del Tai Chi nos recuerdan que "El *qi* mueve el cuerpo."[69]

A medida que salga y avance, siéntese para girar su pie hacia adelante, o dé un paso adelante para prepararse para la siguiente postura, no se levante y luego se hunda. Su cabeza debe permanecer nivelada durante toda la ejecución de la secuencia completa de las tres posturas Cepillar la Rodilla y Empujar. Además, a medida que avanza o se sienta hacia atrás, no se incline en ninguna dirección. Inclinarse hacia adelante se considera el error de cabezazo, y inclinarse hacia atrás es el error de inclinarse. Cometer cualquiera de estos errores viola un principio central del Tai Chi para mantener *zhong ding*, o equilibrio central, en todo momento.

Al mover los brazos, asegúrese de que los brazos no se muevan independientemente del torso. Recordemos la instrucción de los Clásicos del Tai Chi de que "La cintura es el comandante." El cambio de su peso, el giro de su torso y el movimiento de sus brazos deben coordinarse de acuerdo con las tres armonías. Además, la energía debe emitirse desde sus pies (la primera base), ser controlada por su cintura (la segunda base) y ser emitida desde sus hombros (la tercera base) hacia sus brazos y hacia sus manos.

La postura de Cepillar la Rodilla y Empujar debe enganchar cada uno de los cinco arcos. El brazo de empujón hacia adelante debe incluir una suave curva hacia arriba que se termina con la palma orientada hacia adelante. El brazo de protección hacia abajo también asume una forma curvilínea terminando en la palma hacia abajo. Al igual que con todas las posturas, el acto de sentarse en la postura mientras se levanta la espalda y se hunden los hombros al finalizar la postura establecerá una elasticidad en la columna vertebral que constituye el quinto arco.

---

[68] *Ibid, page 86*
[69] *Ibid, page 43*

Como se indicó al principio de este capítulo, es importante reconocer que la postura de Cepillar la Rodilla y Empujar se basa en la aplicación marcial del golpe de palma. El pie delantero avanza para encontrarse con un oponente mientras da un puñetazo o patada baja. Al mismo tiempo, una mano se cepilla para interceptar y desviar el brazo o la pierna atacante del oponente. Una vez despejado el ataque, el pecho del oponente quedará expuesto, ofreciendo un objetivo oportuno para ejecutar un golpe de palma. El poder del golpe de la palma proviene tanto del desenrollamiento del torso como del desplazamiento del peso hacia la pierna delantera.

Desenrollar el torso requiere que el giro sea dirigido por la cintura. Ya sea enrollando o desenrollando el torso, es la cintura y no los hombros lo que debe dirigir el giro. El *Taijiquan Jing* afirma que:

> *El movimiento debe estar enraizado en los pies*
> *liberado a través de las piernas*
> *controlado por la cintura,*
> *y manifestado a través de los dedos.* [70]

A pesar de que las posturas Cepillar la Rodilla y Empujar se ejecutan con una gracia suave al practicar Tai Chi, debe haber un poder oculto subyacente a la extensión de la parte superior del brazo y la mano. En el Tai Chi, las aplicaciones marciales de las posturas no se muestran abiertamente. No obstante, debes ser consciente del propósito de cada postura y también ser capaz de generar el poder necesario para aplicar cada postura si fuera necesario defenderte. Con este fin, al ejecutar el enrollamiento y las fases de finalización de cada postura Cepillar la Rodilla y Empujar, tenga en cuenta las siguientes cuatro líneas:

> *Almacene el jin (fuerza interna)*
> *como dibujar un arco.*
> *Libere el jin*
> *como si soltara una flecha.* [71]

---

[70] *Ibid, page 21*
[71] *Ibid, page 53*

Capítulo Quince

Tocar el Laúd

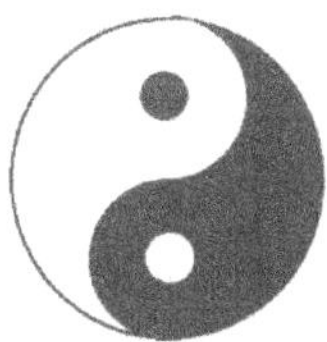

La postura de Tocar el Laúd (*Shǒuhūi Pípā*) sigue la secuencia de Cepillar la Rodilla y Empujar, Izquierda y Derecha. Esta postura lleva el nombre de la forma de las manos, que aparecen como si estuvieran sosteniendo un instrumento musical chino llamado pipa o laúd. Esta postura se conoce de diversas maneras como Manos Rasguean el Laúd, Tocando el Laúd o Tocando la Guitarra.

La postura que apoya la postura de Tocar el Laúd es una postura vacía. La postura de La Grulla Blanca Despliega sus Alas también incorpora una postura vacía con los dedos de los pies del pie delantero tocando el suelo. En la postura de Tocar el Laúd, es el talón del pie delantero el que toca el suelo. Los estudiantes principiantes a veces tienen problemas para recordar cuál de las dos posturas toca con los dedos del pie delantero y cuál toca hacia abajo con el talón. Puede ser útil recordar que, cuando la mano derecha se mantiene más alta, son los dedos del pie izquierdo los que tocan hacia abajo. Cuando la mano izquierda esté más alta, toque hacia abajo con el talón del pie izquierdo.

Aunque esta es una postura elegante con un nombre lírico, su aplicación marcial es bastante destructiva. La posición de las dos manos es tal que la mano derecha agarra la muñeca derecha de un oponente imaginado, mientras que la mano izquierda se conecta al codo derecho del oponente imaginario. Cuando las dos manos del practicante se comprimen hacia adentro en su propia línea central, el efecto es colocar el antebrazo del oponente en un bloqueo articular. Este tipo de bloqueo articular se conoce en los círculos marciales como una barra de brazo, y se puede usar para controlar a un oponente o incluso para dislocar la articulación de su codo con el fin de deshabilitarlo.

Peor aún (desde el punto de vista del oponente imaginario) es que el talón del pie izquierdo delantero del practicante se puede derribar con un movimiento de estampación en la parte superior del pie derecho delantero de un oponente. Cuando se ejecuta correctamente, este estampado con el talón puede romper los pequeños huesos del pie del oponente, lo que nuevamente lo hace incapaz de una acción más agresiva. "La estructura del hueso de la superficie del pie generalmente se compone de piezas pequeñas. Es fácil ser herido por el choque (estampado), lo que hace que el oponente pierda cualquier capacidad de resistencia."[72] Como cualquiera que haya dejado caer un objeto pesado sobre su pie puede atestiguar, estas palabras recordarán lo dolorosa e incapacitante que puede ser una lesión de este tipo.

Si bien es muy poco probable que alguna vez uses estas técnicas en una situación de lucha real, conocer los propósitos de las dos manos y el pie delantero en su aplicación marcial le ayudará a ejecutar la postura correctamente. La ejecución de la postura implica tres pasos distintos, que se describirán en los siguientes párrafos: dar un paso adelante para extender la mano derecha, levantar el pie izquierdo y retirar la mano derecha, y completar la postura. Los propósitos de cada uno de estos tres movimientos se abordarán a su vez.

Dando un Paso Adelante para Extender la Mano Derecha

Al haber completado la postura final de Cepillar la Rodilla y Empujar en el lado izquierdo, transferirá su peso completamente a su frente, pie izquierdo y subirá con su pie trasero y derecho a la posición que se muestra en la figura 15-1. A medida que avanza con el pie derecho, asegúrese de colocarlo justo detrás del pie izquierdo delantero. Trate de mantener el mismo ángulo de su pie trasero a medida que lo lleva hacia adelante. Es decir, cuando usted estaba en la postura de un arquero izquierdo al terminar el Paso final de Cepillar la Rodilla y Empujar, postura izquierda, su pie derecho estaba en un ángulo de cuarenta y cinco grados. Cuando lleve el pie derecho hacia delante y lo coloque detrás del pie izquierdo, colóquelo de forma que quede inclinado hacia la derecha a cuarenta y cinco grados.

A medida que suba con el pie derecho, simultáneamente extenderá su mano derecha hacia el frente. Gire la mano abierta, que antes estaba sujeta con la palma hacia delante, de forma que la parte posterior de la mano esté orientada hacia la derecha y el lado del pulgar de la mano esté hacia arriba. Esto imita el gesto de ofrecer su mano para un apretón de manos. De nuevo, consulte la foto de la figura 15-1.

El paso adelante y la extensión de la mano es en respuesta a un intento de un oponente imaginario de agarrar su mano y desequilibrarte. En el Tai Chi, nunca nos resistimos a ninguna acción por parte de un oponente, por lo que esta respuesta simula dar un paso adelante y permitir que la mano se tire hacia adelante. Para completar este movimiento, a medida que coloca su pie derecho detrás de su pie izquierdo,

---

[72] *Feng Ziqiang and Feng Dabiao, Chen Style Taijiquan, page 20*

coloca el peso de su cuerpo sobre el pie derecho. Después de haberle dado al oponente imaginario lo que quiere, ahora pones el freno, por así decirlo, evitando que le tiren más hacia adelante.

Levantar el Pie Izquierdo y Retirar la Mano Derecha

Después de avanzar con el pie derecho y extender la mano derecha a toda su longitud, no le queda nada que dar. En este punto, debe cambiar la dinámica de la interacción con el oponente imaginario. Con este fin, usted retira suavemente su mano derecha dejando caer su codo derecho. Mientras lo hace, simultáneamente eleva el codo y el antebrazo izquierdo hasta la posición que se muestra en la figura 15-2. Usted está comenzando a formar las formas de brazo y mano necesarias para Tocar el Laúd. Al mismo tiempo, también levantas la rodilla izquierda para levantar el pie izquierdo del suelo. De nuevo, consulte la foto de la figura 15-2.

Al retirar la mano derecha y levantar la mano izquierda, asegúrese de realizar estas acciones manipulando solo las articulaciones del codo y la muñeca. Sus hombros no deben estar comprometidos. Además, a pesar de que el codo de su mano izquierda se eleva un poco, trate de adherirse a la instrucción de Yang Chengfu de "Hundir los hombros y dejar caer los codos." Es útil imaginar que tiene dos pesos pesados de pesca suspendidas de sus codos, y que estos pesos están tirando de sus codos hacia abajo.

Además, al formar sus dos brazos en la forma requerida para Tocar el Laúd, asegúrese de mantener algo de espacio entre la parte superior de los brazos y las costillas superiores. No querrás sentir el interior de la parte superior de los brazos tocando su caja torácica. Otra imagen funciona bien aquí. Trate de imaginar que usted tiene un huevo de avestruz ahuecado que se sostiene suavemente debajo de cada axila. Si usted presiona sus brazos internos demasiado cerca contra su caja torácica, usted romperá las cáscaras de huevo de avestruz. Las imágenes duales de los pesos de pesca y los huevos de avestruz asegurarán que sus brazos se mantengan ligeramente y no demasiado cerca de su cuerpo.

Cuando levante la rodilla para levantar el pie delantero izquierdo, hágalo con la mayor gracia posible. Trate de visualizar su pie flotando por su propia cuenta. Si levanta la rodilla con una fuerza muscular excesiva, es probable que también baje el pie con fuerza excesiva. Como verás en la siguiente sección, su pie debe caer tan ligeramente como una pluma. Tanto el levantamiento como la bajada del pie izquierdo deben tener una sensación de flotación.

Completar la Postura de Tocar el Laúd

Para completar la postura de Tocar el Laúd, baje el pie izquierdo con el talón aterrizando aproximadamente quince pulgadas frente a su pie derecho trasero. No bajes mucho el pie, sino que dejes que flote hacia abajo como si fuera una pluma que se asienta en el suelo. Recuerde que esta es una postura vacía, por lo que todo el peso de su cuerpo debe descansar en su pierna trasera. También, los talones de sus dos pies deben ser alineados a lo largo de la dirección delantera de su cuerpo, como se muestra en la figura 15-3.

A medida que toca con el talón izquierdo, acomódese en la postura sentándose de nuevo en la pierna trasera y doblando ligeramente la *kua* derecha. Sus caderas y sus hombros deben ser cuadrados al frente, y su cabeza debe estar nivelada con ambos ojos mirando hacia adelante. Sus brazos deben ser suspendidos ligeramente, como si fueran sostenidos por las cuerdas invisibles de un titiritero.

La forma de sus dos brazos y manos es muy importante. La parte inferior de los dos brazos, que es el brazo derecho, debe doblarse ligeramente en el codo con la mano derecha extendida hacia adelante. Su codo derecho debe estar adyacente a, pero no tocando, su caja torácica inferior derecha. Su brazo izquierdo superior está suspendido hacia arriba más alto que su brazo derecho, y la curva en su codo izquierdo debe ser mayor que la curva en su codo derecho. De nuevo, el interior del brazo izquierdo no debe estar en contacto con el lado izquierdo de la caja torácica.

La palma de la mano derecha orientada hacia el interior debe estar alineada horizontalmente con la parte interior del codo izquierdo, separándolos con un espacio de aproximadamente quince pulgadas. Consulte la foto de la figura 15-4, que muestra esta postura vista desde el frente. Tenga en cuenta también el espacio entre el interior de cada brazo superior y la caja torácica del participante. Sus brazos deben sentirse como si estuvieran suspendidos, con solo los pesos de pesca imaginarios unidos a los codos que les impiden flotar hacia arriba. Los dedos de las dos manos se extienden con ambas palmas mirando hacia adentro.

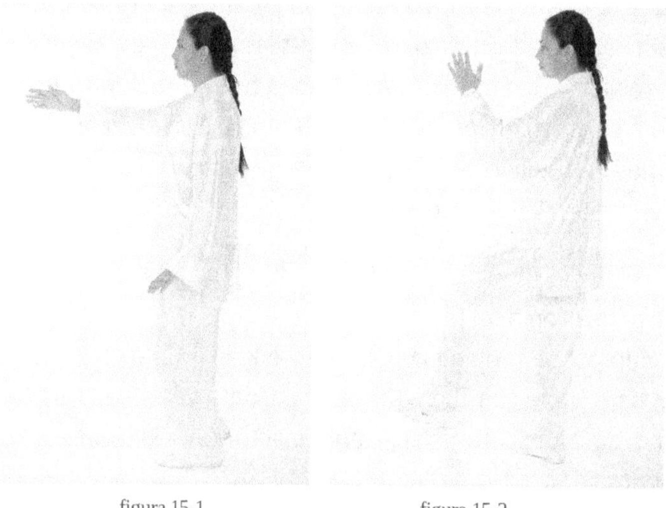

figura 15-1　　　　　　figura 15-2

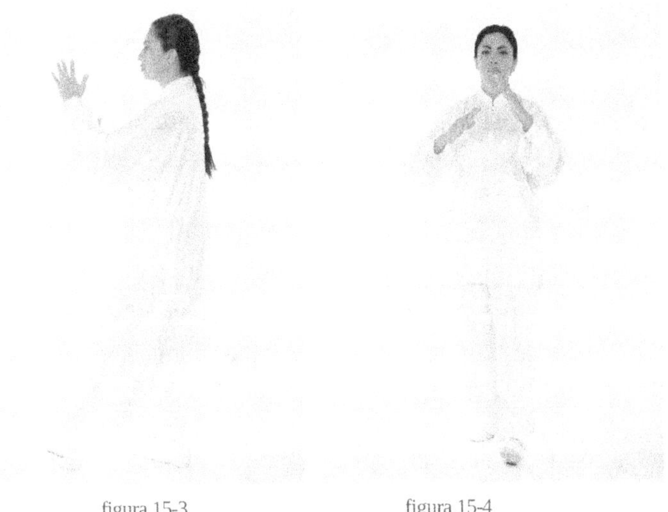

figura 15-3 figura 15-4

Dirección

La postura de Tocar el Laúd sigue la secuencia de Cepillar la Rodilla y Empujar y continúa hacia el oeste.

Respiración

Los tres movimientos dentro de la postura de Tocar el Laúd se ejecutan con dos exhalaciones y una inhalación. La acción de dar un paso adelante para extender la mano derecha es en realidad una extensión de la postura final de Cepillar la Rodilla y Empujar en el lado izquierdo. La exhalación que acompaña a esa postura debe extenderse para incluir el paso adelante al inicio de Tocar el Laúd. Dar un paso adelante para extender la mano derecha continúa enérgicamente desde la conclusión de la postura de Cepillar la Rodilla y Empujar, Izquierda.

A medida que termina la inhalación y el paso adelante con el pie derecho, se sienta en la pierna derecha para levantar el pie izquierdo y retirar la mano derecha mientras levanta simultáneamente el brazo izquierdo. Estas tres acciones se acompañan de una inhalación. Estos tres movimientos representan una reunión de energía en preparación para completar la postura. La inhalación expande un poco la cavidad torácica y ayuda en el levantamiento del brazo izquierdo.

Para completar la postura, cierras ligeramente los brazos y bajas el talón izquierdo hasta que toque ligeramente hacia abajo. Para ayudar a dibujar en sus brazos, exhalas. La exhalación final se suma a la sensación de hundimiento a medida que se acomoda en la postura vacía. Cuando completes la postura de Tocar el Laúd, la parte inferior de su cuerpo debe sentirse pesada y la parte superior de su cuerpo debe sentirse ligera.

Circulación del *Qi*

Al igual que en todas las posturas, el *qi* y la respiración trabajan en armonía entre sí. Hay cuatro flujos del *qi* de los que preocuparse al completar la postura de Tocar el Laúd. Los dos flujos del *qi* en sus brazos se dirigen hacia arriba, mientras que los dos flujos del *qi* en sus piernas se dirigen hacia abajo.

Con respecto a sus brazos, cada uno de los dos flujos del *qi* se dirige a las palmas de sus manos. Sus dos palmas deben sentirse calientes y hormigueando. La puerta de energía *laogong* en la palma de la mano derecha debe estar alineada energéticamente con el punto de acupuntura PC3 ubicado en el interior de su codo izquierdo. Este punto de acupuntura se conoce como el punto Pantano Torcido y se encuentra en el meridiano del pericardio, que está asociado con el corazón.

El flujo del *qi* que se dirige a su pierna derecha debe viajar por el interior de la pierna para llegar a la puerta de energía *yongquan* situada justo detrás de la bola de su pie derecho. Esto ayudará a conectar su pie derecho con la energía de la tierra y proporcionará la raíz necesaria para mantener la postura vacía. El flujo del *qi* que se dirige a su pie izquierdo debe viajar por la parte posterior de su pierna izquierda para llegar a la parte inferior del talón. Este flujo del *qi* debe enfocarse bruscamente en el talón de su pie izquierdo.

Puntos Importantes

El paso adelante con el pie derecho y la elevación y colocación del pie deben ser ágiles y no pesados. En particular, no debe hacer un sonido estrepitoso cuando su talón izquierdo toque el suelo. Al completar la postura de Tocar el Laúd, es importante que la parte superior de su cuerpo sea ligera y ágil, y que la parte inferior de su cuerpo se sienta sólida y arraigada. Tenga en cuenta las imágenes de los pesos de pesca adheridos a los codos y los huevos de avestruz que se mantienen bajo sus axilas.

Al tocar el talón izquierdo en el suelo, sus dos brazos deben completar sus respectivos caminos y sus manos deben flotar hasta sus posiciones finales. Las tres acciones deben terminar juntas. Tenga en cuenta la estrofa inicial del *Taijiquan Jing*: "En movimiento, todas las partes del cuerpo deben ser ligeras, ágiles y unidas."[73]

Al ejecutar la postura de Tocar el Laúd, debe esforzarse por la precisión con respecto a la posición de sus dos manos y sus dos pies. Mantenga el torso erguido y los hombros y las caderas al cuadrado hacia el frente. No coloque ningún peso en su pierna delantera; su talón izquierdo apenas debe tocar el suelo. Su talón delantero no debe colocarse demasiado adelante ni demasiado cerca de su pie trasero. Una distancia de aproximadamente quince pulgadas es adecuada. Asegúrese de acomodarse en la postura y hundir su peso en la pierna trasera. Su pierna derecha, particularmente su muslo derecho, debe sentirse algo tensa por el esfuerzo de soportar el peso de su cuerpo. Hay una expresión del Tai Chi que se aplica aquí: "No hay quemaduras, no hay ganancias."

---

[73] Lo/Inn/Amacker/Foe, *The Essence of T'ai Chi Ch'uan – The Literary Tradition, page 19*

Ten en cuenta las Tres Bases, las Tres Armonías y los Cinco Arcos. En conclusión, atiende a la instrucción escrita en el *Taijiquan Jing*:

> *Deje que las posturas estén sin*
> *roturas o agujeros,*
> *huecos o proyecciones,*
> *o discontinuidades de forma.* [74]

---

[74] *Ibid, page 20*

Capítulo Dieciséis

Rechazar el Mono y Retroceder

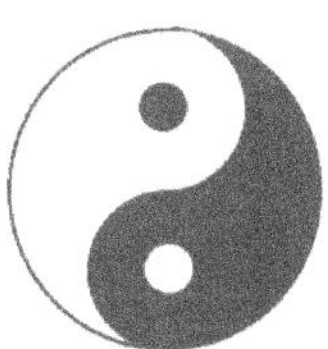

La dirección hacia adelante de la Forma Simplificada 24 que se inició con la secuencia Cepillar la Rodilla y Empujar, izquierda y derecha termina con la postura de Tocar el Laúd. La siguiente secuencia en la forma, Rechazar el Mono y Retroceder, derecha e izquierda (*Zuoyou Dào Juǎn Gōng*) invierte esta dirección. Suponiendo que la dirección hacia adelante era hacia el oeste, el paso en la secuencia de Paso atrás para rechazar al mono se invierte hacia el este. Las posturas individuales de Rechazar el Mono y Retroceder, que se abreviarán como Rechazar el Mono durante el resto de este capítulo, se repiten dos veces en cada lado para un total de cuatro repeticiones.

La postura de Rechazar el Mono deriva su nombre de la imagen de un mono enojado atacando al practicante, que debe dar un paso atrás mientras usa el brazo delantero para repeler el feroz ataque del mono. En la realización de la forma del Tai Chi, los movimientos son lentos y elegantes. Sin embargo, en un escenario de autodefensa real, el paso sería rápido y ágil, y las manos alternarían los movimientos de tirón y empuje en rápida sucesión para evitar a un oponente atacante. Al igual que con todas las posturas en la forma del Tai Chi, la comprensión de la aplicación marcial de Rechazar el Mono mejorará su rendimiento de esta postura.

Aunque hay cuatro repeticiones de Rechazar el Mono en la Forma Simplificada 24, si sabes cómo realizar Rechazar el Mono tanto en el lado derecho como en el izquierdo, entonces puedes repetir la secuencia tantas veces como quieras. Examinaremos la postura tanto del lado derecho como del izquierdo en las siguientes dos secciones.

Rechazar el Mono y Retroceder, Derecha

Para realizar correctamente la postura de Rechazar el Mono, deberá coordinar seis acciones individuales. Suponiendo que haya completado la postura de Tocar el Laúd, la primera acción es rodear su brazo derecho hacia abajo y luego volver hacia arriba en sentido contrario a las agujas del reloj hasta que la palma hacia abajo de su mano derecha descanse adyacente a su oreja derecha. Consulte la figura 16-1.

Para facilitar el giro de su brazo derecho, debe plegar su *kua* derecha y girar su cintura ligeramente hacia la derecha. No gire la cabeza hacia atrás para seguir su brazo derecho. Solo gira la cabeza tanto como giras el torso para mantener la nariz y el ombligo alineados.

A medida que el brazo derecho alcance el punto más bajo en su arco descendente, gire el antebrazo izquierdo y la mano noventa grados hacia afuera para que la palma de la mano quede hacia arriba. Imagínese que usted está sosteniendo un pedazo de fruta en la palma de su mano. Nuevamente, refiérase a la fotografía en la figura 16-1.

La gran rotación circular de su brazo derecho y el giro más pequeño de su mano izquierda completan las dos primeras de las seis acciones involucradas en la ejecución de la postura Rechazar el Mono, derecha. La tercera acción es dar un paso atrás con el pie izquierdo. Este paso debe tomarse con cuidado para mantener la estabilidad cuando su peso se desplaza de nuevo a su pierna izquierda. Su pie izquierdo necesita aterrizar aproximadamente dieciocho pulgadas en la parte posterior de su pie derecho. Usted debe tocar hacia abajo inicialmente con el dedo del pie izquierdo y luego colocar todo el pie de tal manera que su pie está en ángulo hacia fuera a aproximadamente cuarenta y cinco grados. Consulte la figura 16-2.

Después de retroceder con el pie izquierdo, usted comienza a colocar el peso de su cuerpo en su pierna izquierda. Mientras lo haces, completarás dos acciones más con sus brazos. Su brazo derecho hará una inmersión superficial hacia abajo y luego hacia adelante en un arco hasta que su palma orientada hacia delante esté por encima de su empeine derecho. Este es el empujón que rechaza el mono. Para agregar potencia al empujón, deberá girar la cintura hacia atrás para que su torso se vuelva hacia adelante. Sus caderas y hombros deben estar cuadrados hacia el frente. Consulte la figura 16-3.

Al mismo tiempo, retire el brazo izquierdo hacia abajo en un arco más profundo hasta que descanse adyacente a la cadera izquierda. Este es el tirón que compensa energéticamente la acción de empujón de la palma derecha. Estos dos movimientos deben coordinarse para que se completen simultáneamente. Debe haber un momento en el tiempo durante los arcos de sus dos brazos en el que sus caminos pasan entre sí en el espacio. Sus dos manos no chocarán porque sus dos arcos están a cada lado de su cuerpo.

A medida que sus dos brazos completan sus arcos, se acomoda en la postura doblando su *kua* izquierda y bajando todo el peso de su cuerpo en su pierna izquierda. Cuando usted asiente su peso en su pierna trasera, usted necesitará girar en la bola de su pie derecho vacío para apuntar los dedos hacia el frente. Esta es la sexta acción, que completa la postura. En este punto, su pierna delantera y derecha está vacía, y debe estar sentado en una postura vacía con los talones de sus dos pies alineados a lo largo del camino de su retiro. Vea la figura 16-4, que representa la postura de Rechazar el Mono, justo desde una vista frontal.

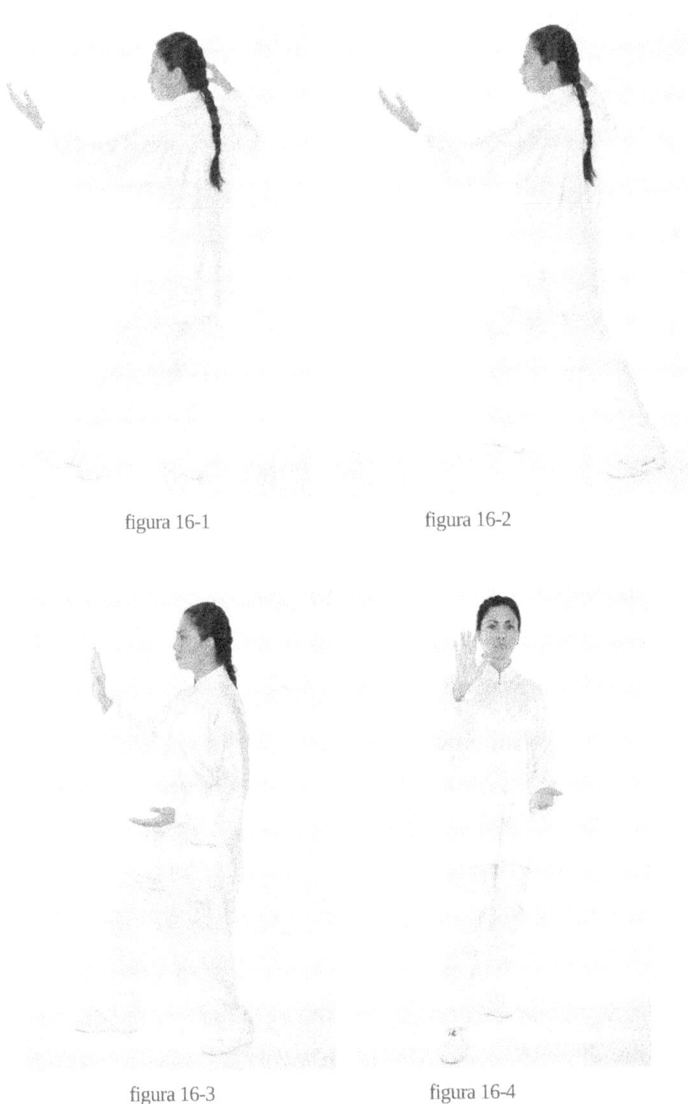

figura 16-1   figura 16-2

figura 16-3   figura 16-4

Rechazar el Mono y Retroceder, Izquierda

Para realizar la postura de Rechazar el Mono en el lado izquierdo, simplemente ejecuta los mismos seis movimientos en el lado opuesto. Esto es más fácil decirlo que hacerlo. La mayoría de los estudiantes principiantes del Tai Chi han tenido la experiencia en la que, habiendo aprendido una postura en un lado, tienen muchas más dificultades para aprender la misma postura en el lado opuesto. Los estudiantes a menudo preguntan: "¿Por qué es mucho más difícil aprender Rechazar el Mono en el lado izquierdo que aprenderlo en el lado derecho?" Esta pregunta se introdujo en el capítulo catorce, y la respuesta dada en ese capítulo es así como un lado del cuerpo es típicamente dominante, un área del cerebro es a menudo más dominante que otra.

Los neurocientíficos han determinado que cada parte del cuerpo, hasta los dedos individuales, está "asignada" a una región diferente del cerebro. Las partes del cuerpo relacionadas, tales como los dedos de la mano derecha, se trazan normalmente en secciones adyacentes del cerebro. Sin embargo, las asignaciones cerebrales de la mano derecha e izquierda no suelen estar adyacentes entre sí. Solía creerse ampliamente que el lado izquierdo del cuerpo está mapeado al hemisferio derecho del cerebro y el lado derecho del cuerpo está mapeado al en el hemisferio izquierdo del cerebro. Si bien este es a menudo el caso, no es universal. Sin embargo, lo que es cierto es que las manos izquierda y derecha, brazos, piernas, pies, etc. definitivamente están mapeados en diferentes partes del cerebro. Por lo tanto, si el área del cerebro que se asigna al lado derecho del cuerpo está más desarrollada y se adapta al cambio, entonces aprenderá tareas que involucran el lado derecho del cuerpo más fácilmente que las tareas que involucran el lado izquierdo del cuerpo.

Hay implicaciones de esto con respecto al estudio y la práctica del Tai Chi. Dado que muchas de las posturas de la Forma Simplificada 24 se reflejan en cada lado del cuerpo, aprender esta forma simple es beneficioso para la salud y el funcionamiento general del cerebro. En esencia, no solo estamos aprendiendo a equilibrar nuestros cuerpos, también estamos aprendiendo a equilibrar nuestros cerebros. El Tai Chi realmente promueve el equilibrio y la armonía tanto en el cuerpo como en la mente.

Dicho esto, abordemos la postura de Rechazar el Mono, a la izquierda. Desde la postura completa de Rechazar el Mono, a la derecha, rodeará su brazo izquierdo hacia abajo, hacia atrás y luego hacia arriba hasta que la palma de su mano izquierda orientada hacia delante descanse adyacente a su oído izquierdo. Cuando su brazo izquierdo alcance su punto más bajo, usted gira su antebrazo derecho hacia adentro ciento y ochenta grados para que su palma derecha mire hacia arriba. Una vez más, imagínese que usted está sosteniendo un pedazo de fruta en la palma de su mano derecha. La figura 16-5 muestra los dos brazos después de completar sus respectivas rotaciones.

Una vez que los brazos estén en posición, tendrá que retroceder con el pie derecho de forma similar al paso hacia atrás dado en la postura de Rechazar el Mono a la derecha. La colocación apropiada de su pie derecho es crucial para mantener el equilibrio cuando usted cambia su peso en su pierna derecha. Si su paso es demasiado ancho, no tendrá una buena estabilidad de delante hacia atrás cuando termine el cambio de peso. Por otro lado, si retrocede con el pie derecho directamente en línea con el pie izquierdo, será inestable cuando cambie el peso a la pierna trasera. Consulte la figura 16-6.

Después de haber dado un paso atrás y colocado todo el pie derecho en el suelo, puede comenzar a desplazar su peso hacia la pierna trasera. Simultáneamente, debe empujar hacia adelante con la palma de la mano izquierda y tirar hacia atrás con la palma de la mano derecha. Asegúrese de girar la cintura para que las caderas y los hombros se cuadren hacia el frente. No sólo mueva los brazos. Es el giro de la cintura el que proporciona la potencia para el empujón hacia adelante que se ejecuta con el brazo izquierdo.

Al igual que con el lado derecho de la postura, sus dos brazos deben viajar en caminos curvilíneos, y deben pasarse el uno al otro en el espacio a la mitad de sus respectivos arcos. Al finalizar, la palma izquierda debe mirar hacia adelante como si empujara contra el avance del mono y debe estar alineada con el empeine del pie izquierdo. No extienda la palma más allá de los dedos del pie izquierdo.

Habiendo tirado hacia abajo, su palma derecha debe mirar hacia arriba y debe descansar adyacente a su cadera derecha. El tirón hacia adentro y hacia abajo con la palma derecha compensa el empujón hacia afuera de la palma izquierda. Sus dos brazos actúan como las varillas de amarre emparejadas que se unen a las ruedas a cada lado del motor de una locomotora. A medida que una varilla de amarre empuja hacia adelante, la otra varilla de amarre tira hacia atrás. Es la dinámica equilibrada de empujón / tracción que evita que el cuerpo se extienda demasiado a medida que se ejecuta la postura de Rechazar el Mono.

A medida que complete la postura, asegúrese de girar en la bola de su pie izquierdo y delantero para que los dedos de los pies estén hacia delante. Una vez más, usted debe sostener una postura vacía con su pierna trasera que sostiene el peso entero de su cuerpo y su pie delantero que toca simplemente abajo energéticamente. La figura 16-7 muestra la postura completada desde el lateral, y la figura 16-8 muestra la misma postura vista desde el frente. Observe la simetría entre los lados derecho e izquierdo de las posturas, que puede verse claramente en las fotografías de las figuras 16-4 y 16-8.

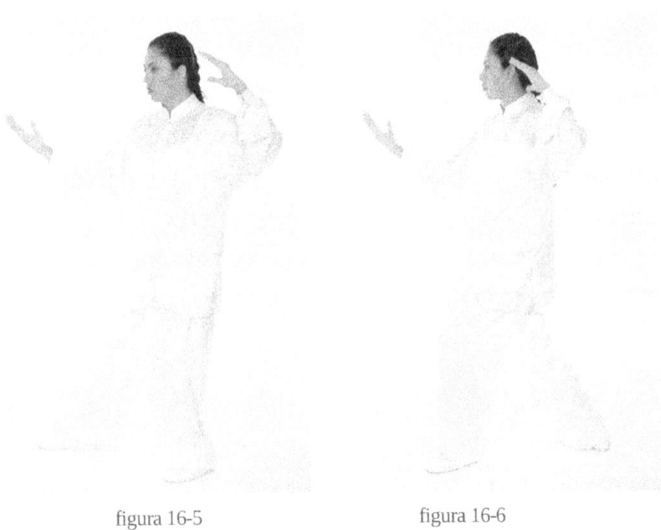

figura 16-5   figura 16-6

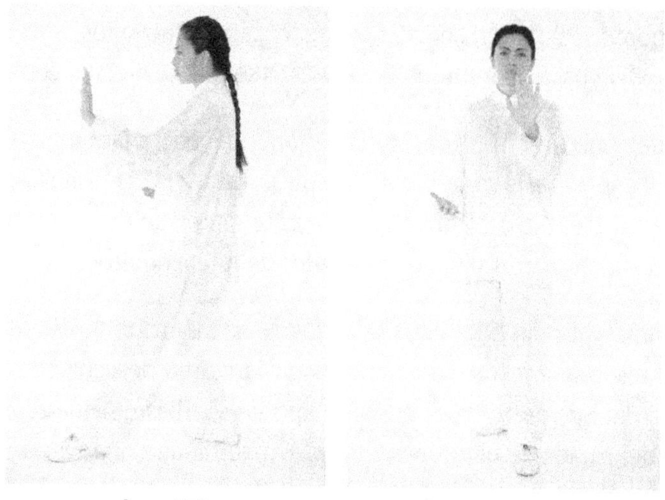

figura 16-7   figura 16-8

Dirección

La dirección del retroceso en la secuencia de Rechazar el Mono y Retroceder, Derecha e Izquierda es hacia el este. Sin embargo, la dirección del empujón y la mirada son ambos hacia el oeste. Aunque el movimiento es hacia atrás, la atención permanece en el frente. Así como un ejército disciplinado continúa defendiéndose contra el enemigo que avanza incluso cuando se retira, el practicante debe continuar defendiendo el frente mientras se retira a la retaguardia en esta secuencia.

Respiración

Cada repetición de la postura de Rechazar el Mono ocurre durante una sola respiración. Tomando la postura de Rechazar el Mono, a la derecha como ejemplo, las tres primeras acciones van acompañadas de una inhalación. A medida que su peso se desplaza hacia su pierna izquierda, trasera y sus brazos ejecutan sus acciones de empujón / tirón, exhala. La exhalación agrega poder a la acción de empujón de su brazo derecho a medida que se extiende hacia afuera para rechazar el mono. La finalización de la exhalación debe coincidir con el asentamiento en la postura terminada, como se muestra en la figura 16-4.

Circulación del *Qi*

La circulación *qi* en la postura de Rechazar el Mono es compleja debido al hecho de que hay tanto una etapa de que hay tanto una reunión como una etapa de emisión. La etapa de reunión tiene lugar durante las dos primeras acciones, en las que sus dos brazos se enrollan para completar la postura. Habiendo reunido su *qi*, usted entonces utilizará su *qi* para emitir en su mano que empuja mientras que dibuja el *qi* de nuevo en su mano que tira.

Para ilustrar, usaremos la postura de Rechazar el Mono, a la derecha como ejemplo. Al finalizar la postura de Tocar el Laúd, el *qi* se emitió en las palmas de sus dos manos. A medida que su brazo derecho gira hacia abajo, hacia atrás y luego hasta su oído derecho, debe usar su mente para dirigir su *qi* para que regrese de su palma derecha a lo largo del interior de su brazo hasta que se acumula en la axila de su brazo derecho. El *qi* que fue emitido a su palma izquierda permanece allí cuando su palma izquierda gira hacia arriba. Recuerde la imagen de sostener un pedazo de fruta en la palma izquierda. Ahora puedes considerar que la pieza de fruta es una bola del *qi*.

Al retroceder con su pie izquierdo, usted envía un flujo del *qi* por el interior de su pierna izquierda para conectarse a la tierra a través del punto *yongquan* de su pie izquierdo. Al asentarse en su pierna izquierda, usted dirige el *qi* que se reúne en su axila derecha para fluir hacia fuera a lo largo de la parte inferior de su brazo derecho hasta que alcance el punto *laogong* en la palma de su mano derecha. El *qi* que se emite a la palma de la mano derecha proporciona el poder interno, o *jin*, que le permite rechazar el mono sin recurrir a la fuerza dura y muscular. Al mismo tiempo, dibuja su palma izquierda, que contiene su propio *qi*, hacia abajo adyacente a su cadera izquierda.

De esta manera, ambas palmas están llenas del *qi*. Su mano y brazo derecho son sustanciales en este caso, por lo que el *qi* que se emite a su palma derecha se considera como *yang* en naturaleza. Su mano y brazo izquierdo son insustanciales, y por lo tanto el *qi* que se sostiene en su palma izquierda tiene una calidad de *yin*. Recuerde que el *yang* y el *yin* deben estar equilibrados en todo momento.

A medida que complete la postura, recuerde que necesita ajustar la dirección de su pie delantero derecho. Este pie está vacío, pero todavía debe ser apoyado por *qi*. El *qi* que fluye por la pierna derecha termina en el punto *yongquan* de su pie derecho. Sin embargo, como esta pierna y pie son insustanciales en comparación con la pierna trasera izquierda que lleva peso, el *qi* que viaja por esta pierna y hacia el punto *yongquan* del pie derecho tiene un aspecto *yin*. El flujo más fuerte de *yang qi* se dirige hacia abajo en la pierna izquierda, que es la pierna sustancial en esta postura.

Cuando la postura se completa, los cuatro flujos del *qi* se equilibran. Hay *yang qi* en su mano derecha y *yin qi* en su pie derecho. En el otro lado de su cuerpo, hay *yin qi* en su mano izquierda y *yang qi* en su pierna izquierda. Yin y *yang* están en armonía a cada lado de su cuerpo, y todo su cuerpo está equilibrado energéticamente. Esto hace que la postura final de Rechazar el Mono sea una postura muy estable. Usted debe poder sentarse tranquilamente en esta postura por varios minutos sin sentirse cansado o drenado energéticamente.

Puntos Importantes

Cuando inicie el círculo del brazo que se llevará hasta la oreja en preparación para ejecutar el empujón, tenga cuidado de no seguir su mano hacia atrás con los ojos. Solo debe girar la cabeza tanto como gire el torso para dejar caer el brazo hacia abajo, hacia atrás y luego hacia arriba. Recuerde mantener la nariz y el ombligo alineados durante toda la postura. Además, cuando gire la mano opuesta para sostener la palma hacia arriba, mantenga la palma levantada hasta que sea el momento de retirar la mano hacia abajo hacia la cadera. Muchos estudiantes cometen el error de permitir que esta palma caiga hacia abajo una vez que ha sido volteada.

Con respecto al paso hacia atrás, es crucial que su pie trasero sea colocado correctamente. Este pie se convertirá en la base principal para la postura una vez que su peso se haya desplazado de nuevo a su pierna trasera. Si retrocede demasiado, la transferencia de peso se volverá incómoda. Si pisas el pie trasero directamente detrás del pie delantero, entonces no tendrás ninguna estabilidad de lado a lado cuando completes la transferencia de peso. Por otro lado, si se da un paso demasiado ancho, no podrá sostener cómodamente la postura vacía cuando complete la postura. Al igual que con cualquier postura vacía, desea que sus dos talones se alineen a lo largo de la línea de su retiro. Las figuras 16-4 y 16-8 muestran la posición adecuada de los dos pies.

Cuando configura el brazo de empujón, asegúrese de girar la cintura hacia un lado para girar el torso. Recuerde que su cintura es la base para su torso; si usted quiere que su torso gire, usted debe dar vuelta a su cintura. Del mismo modo, su hombro es la base de su brazo, por lo que necesita abrir la articulación del hombro en este lado para que su brazo circula hacia abajo, hacia atrás y luego hacia arriba. Cualquier rigidez en el hombro evitará que el brazo puede moverse libremente.

Cuando esté listo para ejecutar el empujón hacia adelante, debe girar la cintura hacia atrás para que su torso se cuadre hacia el frente. Esto proporcionará la energía de rotación que impulsará el empujón hacia adelante. Esta misma energía de rotación también ayudará a dibujar su palma sostenida hacia abajo y hacia atrás hasta que descanse junto a su cadera. Cuando complete los dos movimientos del brazo, tanto las caderas como los hombros deben estar mirando hacia adelante. De esta manera, las tres bases de su cuerpo se alinearán correctamente: pies, cintura y hombros.

Los movimientos de sus dos brazos deben coordinarse tanto en la etapa de reunión como en la etapa de emisión. En la etapa de reunión, la mano que gira hacia abajo y alrededor debe llegar a su oreja justo cuando la mano que gira para girar la palma hacia arriba completa su rotación. A medida que la mano que está al lado de su oreja empuja hacia adelante, su mano opuesta debe retirarse hacia atrás. Deben pasarse el uno al otro a la mitad de sus respectivos caminos.

Es muy importante que el brazo de empujón hacia adelante no se extienda más allá de los dedos de los pies de su pie delantero. Idealmente, su palma orientada hacia adelante debe descansar por encima del empeine de su pie delantero. Si extiende la palma de la mano más allá de los dedos de los pies de su pie delantero, habrá comprometido demasiado su brazo hacia adelante y su postura ya no estará energéticamente equilibrada entre el empujón hacia adelante y el retroceso hacia atrás.

Sea especialmente consciente de los cinco arcos en esta postura. La parte superior del brazo debe incluir una curva suave como la de un tazón poco profundo, y la muñeca debe doblarse ligeramente para que la palma de la mano esté orientada hacia delante. La parte inferior del brazo también debe estar curvada y la palma debe estar orientada hacia arriba. La pierna trasera debe curvarse doblando el *kua* trasero y doblando la rodilla trasera un poco. Usted no quiere estar demasiado alto en esta postura. La curvatura de la parte trasera de la pierna debe proporcionar algo de elasticidad a la postura. Su pierna delantera también debe ser curvada para adaptarse a la flexión de su pierna trasera. Finalmente, su espina dorsal debe ser suavemente curvada para bajar su centro de gravedad total. Todo su cuerpo, incluidos sus dos brazos, sus dos piernas y su columna vertebral deben poder actuar como un amortiguador para resistir y repeler el ataque del mono.

Al completar la postura de Rechazar el Mono y Retroceder, todas las partes de su cuerpo deben terminar simultáneamente. Además, todas las partes de su cuerpo deben trabajar juntas para que esta postura sea correcta. Cualquier opresión o rigidez en los brazos, las piernas o el torso limitará la efectividad de los cinco arcos. Cualquier inclinación hacia adelante o hacia atrás, o inclinación hacia un lado u otro perturbará la alineación central de su cuerpo y hará que se tambalee. Tenga en cuenta la instrucción del Secreto de los Cinco Personajes de Li Yiyu, "Avanzar y retirarse, en todas partes (la coordinación) es perfecta. Después de estudiar durante mucho tiempo, su técnica se volverá hábil." [75]

---

[75] Lo/Inn/Amacker/Foe, *The Essence of T'ai Chi Ch'uan – The Literary Tradition, page 74*

Capítulo Diecisiete

Agarrar la Cola del Gorrión, Izquierda

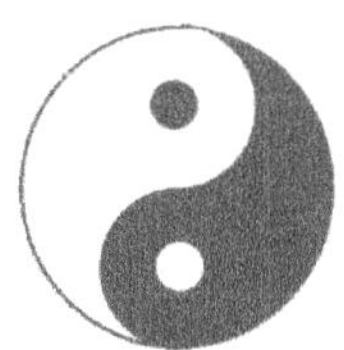

La postura de Agarrar la Cola del Gorrión (*Lǎn Què Wěi*) es en realidad una secuencia de cuatro posturas individuales llamadas Protegerse (*Peng*), Retroceder (*Lu*), Presionar (*Ji*) y Empujar (*An*). En el *Secrets of Tai Chi Form Applications* está escrito: "Las maravillas del Tai Chi Chuan son infinitas. Protegerse, Retroceder, Presionar y Empujar nacen Agarrar la Cola del Gorrión"[76]

Como se explica en el capítulo nueve, originalmente estas cuatro posturas se incluyeron en las trece posturas originales y se les asignaron las cuatro direcciones cardinales de sur, norte, oeste y este, respectivamente. La familia Yang consideraba estas cuatro posturas como los cuatro lados, y se les dio preeminencia en la forma larga tradicional.

Las cuatro posturas contenidas dentro de la secuencia de Agarrar la Cola del Gorrión se consideran colectivamente como la característica distintiva del Tai Chi estilo Yang. Estas cuatro posturas enfatizan la redondez y la suavidad, la plenitud y el rendimiento, y la dependencia de la energía interna, o *jin*, en lugar de la fuerza externa. En particular, la postura de Retroceder personifica el mandato de los Clásicos del Tai Chi de "entregarse a sí mismo para seguir a los demás."

---

[76] *Douglas Wile, T'ai-chi Touchstones: Yang Family Secret Transmissions, page 41*

El importante papel de estas cuatro posturas se conserva en la Forma Simplificada 24 en que la secuencia de Agarrar la Cola del Gorrión se realiza tanto en el lado izquierdo como en el derecho del cuerpo. Sin embargo, las direcciones tradicionales para las cuatro posturas ya no se cumplen. En la Forma Simplificada 24, la secuencia de Agarrar la Cola del Gorrión, Izquierda (*Zuo Lǎn Què Wěi*) se realiza en la dirección oeste, mientras que la secuencia de Agarrar la Cola del Gorrión, Derecha (*You Lǎn Què Wěi*) se realiza en dirección este.

Las posturas individuales de Protegerse, Retroceder, Presionar y Empujar se muestran en las fotografías en las figuras 17-1 a 17-4 respectivamente. Cada una de estas posturas se describirá en detalle en las secciones siguientes.

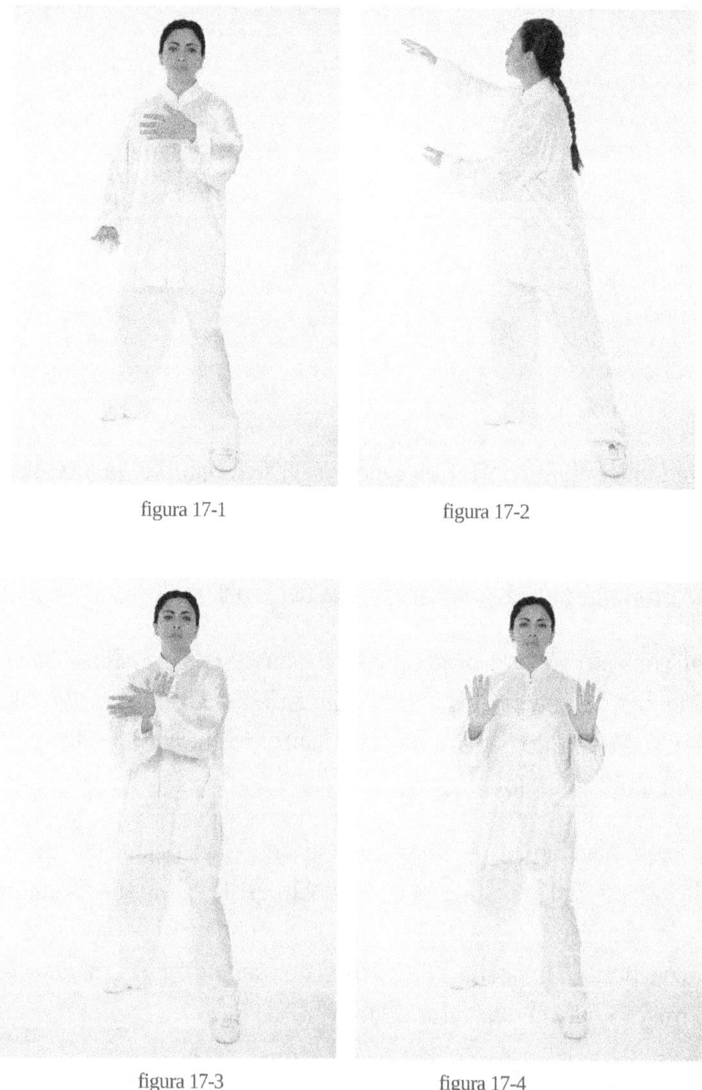

figura 17-1   figura 17-2

figura 17-3   figura 17-4

Protegerse en el Lado Izquierdo

Cuando se ejecuta en el lado izquierdo del cuerpo, la postura de Protegerse, o *Peng*, se designa como Protegerse en el Lado Izquierdo. La postura de Protegerse en el Lado Izquierdo se ejecuta en la postura de un arquero con el pie izquierdo hacia adelante. La transición a la postura de Protegerse, izquierda comienza con la finalización del Rechazar el Mono, que se encuentra en el lado izquierdo del cuerpo. Consulte la figura 16-8 del capítulo anterior para obtener una fotografía de esta postura.

La postura en Rechazar el Mono, a la izquierda es una postura vacía con el pie izquierdo hacia adelante. Desde esta posición, tendrá que retirar la pierna izquierda vacía dando un paso central en el que el pie izquierdo se acerca al arco del pie derecho con sólo los dedos del pie izquierdo tocando hacia abajo. En esta posición, su pierna derecha continuará soportando todo el peso de su cuerpo. Consulte la figura 17-5.

Retroceder a la posición mostrada en la figura 17-5 es uno de los cinco pasos. Sin embargo, este no es un verdadero retiro, sino más bien un paso central. Como tal, se considera que es un retorno a la posición de equilibrio central, o *zhong ding*.

A medida que retire su pie izquierdo, girará sus dos brazos para sostener la bola del Tai Chi en el lado derecho de su cuerpo. Para facilitar el giro de sus brazos, girará su cintura hacia la derecha y girará su torso un poco hacia la derecha también para que la bola del Tai Chi se mantenga en su lado derecho y no solo frente a su cuerpo. El giro de la cintura hace que el torso gire también y crea energía potencial rotacional. En esencia, estás enrollando su torso, que se desenrollará al finalizar la postura. La figura 17-5 muestra la posición enrollada del torso y las posiciones de los dos brazos mientras sostienen la bola del Tai Chi.

A partir de la posición de equilibrio central que se muestra en la figura 17-5, a continuación, salga con el pie izquierdo vacío para formar la postura de un arquero izquierdo. Cuando salga, asegúrese de dar un paso no sólo hacia delante, sino también un poco hacia los lados. Recuerde de la ilustración del capítulo siete (figura 7-1) que la posición de los pies en la posición de un arquero forma un rectángulo. Usted no desea que su rectángulo sea demasiado estrecho, ya que una postura estrecha no proporciona suficiente estabilidad de lado a lado. Sus pies deben estar separados al menos por el ancho de la cadera, pero no más anchos que el ancho de los hombros.

A medida que salga con el pie izquierdo vacío, debe hundirse en la pierna derecha doblando la *kua* derecha. A medida que su pie izquierdo salga, aterrice ligeramente primero con el talón. Trate de evitar el sonido de estrepitoso que acompaña a un paso pesado. Asegúrese de que los dedos de los pies estén orientados hacia delante y no estén orientados hacia la izquierda. Una vez que el talón haya bajado, puede colocar todo el pie sobre el suelo. Sin embargo, aún no debe transferir ningún peso a su pierna izquierda. En este punto, debería poder levantar el pie izquierdo del suelo y retirarlo de nuevo a la posición de equilibrio central. Consulte la figura 17-6.

Una vez que su pie izquierdo esté en contacto con el suelo, puede proceder a desplazar su peso hacia su pierna izquierda. A medida que desplaza progresivamente más peso hacia su pierna izquierda, simultáneamente gira su cintura para girar su torso para que esté orientado hacia adelante. Junto con el cambio de su peso y la rotación de su cintura, cambiará la posición de sus dos brazos. Su brazo izquierdo, que anteriormente se sostenía en la parte inferior de la bola del Tai Chi, se enrolla de modo que la parte posterior de su antebrazo izquierdo y la parte posterior de su mano izquierda miran hacia adelante frente a su pecho. Su brazo derecho, que estaba en la parte superior de la bola del Tai Chi, se enrolla hacia abajo hasta que llegue a descansar al lado de su muslo derecho con la palma hacia abajo. Consulte las figuras 17-7 y 17-8.

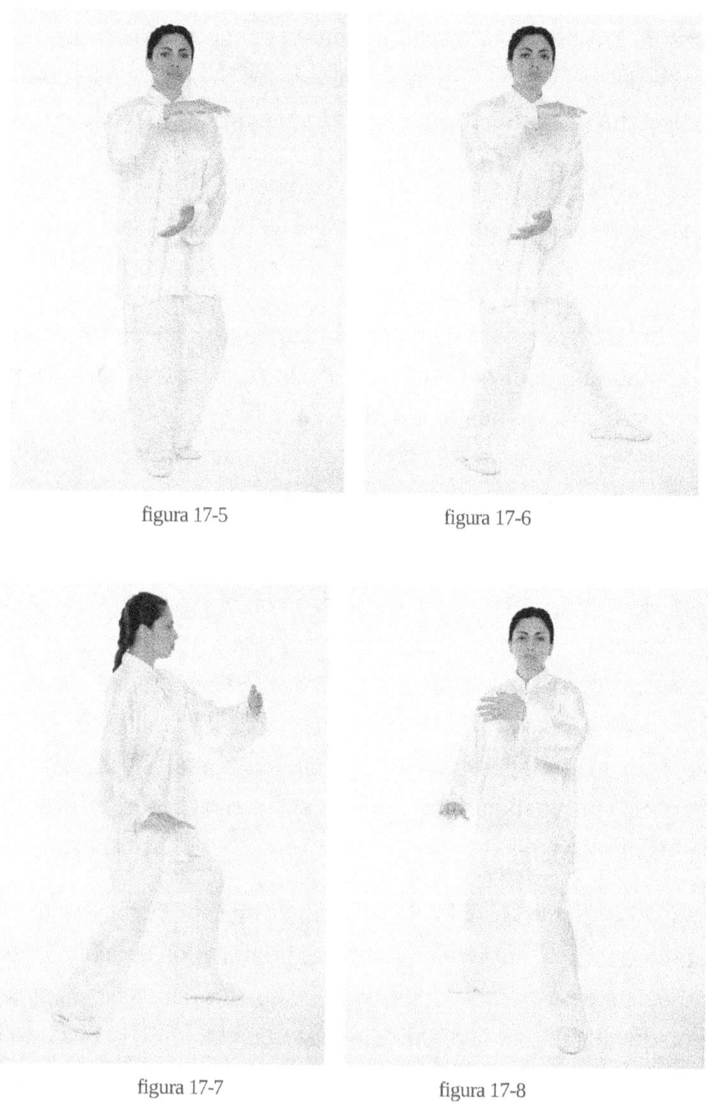

figura 17-5

figura 17-6

figura 17-7

figura 17-8

Los movimientos de sus dos brazos deben ser coordinados y redondos. El movimiento de su brazo izquierdo debe simular el movimiento de una puerta de garaje articulada a medida que se enrolla. Cuando su brazo izquierdo alcanza su posición final, debe curvarse hacia afuera como un arco horizontal. Usted puede querer pensar en este brazo como formar un escudo con el cual usted está protegiendo su pecho.

El papel de su brazo superior izquierdo en la postura de Protegerse es precisamente eso: Evitar el intento de un oponente imaginario de empujarte o golpearte. Por esta razón, usted debe tener algún espacio entre su pecho y el lado interno de su brazo izquierdo curvo. Usted puede querer imaginarse sosteniendo un escudo invisible frente a su pecho. No sostenga su escudo para que se acerque a su pecho. Una vez más, consulte las figuras 17-7 y 17-8.

Es crucial que su brazo de protegerse no sea duro ni rígido. Más bien, quieres que su brazo tenga una sensación elástica. La forma de hacerlo es llenar su brazo con *peng jin*. *Peng jin* es un tipo especial de energía intrínseca que es como una pelota de playa que se ha inflado hasta el punto de que puede absorber la energía entrante sin estallar. Una pelota de playa bonita y rebosante tiene la cantidad justa de dar a ella sin ser demasiado dura, como una de voleibol.

Tendrás que jugar con la cantidad de energía que usted envía a su brazo de guardia. Intenta imaginar que su brazo es uno de esos globos largos y delgados que se utilizan para crear animales de globos. Infle mentalmente su brazo con *peng jin* mientras lo sostienes frente al pecho. Pídale a un amigo o compañero de estudios que coloque sus manos contra su brazo y empuje suavemente contra él.

Su pareja debe darle su opinión sobre cómo se siente su brazo de guardia. Si es demasiado rígido, su pareja sentirá esto y puede aconsejarle que se ablande. Si su brazo de guardia está demasiado suave, su pareja podrá penetrar su escudo y colapsar su brazo en su pecho. A medida que continúe trabajando con un socio en este ejercicio, encontrará la cantidad correcta de inflación, o *peng jin*, que funciona para usted.

Al mantener la postura de Protegerse, la mayoría de los estudiantes principiantes del Tai Chi enfocan su atención solo en el brazo de protegerse. En consecuencia, permiten que su brazo inferior derecho cuelgue ineficazmente hacia abajo por su lado derecho. La energía *peng* que llena el brazo derecho es el resultado del *yang qi* que fluye hacia el exterior del brazo y el dorso de la mano. Este flujo de *yang qi* debe ser compensado por un flujo correspondiente de *yin qi* en su brazo derecho para mantener el equilibrio de *yin* y *yang* en todo su cuerpo.

El flujo de *yin qi* en su brazo derecho debe ser dirigido hacia la palma de su mano derecha que mira hacia abajo. Imagínese que su palma derecha está descansando suavemente sobre un bastón para caminar. Presiona suavemente el punto de *laogong* contra la cabeza del bastón para establecer una conexión energética con el suelo. Sin esta conexión a tierra, su brazo de guardia no estará equilibrado energéticamente, y correrá el riesgo de comprometerse demasiado con la dirección frontal.

Los cinco arcos son especialmente relevantes en la postura de Protegerse. Como se ha explicado en los párrafos anteriores, ambos arcos de brazo juegan un papel vital en la postura. En las figuras 17-7 y 17-8, los arcos curvos de los brazos son claramente evidentes. El papel de las piernas a medida que forman la postura de un arquero es igualmente importante. La pierna delantera, en este caso la pierna izquierda, actúa como el pilar que soporta la mayor parte (aproximadamente el sesenta por ciento) del peso del cuerpo. Esta pierna debe ser curvada para soportar el peso sin ser demasiado rígida. La pierna trasera, la derecha en este caso, actúa como la estaca y sirve para reforzar la pierna delantera. Si la pierna trasera es demasiado rígida, no será capaz de absorber ninguna fuerza entrante y puede doblarse bajo presión. Nuevamente, refiérase a las fotografías en las figuras 17-7 y 17-8.

Retroceder

En la secuencia de Agarrar la Cola del Gorrión, la postura de Protegerse es seguida por la postura de Retroceder, o *Lu*. En realidad, Retroceder no es tanto una postura como una acción que tiene lugar en respuesta a la presión que se acumula en el brazo de guardia. El *Taijiquan Lun*, de Wang Zongyueh, nos instruye a:

> *Vacíe la izquierda dondequiera que aparezca una presión,*
> *y de forma similar la derecha.*
> *No se puede colocar una pluma y*
> *una mosca no puede posar/apearse*
> *en ninguna parte* del *cuerpo.* [77]

En una situación real de autodefensa, tan pronto como el oponente toca su brazo, usted respondería girando su cintura y sentado en su pierna trasera para llevar al oponente al vacío. Esta es la acción de Retroceder, como se puede ver en las figuras 17-9 a 17-11. La acción de Retroceder procede directamente a la postura de Presionar, que se abordará posteriormente. A diferencia de la mayoría de las posturas de la Forma Simplificada 24, en la que uno puede mantener la postura durante algún tiempo si se desea, la llamada postura de Retroceder es puramente transicional. Aunque las figuras 17-11 y 17-12 representan un instante específico en el tiempo, de hecho, no hay una postura fija que pueda etiquetarse como la postura Retroceder.

En la Forma Simplificada 24, a acción de Retroceder se inicia abriendo los brazos hacia el lado opuesto de su cuerpo (es decir, hacia el noroeste), como se muestra en la figura 17-9. Esto se logra girando su cintura y girando su torso un octavo de un giro a la izquierda y permitiendo que sus dos brazos se deslicen hacia arriba y hacia fuera para seguir la dirección del giro de la cintura. Su mano izquierda gira para mirar hacia abajo y su mano derecha gira para mirar hacia arriba. Puedes imaginar que estás abriendo los brazos para sostener una carga de ropa caliente y esponjosa que acaba de salir de la secadora.

A medida que gira el torso y extiende los brazos oblicuamente hacia la esquina izquierda, querrá desplazar un diez por ciento adicional del peso de su cuerpo hacia la pierna delantera para que soporte el setenta por ciento del peso del cuerpo. Esto facilitará el sentarse detrás en su pierna trasera mientras que usted comienza el movimiento real de dar marcha atrás. Desde esta posición extendida, comenzará a transferir la mayor

---

[77] *Lo/Inn/Amacke/Foe, The Essence of T'ai Chi Ch'uan – The Literary Tradition, pages 34 and 35*

parte del peso de su cuerpo a la pierna trasera mientras gira el torso hacia la derecha. Estas dos acciones deben servir para retirar sus dos brazos extendidos hacia atrás y hacia abajo.

A medida que retire los brazos, conduzca con los codos y permita que sus muñecas y manos lo sigan. Recordemos la instrucción de Yang Chengfu de "Hundir los hombros y dejar caer los codos." La figura 17-10 proporciona una imagen instantánea del movimiento a mitad de camino hasta la finalización del Retroceder.

A medida que continúas la acción del Retroceder hacia atrás en la parte trasera, la pierna derecha continuarás dibujando los dos brazos hacia abajo y hacia la derecha. A medida que alcance la extensión más completa de su Retroceder, sus dos manos se habrán arrastrado hacia abajo y luego hacia arriba para flotar momentáneamente detrás de su hombro derecho. Esta posición se muestra en la figura 17-12. Tenga en cuenta que las posiciones relativas de las dos palmas, con la palma izquierda hacia abajo y la palma derecha hacia arriba, no han cambiado a lo largo del proceso de retroceder.

La distribución del peso para completar la acción de Retroceder es importante. La postura presentada en la figura 17-12 no es ni la postura de un arquero ni una postura vacía. Aunque la mayor parte del peso es soportado por la pierna trasera, aún conservará una pequeña porción del peso en la pierna delantera. Además, no moverá sus pies de sus posiciones en la postura del arquero de la postura Protegerse. El peso se desplaza hacia atrás, el torso gira hacia la derecha, pero los pies no se mueven.

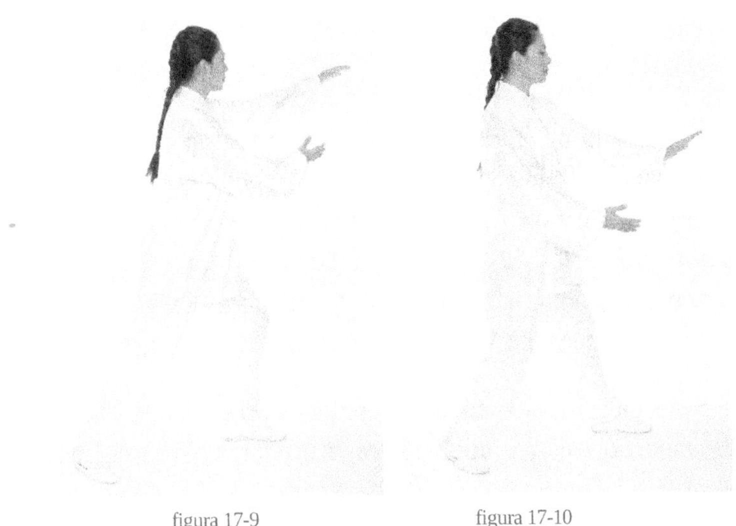

figura 17-9   figura 17-10

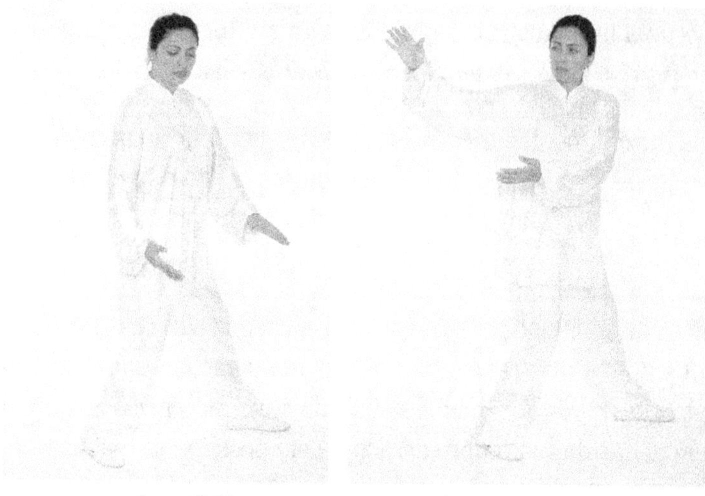

figura 17-11   figura 17-12

Presionar

La postura de Presionar, o *Ji*, sigue la acción de Retroceder. Desde la posición de Roll back que se muestra en la figura 17-12, comenzará a girar ambos brazos para que la parte posterior de la mano izquierda quede hacia delante y la palma de la mano derecha esté orientada hacia la palma de la mano izquierda, como se muestra en la figura 17-13. Continúe rodeando la mano derecha y luego conecte la palma de su mano derecha al interior de su muñeca izquierda como se muestra en la figura 17-14. La conexión de las dos manos se crea presionando el punto *laogong* de su palma derecha contra el punto *neiquan* en el interior de su muñeca izquierda.

A medida que circule los brazos, también debe girar la cintura y girar el torso para que las caderas y los hombros queden cuadrados hacia el frente. Hasta este punto, su peso debe ser apoyado principalmente por su parte trasera, pierna derecha. Cuando conecte la palma de la mano derecha al interior de la muñeca izquierda, comenzará a mover el torso hacia delante y a transferir el peso de nuevo a la pierna izquierda delantera. Continúe avanzando y desplazando su peso hacia su pierna delantera hasta que las palmas de las manos alcancen la parte delantera de su pie delantero como se muestra en la figura 17-15.

Asegúrese de detener el avance de su torso cuando sus manos presionadas alcancen la parte delantera de su pie izquierdo. No desea extender demasiado su alcance mientras ejecuta la presión. En una aplicación marcial, sus manos se usarían para presionar contra alguna parte del cuerpo del oponente, como su hombro, pecho o espalda. Si se extiende demasiado al ejecutar la acción de presionar, corre el riesgo de perder su propia posición de estabilidad y arraigo, y el oponente puede tomar prestado su impulso hacia adelante y desarraigarlo.

Es importante cuadrar las caderas y los hombros hacia el frente antes de mover el torso hacia adelante y mover el peso hacia adelante hacia la pierna delantera. Si el torso sigue girando al mover el peso hacia la pierna delantera, parte del movimiento hacia delante se traducirá en energía rotacional y su presión no tendrá el mismo poder que si todas las partes del cuerpo se estuvieran moviendo hacia delante. En la figura 17-16, se puede ver que todo el enfoque del cuerpo y el espíritu marcial de los ojos se dirigen al frente.

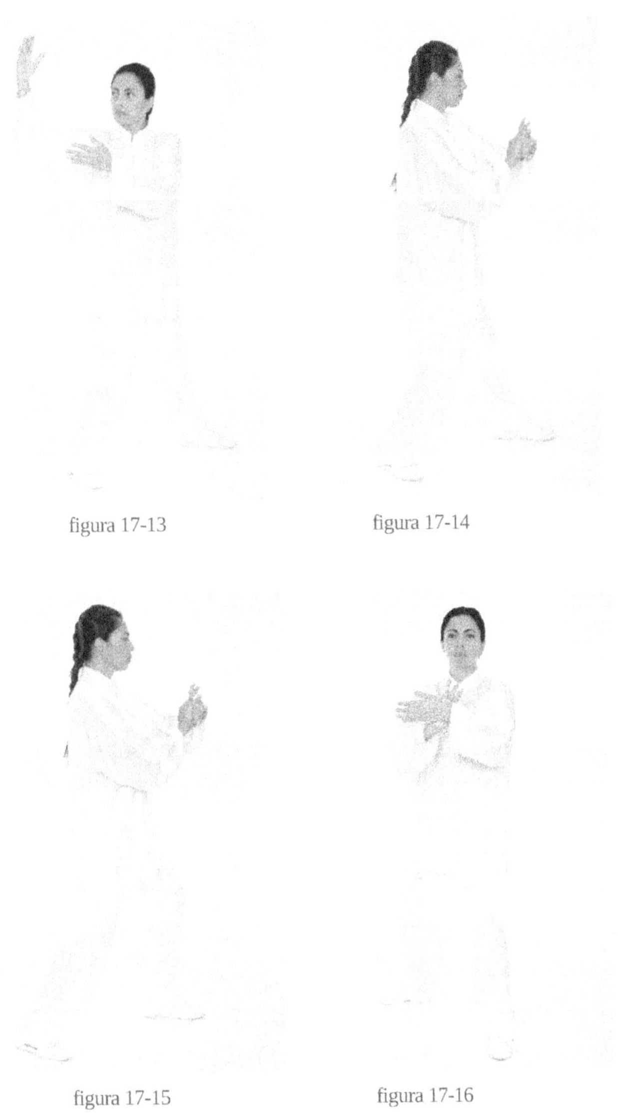

figura 17-13   figura 17-14

figura 17-15   figura 17-16

Empujar

La postura final en la secuencia de Agarrar la Cola del Gorrión es Empujar, o *An*. La postura de Empujar a veces se llama Retirar y Empujar, ya que incluye tanto una retirada como un empujón. El propósito de la retirada es neutralizar una prensa presión u otra forma de ataque. Habiendo neutralizado el ataque del oponente, el practicante puede corresponder aplicando un empujón para enviar al oponente volando hacia atrás.

En la Forma Simplificada 24, la transición de la postura de Presionar a Retirar y Empujar comienza deslizando la palma derecha hacia el exterior de la muñeca izquierda. El punto de *laogong* en la palma derecha, que estaba conectado al punto *neiquan* de la muñeca izquierda, se envuelve alrededor de la muñeca izquierda para conectar brevemente con el punto de *yiquan* en el exterior de la muñeca izquierda.

A medida que usted desarrolla más sensibilidad al flujo del *qi* en sus manos y muñecas, usted comenzará a sentir las conexiones energéticas que tienen lugar cuando puntos de energía tales como su *laogong*, su *neiquan*, y su *yiquan* hacen contacto entre sí. La figura 17-17 muestra la colocación de las dos manos cuando la palma derecha envuelve la parte exterior de la muñeca izquierda.

Desde esta posición, comienza a sentarse en la pierna trasera mientras retira ambos brazos con las palmas hacia abajo. Al retirar hacia atrás, desea transferir la mayor parte de su peso a la pierna trasera. Sentarse de nuevo en su pierna trasera requiere que usted arrugue su *kua* derecho y enganche su muslo derecho. Para facilitar sentarse de nuevo sobre la pierna derecha, debe levantar los dedos del pie izquierdo del suelo y enderezar la pierna delantera izquierda como se muestra en la figura 17-18. Al mismo tiempo, debe retirar los brazos en un camino curvilíneo cóncavo. Imagine que usted está corriendo sus manos hacia atrás a través de la parte superior de una pelota de playa y luego tirando de ellos hacia abajo por el lado de la bola más cercano a su cuerpo.

A medida que sus manos descansan delante de su abdomen, usted pone su pie izquierdo de nuevo en el suelo en preparación para avanzar hacia el Empujar. Para ejecutar la postura final del empujón, presione el talón del pie derecho contra el suelo y extienda la pierna derecha flexionada para desplazar el cuerpo hacia delante y transferir el peso a la pierna izquierda delantera. Simultáneamente, usted permita que sus dos brazos se desplacen hacia adelante y hacia arriba para completar el empujón, como se muestra en la figura 17-19. Sus brazos deben viajar hacia adelante en coordinación con el movimiento hacia adelante de su torso. Es crucial que sus brazos no avancen por sí solos, y que sus hombros no están involucrados en la ejecución del empujón.

En el estilo Yang Tai Chi, la energía intrínseca de Empujar, un jin, no depende de la fuerza del brazo o del hombro. Más bien, el poder de un empujón correctamente ejecutado es el resultado de todo el impulso del cuerpo que avanza de manera coordinada y concentrada. En La canción de la forma y la función, Cheng Man-ch'ing, que fue discípulo de Yang Chengfu, escribió: "Todo el cuerpo es una mano, y la mano no es una mano."[78]

Lo que el Profesor Cheng quiso decir con esta declaración es que el arte marcial interno del Tai Chi Chuan no depende de la fuerza física. Más bien, la efectividad del Tai Chi se basa en la energía intrínseca, o *jin*, que se deriva del *qi* concentrado y es apoyada por el impulso del cuerpo a medida que se desplaza hacia adelante y hacia atrás o gira de lado a lado. Para practicar Tai Chi correctamente, usted debe renunciar a la fuerza fuerte, muscular y venir a confiar en su lugar en la aplicación de la energía interna acompañada por el movimiento coordinado de su cuerpo.

---

[78] *Ibid, page 95*

Al completar la postura de Empujar, toda su energía debe ser dirigida hacia el frente. Sus dos ojos, sus dos palmas de pie, sus dos hombros, y sus dos caderas deben estar todos mirando hacia adelante. Consulte la figura 17-20. Sin embargo, es importante que no se extiendan más los brazos. Las muñecas de sus manos de pie no deben extenderse más allá de los dedos de los pies de su pie izquierdo delantero.

Al igual que con la postura de Presionar, si usted se extiende demasiado al empujar contra un oponente real, él podría ser capaz de tomar prestado el impulso hacia adelante de su Empujar y así desarraigarte. La extensión excesiva es más probable que ocurra cuando sus hombros y brazos están involucrados en la acción de empujar. Si simplemente permite que sus brazos se muevan hacia adelante a medida que su torso se mueve hacia adelante, entonces es menos probable que se extiendan más allá de los dedos de los pies de su pie delantero a medida que se completa la postura.

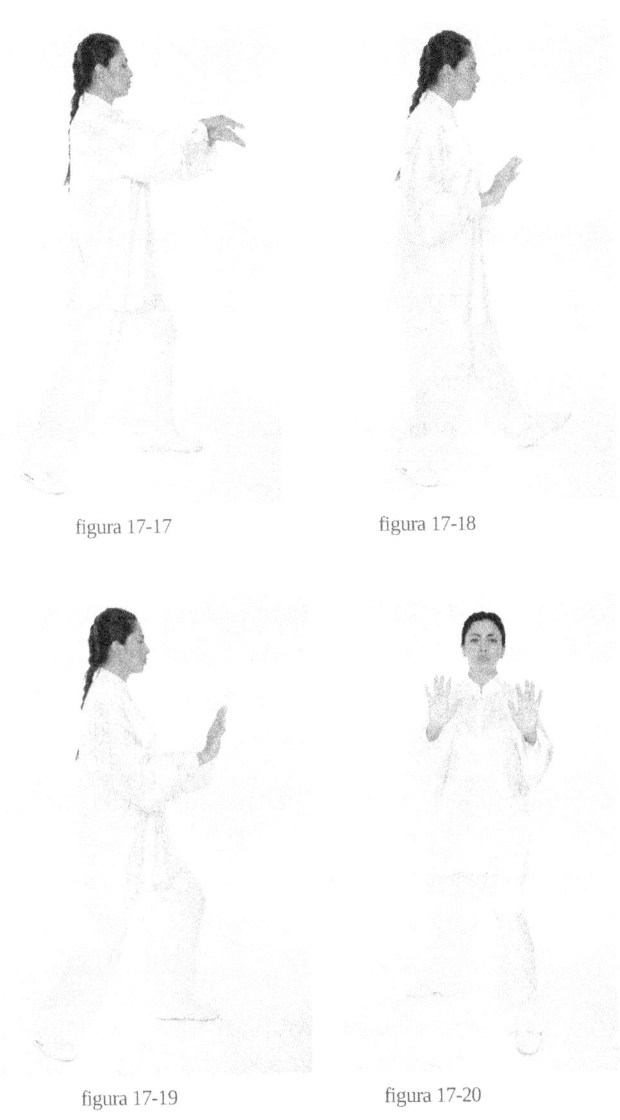

figura 17-17   figura 17-18

figura 17-19   figura 17-20

Dirección

La secuencia de Agarrar la Cola del Gorrión a la izquierda invierte el retroceso que se inició en la secuencia de Rechazar el Mono y Retroceder y devuelve el progreso de la forma a la dirección oeste.

Respiración

Aunque la secuencia de Agarrar la Cola del Gorrión incluye las cuatro posturas de Protegerse, Retroceder, Presionar y Empujar, solo requiere tres respiraciones para completar la secuencia. Esto se debe a que las posturas de Retroceder y Presionar comparten la misma respiración. En la secuencia de Agarrar la Cola del Gorrión, hay tres etapas de Cierre, o de recolección, y tres etapas de la Apertura, o de emisión. La etapa de recolección para la postura de Protegerse ocurre en el paso central que se sale del Rechazar del Mono final (ver figura 17-5) y está acompañado por una inhalación. Avanzar hacia la postura del arquero izquierdo y completar la postura de Protegerse va acompañada de una exhalación.

La etapa de recolección para la postura de Presionar es el Retroceder que sigue a Protegerse. Debe inhalar durante todo el Retroceder hasta el punto en que los brazos se enrollan hacia arriba y la palma derecha se adhiere a la muñeca izquierda para comenzar la postura de Presionar. A medida que avanza para completar la postura de Presionar, debe exhalar.

La fase de Retirar también debe ir acompañada de una inhalación. Al cambiar su peso de vuelta a la pierna delantera para ejecutar el Empujar, exhalas una vez más. De esta manera, cada una de las tres fases de recolección está acompañada por una inhalación, y cada una de las tres posturas de desplazamiento hacia adelante de Protegerse, Presionar y Empujar están acompañadas por una exhalación.

Circulación del *Qi*

La circulación del *qi* para las cuatro posturas de Protegerse, Retroceder, Presionar y Empujar corresponde a las inhalaciones y exhalaciones que acompañan a estas posturas. Para empezar, podemos considerar que el *qi* fluye hacia las piernas como el mismo para cada una de las posturas de Protegerse, Presionar y Empujar. Al igual que con las posturas de Acariciar el Crin del Caballo, izquierda y Cepillar la Rodilla y Empujar, izquierda estas tres posturas comparten la postura de un arquero izquierdo.

En la postura de un arquero izquierdo, su pierna izquierda es la pierna sustancial, y el flujo del *qi* en esta pierna corre por la parte exterior de la pierna y hacia los dedos de los pies de su pie izquierdo. El flujo del *qi* para la pierna derecha corre por la parte posterior de la pierna y termina en el talón del pie derecho. También hay un flujo contrario del *qi* que corre hacia arriba desde el punto *yongquan* en cada pie y a través del centro de cada pierna para llegar al *dantien* inferior.

Los flujos *qi* que se dirigen a sus brazos para estas tres posturas difieren ligeramente de postura a postura. En Protegerse, el *qi* que se dirige en el brazo izquierdo y la mano viaja por el exterior del brazo y a través de la parte posterior de la mano para alcanzar las puntas de los dedos. Recuerde que los meridianos que corren a lo largo de la parte exterior del brazo y la parte posterior de la mano son *yang* en la naturaleza, por lo que este flujo *qi* tiene un carácter *yang*. El *qi* que fluye por el interior de su brazo derecho y alcanza el punto *laogong* de su palma derecha es *yin* en su carácter porque viaja a través de los meridianos *yin*.

Es importante que estos dos flujos del *qi* estén equilibrados. Como se indicó anteriormente, si descuida la energía *yin* de su mano derecha en favor de la energía *yang* de su mano izquierda en Protegerse, Izquierdo correrá el riesgo de estar energéticamente sobrecargado, lo que hará que su postura se vuelva unilateral e inestable.

Los flujos del *qi* en sus brazos en la postura de Presionar son idénticos a los flujos del *qi* descritos anteriormente para la postura Protegerse, Izquierdo con una diferencia menor, que se debe a la colocación de las manos. Debido a que sus dos manos están unidas, el *yin qi* que fluye hacia su palma derecha se puede agregar energéticamente al *yang qi* en la parte posterior de su mano. Este *yin qi* se puede dirigir para pasar desde el punto *laogong* en la palma derecha a través del punto *neiquan* en el interior de su muñeca izquierda para apoyar energéticamente la energía de Presionar.

El *qi* que fluye hacia sus dos brazos en la postura de Retirarse y Empujar son especialmente notables. En la etapa de Retirar, el *qi* se extrae hacia atrás desde sus dos manos conectadas y presionando. El lavado de la palma de la mano derecha sobre la parte posterior de la muñeca izquierda elimina la energía *ji* de las dos manos. A medida que se retiran las manos, el *qi* viaja desde la parte posterior de las manos y hacia arriba de los brazos, a través de la parte delantera de los hombros y por la parte delantera del torso para asentarse temporalmente en su *dantien* inferior.

En la etapa de Empujar, el *qi* es dirigido hacia arriba desde el *dantien* inferior para fluir hacia fuera de sus brazos con el fin de alcanzar los puntos de *laogong* de sus dos palmas. Estos dos flujos *qi* necesitan ser equilibrados, con el *qi* proyectado en su palma derecha siendo más dominante (yang) que el *qi* dirigido en su palma izquierda (yin). También necesitas dirigir dos flujos *qi* hacia abajo en sus piernas, con el *qi* dirigido hacia su pierna izquierda y pie *yang* y el *qi* dirigido hacia su pierna derecha y pie *yin* en comparación.

Después de analizar los flujos del *qi* en las posturas de Protegerse, Presionar y Empujar, nos queda examinar los flujos del *qi* en la acción de Retroceder. Claramente el *qi* fluye hacia sus piernas en Retroceder debe ser hacia abajo y hacia el suelo. El flujo *qi* en la pierna derecha es ahora *yang* y el flujo *qi* en la pierna izquierda es *yin*. No hay flujos del *qi* correspondientes hacia arriba de las piernas al realizar Retroceder.

El flujo del *qi* en su brazo derecho es *yin* y se dirige desde el punto *laogong* de su palma derecha para fluir hacia su axila derecha y volver a bajar a su *dantien* inferior. El flujo de *yang qi* de su brazo izquierdo es desde los dedos de su mano izquierda hacia su hombro izquierdo y hacia abajo en su *dantien* inferior.

Puntos Importantes

Al igual que con todas las posturas de la Forma Simplificada 24 que dependen de la postura de un arquero, debe asegurarse de que su torso y cabeza no se inclinen hacia adelante o hacia atrás en las posturas de Protegerse, Presionar y Empujar. Debe mantener su eje vertical a medida que se desplaza por la secuencia de Agarrar la Cola del Gorrión. Además, asegúrese de no extender la rodilla delantera más allá del empeine del pie delantero. Aunque la pierna delantera tiene el porcentaje más grande del peso de su cuerpo (alrededor del sesenta por ciento), usted no debe caerse en su pierna delantera de tal manera que su rodilla sea empujada más allá de los dedos de los pies de su pie delantero. Este es un error común entre muchos principiantes y algunos practicantes avanzados del Tai Chi. Las posturas terminadas de Protegerse, Presionar, y Empujar no deben ser exageradas ni estructural ni energéticamente.

Al ejecutar las acciones de Retroceder o Retirar, es importante que usted dirija con su torso cuando usted se sienta en la parte trasera de la pierna. La retirada de su torso proporciona el impulso hacia atrás que traerá sus brazos hacia atrás también. En el caso de Retroceder, sus brazos se dibujan oblicuamente hacia abajo y hacia el lado derecho de su cuerpo antes de ser llevados de nuevo a medida que se elevan a la altura de los hombros detrás y hacia el lado derecho de su cuerpo. En la retirada, los dos brazos se tiran hacia abajo y hacia adentro mientras siguen su torso en retirada. En ambos casos, la idea es llevar al oponente al vacío.

Preste especial atención a las energías intrínsecas, o *jin*, de cada una de las posturas en la secuencia de Agarrar la Cola del Gorrión. La energía Protegerse de *peng* debe ser plena y fuerte, pero no dura ni rígida. Por otro lado, no quieres que su brazo de guardia se sienta como espaguetis. Entrenar la energía *peng* requiere tiempo y esfuerzo mental (gongfu). La Canción de las Trece Posturas dice que "Al aplicar la guardia, el brazo debe ser redondo y vivo. Al extender la mano, enfatiza la sensibilidad."[79]

La energía de Retroceder, o *Lu*, debe ser ligera y ágil. A medida que se retiran los brazos oblicuamente hacia abajo y hacia la derecha, imagine que se está pegando ligeramente al brazo de un oponente imaginario y guiándolo hacia el lado derecho de su cuerpo. Usted no quiere participar en tirar el oponente hacia abajo, que es una energía intrínseca diferente por completo. La Canción de las Trece Posturas nos indica que "Retroceder se utiliza para neutralizar la energía, atrayendo al oponente a nuestra trampa vacía." [80]

En Presionar, las energías combinadas en sus dos manos son más agudas que la energía *peng* de Protegerse. La energía de Presionar, o *ji*, es aguda y penetrante. Usted debe enfocar mentalmente los dos flujos del *qi* en un solo punto (el punto *yiquan* en la parte posterior de su muñeca izquierda) mientras que usted completa esta postura. La Canción de las Trece Posturas nos dice que "la energía de la prensa está combinada." [81]

---

[79] *Douglas Wile, Lost T'ai-chi Classics from the Late Ch'ing Dynasty, page 51*
[80] *Ibid*
[81] *Ibid*

La energía intrínseca combina un componente hacia abajo y un componente hacia adelante. Por esta razón, la energía intrínseca de *jin* a veces se llama energía Empujar hacia Abajo, en lugar de simplemente energía Empujar. En la fase de retirada, imaginas que estás presionando suavemente hacia abajo en los dos brazos de un oponente. Habiendo neutralizado el intento del oponente de presionar contra su pecho, entonces conviertes la energía descendente de Empujar hacia Abajo en una trayectoria hacia arriba y hacia adelante mientras contrarrestas con Empujar para enviarlo volando hacia atrás. De la Canción de las Trece Posturas, tenemos esta declaración, "El empujón debe contener el elemento de unión; primero hacia abajo y luego hacia atrás. Cuando la parte superior del cuerpo gire, vuelva a empujar hacia delante, lanzando al oponente por diez pies." [82]

Aunque las posturas de Protegerse, Retroceder, Presionar y Empujar contienen sus propias energías intrínsecas distintas de *peng, lu, ji* y *an*, es importante recordar no mostrar estas energías intrínsecas de forma manifiesta al practicar la Forma Simplificada 24. Se dice que las aplicaciones marciales del Tai Chi estilo Yang están ocultas dentro de la forma. Al practicar la forma, debes sentir estas energías dentro de ti mismo, pero sus movimientos suaves y fluidos deben disfrazar estas energías. Cuando practiques Tai Chi, debes tratar de emular la expresión de los Clásicos del Tai Chi:

> *Cuando estés quieto, quédate quieto como una montaña,*
> *Cuando se mueva, muévase como un río poderoso.* [83]

---

[82] *Ibid, page 52*
[83] *Lo/Inn/Amacker/Foe, The Essence of T'ai Chi Ch'uan – The Literary Tradition, page 54*

Capítulo Dieciocho

Agarrar la Cola del Gorrión, Derecha

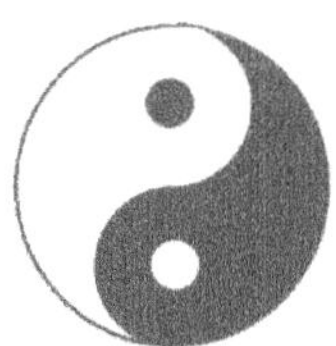

La secuencia de Agarrar la Cola del Gorrión, Derecha (*You Lăn Què Wĕi*) se realiza de la misma manera que la secuencia de Agarrar la Cola del Gorrión, Izquierda excepto que la dirección se invierte (es decir, mirando hacia el este) y las posturas individuales de Protegerse, Retroceder, Presionar y Empujar se realizan en el lado derecho del cuerpo en lugar del lado izquierdo del cuerpo. Estas cuatro posturas se muestran en las fotografías que se presentan a continuación en las figuras 18-1 a 18-4. Debido a que las posturas son esencialmente idénticas, el lector se dirige al capítulo anterior para sus detalles específicos.

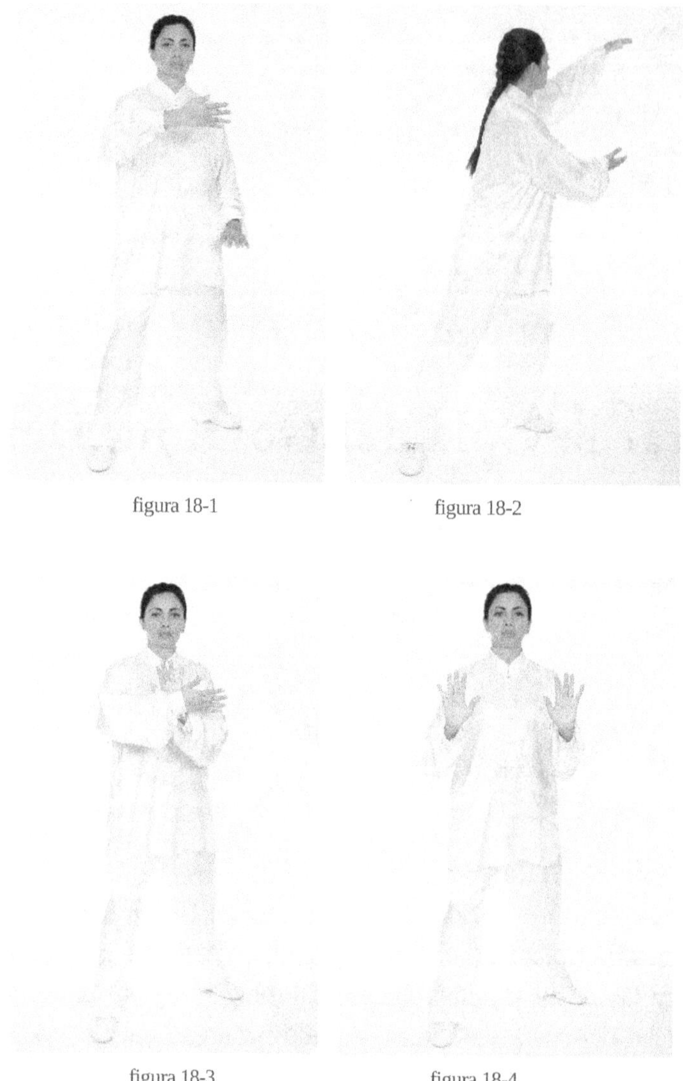

figura 18-1   figura 18-2

figura 18-3   figura 18-4

Este capítulo se centrará en la transición de Agarrar la Cola del Gorrión, Izquierda a Agarrar la Cola del Gorrión, Derecha, ya que esta transición a menudo presenta dificultades para los practicantes principiantes. La razón de esta dificultad es que la transición requiere un giro de ciento ochenta grados desde la dirección oeste hasta la dirección este. Si este giro no se ejecuta correctamente, es probable que el practicante se sienta incómodo e inestable al salir hacia el este para comenzar la secuencia.

Transición de Agarrar la Cola del Gorrión, Izquierda a Agarrar la Cola del Gorrión, Derecha

Como se indica en el párrafo anterior, la transición de Agarrar la Cola del Gorrión, Izquierda a Agarrar la Cola del Gorrión, Derecha debe ejecutarse correctamente. Esta transición se muestra a continuación en las figuras 18-5 a 18-8. Desde la postura final de la acción de Empujar en el lado izquierdo, deberá sentarse nuevamente en su pierna trasera y derecha. Mientras lo hace, permita que sus dos manos hacia arriba se acuesten planas para que las palmas de las manos estén boca abajo. Una vez que se haya retirado de la posición de Empujar en el lado izquierdo, deberá girar su torso noventa grados hacia la derecha (es decir, hacia el norte). Esto debe lograrse abriendo su *kua* izquierdo y plegando su *kua* derecho para girar su cintura en el sentido de las agujas del reloj. Debes prestar atención a sus dos *kua* y a su cintura al girar el torso.

Muchos practicantes del Tai Chi tienen una tendencia a liderar el giro de su cuerpo con sus brazos y hombros en lugar de liderar con sus caderas. Recordemos del concepto de las tres armonías que los hombros siguen a las caderas. A medida que gira la cintura y gira los hombros, simplemente permita que sus dos brazos floten hacia la derecha a medida que se adhieren a las bases de sus hombros. A medida que el brazo izquierdo y la mano flotan en un arco de noventa grados, deben permanecer suspendidos en el espacio mientras el brazo derecho y la mano continúa girando más hacia el este.

Si imagina que sus brazos representan las dos manecillas de un reloj, y la posición de los brazos como se muestra en la figura 18-5 representa las doce en punto, entonces su brazo izquierdo girará en el sentido de las agujas del reloj para apuntar a las tres en punto, mientras que su brazo derecho continuará barriendo en el sentido de las agujas del reloj para apuntar a las cinco en punto. Véase la figura 18-6. Tenga en cuenta que las palmas permanecen hacia abajo mientras giran a sus nuevas posiciones a las tres y cinco en punto.

A medida que su cintura, torso y brazos giran en el sentido de las agujas del reloj hacia el este, deberá levantar los dedos de los pies de su pie izquierdo para poder girar sobre su talón izquierdo. Su pie izquierdo debe girar junto con su cintura durante al menos noventa grados. Si usted es lo suficientemente flexible en su tobillo para aumentar la rotación angular de su pie izquierdo a cien grados o más, eso es aún mejor. Consulte la posición del pie izquierdo en la figura 18-6.

A lo largo del giro de su pie izquierdo, su cintura, su torso, y sus brazos, su pie derecho necesitará permanecer estacionario. Es el trabajo de su pie derecho y pierna apoyar y estabilizar todo el peso de su cuerpo a medida que usted completa su giro a la derecha. El *Taijiquan Lun* a nos instruye:

> *Pararse como una balanza*
> *Y girase activamente como una rueda.*
>
> *Hundirse hacia un lado responde;*
> *Ser de doble ponderación es estancado.*[84]

La posición de los dos pies en la figura 18-6 es bastante difícil e incómoda. Sin embargo, esta posición se mantiene durante menos de un segundo, y la fotografía mostrada en la figura 18-6 es simplemente un fotograma congelado en la transición. Tan pronto como su pie izquierdo, su cintura, su torso, y sus brazos

---

[84] *Lo/Inn/Amacker/Foe, The Essence of T'ai Chi Ch'uan – The Literary Tradition, page 38*

hayan alcanzado la extensión más lejos de sus rotaciones en el sentido de las agujas del reloj, usted transferirá su peso a su pierna izquierda y vaciará su pierna derecha. Esto le permitirá girar aún más su cintura y torso cuarenta y cinco grados adicionales, como se muestra en la figura 18-7. Una vez más, asegúrese de emplear su cintura para guiar su torso y no al revés.

A medida que continúe girando su cintura y torso en el sentido de las agujas del reloj, debe levantar su pie derecho vacío y luego colocarlo hacia abajo con los dedos de los pies tocando ligeramente hacia abajo y el talón levantado. Cuando coloque los dedos de los pies de su pie derecho hacia abajo, asegúrese de colocarlos justo en la parte exterior de su talón izquierdo. Si coloca los dedos de los pies hacia abajo adyacentes al empeine de su pie izquierdo, será más difícil ejecutar el siguiente paso en la transición. La figura 18-7 muestra la posición correcta del pie derecho en relación con el pie izquierdo.

A medida que continúe girando su cintura y torso en el sentido de las agujas del reloj hacia la derecha, comenzará a girar su brazo derecho debajo y curvará su brazo izquierdo para que sus dos brazos y manos sostengan la bola del Tai Chi en el lado izquierdo de su cuerpo, como se muestra en la figura 18-7. En este punto, habrás completado la transición desde el final de Agarrar la Cola del Gorrión, Izquierda hasta el comienzo de Agarrar la Cola del Gorrión, Derecha. Sin embargo, hay un detalle más para investigar. Es el paso adelante con el pie derecho en la postura de un arquero derecho.

Debido a la gran transición de Agarrar la Cola del Gorrión, Izquierda a Agarrar la Cola del Gorrión, Derecha la posición de sus dos pies con respecto a sus caderas y hombros hace que el paso hacia fuera para formar la postura del arquero derecho sea algo más difícil que el paso para formar la postura del arquero izquierdo al comienzo de Agarrar la Cola del Gorrión, Izquierda. Tendrá que concentrarse en salir lo suficientemente largo y ancho como para que, cuando su pie derecho se coloca hacia abajo apuntando hacia el este, haya formado un rectángulo entre sus dos pies que es lo suficientemente ancho. Desea un rectángulo que se ajuste aproximadamente a una relación de 2:3, similar a la que se muestra en la figura 7-1.

Una vez que su pie derecho haya salido para formar la postura del arquero, puede comenzar a desplazar su peso hacia adelante en su pierna delantera y comenzar la secuencia de Agarrar la Cola del Gorrión, Derecha. Un último detalle debe ser observado aquí. A medida que complete la postura de Protegerse, Derecha, es posible que deba ajustar la dirección de su pie trasero. A menos que haya podido girar su pie izquierdo alrededor de ciento treinta y cinco grados durante la transición de Agarrar la Cola del Gorrión, Izquierda hacia Agarrar la Cola del Gorrión, Derecha el ángulo de su pie izquierdo aún puede ser demasiado obtuso a medida que completa la postura de Protegerse en el lado derecho. Es probable que deba girar un poco el pie izquierdo para que apunte en un ángulo de cuarenta y cinco grados en relación con la dirección hacia adelante de su pie derecho. Consulte la figura 18-1 para obtener los ángulos correctos de ambos pies en la postura completa de Protegerse en el lado derecho.

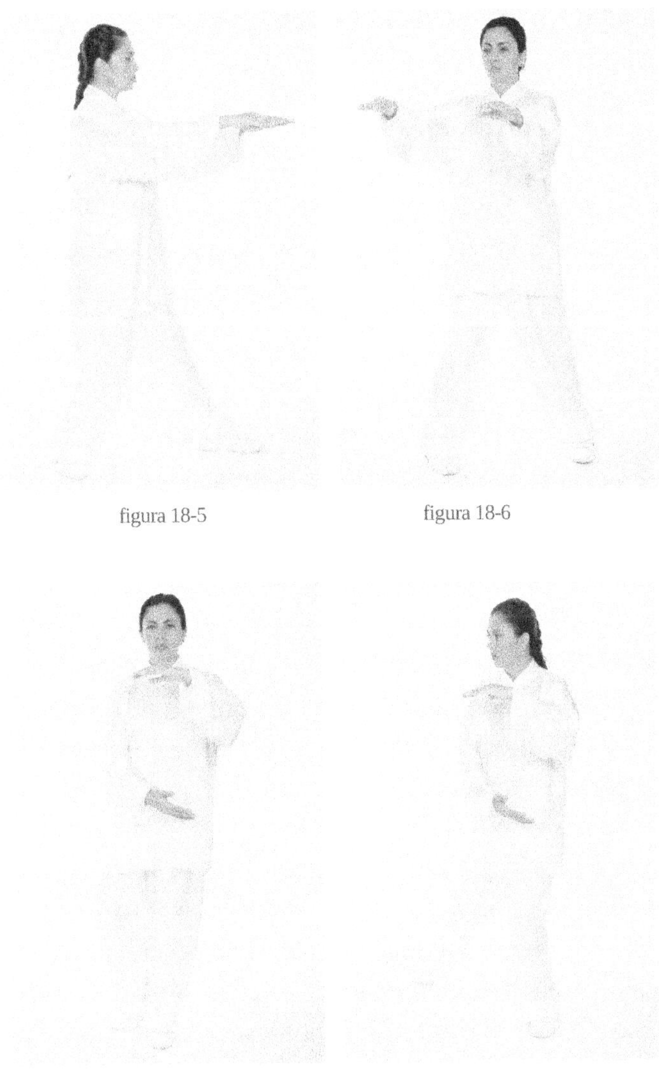

figura 18-5

figura 18-6

figura 18-7

figura 18-8

Dirección

La dirección de Agarrar la Cola del Gorrión a la derecha es hacia el este. En la sección anterior se describe en detalle cómo ejecutar la transición desde la dirección este de Agarrar la Cola del Gorrión, Izquierda a la dirección este de Agarrar la Cola del Gorrión, Derecha.

Respiración

La respiración para la secuencia de Agarrar la Cola del Gorrión a la derecha es la misma que para la secuencia de Agarrar la Cola del Gorrión a la izquierda. El único detalle que vale la pena señalar aquí es que la inhalación que acompaña la transición desde la conclusión de Agarrar la Cola del Gorrión, Izquierda hasta el comienzo de Agarrar la Cola del Gorrión, Derecha es más larga de lo habitual debido a la duración de la transición.

Circulación del *Qi*

La circulación *qi* para la secuencia de Agarrar la Cola del Gorrión, Derecha es la misma que para la secuencia de Agarrar la Cola del Gorrión, Izquierda. Usted simplemente invierte las instrucciones para los brazos y manos izquierdo y derecho, así como las piernas y pies izquierdas y derechas.

Puntos Importantes

Los puntos importantes para la secuencia de Agarrar la Cola del Gorrión, Derecha son los mismos que para la secuencia de Agarrar la Cola del Gorrión, Izquierda. Sin embargo, en este capítulo podemos agregar a nuestro conocimiento y comprensión de las posturas de los cuatro lados de Protegerse, Retroceder, Presionar y Empujar investigando otro de los Clásicos del Tai Chi, que se llama Las Canciones de los Ocho Caminos, atribuido a T'an Meng-hsien.

Vale la pena repetir aquí que el Tai Chi Chuan fue creado como un arte marcial. Los movimientos elegantes y fluidos que podemos ver como una especie de danza elegante y compleja tienen sus fundamentos como aplicaciones marciales. Aunque es posible que solo esté interesado en aprender Tai Chi para la salud o la relajación, es importante tener al menos una familiaridad pasajera con la aplicación marcial de cada postura. Vale la pena repetir aquí que el Tai Chi Chuan fue creado como un arte marcial. Los movimientos elegantes y fluidos que podemos ver como una especie de danza elegante y compleja tienen sus fundamentos como aplicaciones marciales. Aunque es posible que solo esté interesado en aprender Tai Chi para la salud o la relajación, es importante tener al menos una familiaridad pasajera con la aplicación marcial de cada postura. Si usted entiende el propósito de cada postura, es más probable que realice esa postura correctamente. Las siguientes breves explicaciones para cada una de las cuatro energías intrínsecas (*peng, lu, ji,* y *an*) de Protegerse, Retroceder, Presionar, y Empujar deben hacer estas cuatro posturas más relevantes y esperemos que les proporcionen información sobre cómo realizarlas correctamente.

La canción de Protegerse pregunta:

> *¿Cómo podemos explicar la energía de Protegerse?*
> *Es como el agua que soporta un barco en movimiento.*
> *Primero haga que el qi en el dantien inferior sea sustancial.*
> *Mantenga la cabeza como si estuviera suspendida desde arriba.*
> *Todo el cuerpo tiene el poder de un resorte.*
> *La Apertura y el Cierre deben estar claramente definidos.*

Incluso si el oponente utiliza mil libras de fuerza.
Flotaremos ligeramente y sin dificultad. [85]

La imagen del agua que sostiene un barco es una analogía clásica que se emplea con frecuencia para explicar cómo funciona la energía de *peng*. No importa lo pequeño o grande que sea un barco, lo superficial o profundo que sea, si un cuerpo de agua es lo suficientemente expansivo y profundo puede soportar cualquier barco. La clave aquí es el tamaño del cuerpo de agua. Obviamente, un gran crucero no flotará en un pequeño lago. Sin embargo, el inmenso océano puede soportar literalmente miles de barcos sin ningún impacto notable en el nivel de agua contenido en el océano. Por esta razón, si quieres tener suficiente *peng jin* en su brazo Protegerse, entonces tendrás que cultivar el *qi* en su *dantien* inferior y hacerlo suficientemente sustancial, o lleno, para que puedas enviar un fuerte flujo de *peng jin* hacia el brazo y la parte posterior de la mano.

La cabeza debe estar erguida y nivelada, suspendida desde arriba como un globo sostenido por una cuerda. Junto con hundir los hombros y dejar caer los codos, la suspensión de la parte superior de la cabeza alarga suavemente la curvatura natural de la columna vertebral, lo que a su vez permite que el *qi* se eleve desde el *dantien* inferior y fluya hacia los brazos, las manos y los dedos. Cuando el *qi* en el *dantien* inferior es sustancial y el brazo y la mano de Protegerse están llenos de energía *peng*, entonces el brazo y la mano de Protegerse son flexibles y sensibles. Si combinamos esta elasticidad con la energía potencial elástica almacenada en los otros cuatro arcos (el brazo y la mano curvados hacia abajo, los dos arcos de las piernas y el arco de la columna vertebral), entonces "todo el cuerpo tiene el poder de un resorte."

Cuando usted es capaz de llenar su brazo Protegerse con *peng jin* y usar todo su cuerpo como un resorte gigante, entonces no importa lo fuerte que alguien empujón contra su brazo de protegerse, no será capaz de perturbar su estabilidad y equilibrio. Usted será como un océano sin límites, capaz de flotar cualquier barco, no importa cuán grande y pesado, "sin dificultad."

La Canción de Retroceder pregunta:

¿Cómo podemos explicar la energía del Retroceder?
Traemos al oponente hacia nosotros permitiéndole avanzar,
Mientras seguimos su fuerza entrante.

Continúa atrayéndolo hasta que se extienda más.

Nos mantenemos ligeros y cómodos sin perder nuestra postura.
Cuando se gasta su fuerza, naturalmente estará vacío,

---

[85] Douglas Wile, T'ai-chi Touchstones: Yang Family Secret Transmissions, page 28

Mientras mantenemos nuestro centro de gravedad,
Y nunca podrá ser superado por el oponente.[86]

La acción de Retroceder es neutralizar el ataque de un oponente llevándolo al vacío. El secreto para llevar a un oponente al vacío radica en la capacidad de entregarse a sí mismo para seguir a los demás. Al ejecutar Retroceder, la idea de tener en mente es que no estás simplemente huyendo, sino que estás siguiendo la pista de otra persona mientras intentan adherirse a sus brazos.

De alguna manera, el Retroceder es como jugar a un pez en un hilo de pescar. Si se intenta luchar contra el pez, se corre el riesgo de romper el hilo de pesca y perder el pez. En lugar de eso, debes permitir que los peces se salgan con la suya, jugando en el hilo de pesca mientras los peces se agotan, y tambaleándose en el hilo de pesca mientras los peces nadan hacia ti. Al realizar Retroceder en Agarrar la Cola del Gorrión, sus brazos y manos deben ser suaves y receptivos, no pesados ni lentos. En particular, no se debe pensar en tirar de los brazos hacia abajo y a través del cuerpo. En su lugar, dibuje suavemente los brazos y las manos hacia abajo y de un lado al otro como si tomara el hilo de pesca como cuando un pez con anzuelo está nadando hacia usted.

A medida que se sienta en la pierna trasera y gira la cintura y el torso para retirar los brazos y las manos, es imperativo mantener su eje vertical durante todo el proceso. Debes "mantenerte ligero y cómodo sin perder su postura." Recuerda también mantener su centro de gravedad y pararte como una balanza y girar activamente como una rueda. Cuando hayas completado los giros de la cintura, el torso y los brazos, habrás llevado a su oponente imaginario al vacío, y él perderá su raíz y será fácilmente controlado por usted a medida que gires hacia adelante y apliques la acción de Empujar para enviarlo volando hacia atrás.

La Canción de Presionar pregunta:

¿Cómo podemos explicar la energía de Presionar?
A veces usamos dos lados
Para emitir directamente una sola intención.

Reuniendo y combinando en un solo movimiento,
recibimos indirectamente la fuerza de la reacción.

Esto es como una bola que rebota en una pared
o una moneda que cae sobre un tambor,
que rebota con un sonido metálico. [87]

Como se dijo en el capítulo anterior, la energía intrínseca de Presionar, *ji jin*, es más aguda y más concentrada que la de Protegerse o Empujar. Si *peng jin* es como una pelota de playa, entonces *ji jin* es

---

[86] *Ibid, page 29*
[87] *Ibid, page 30*

como una pelota de tenis. Probablemente no se importaría ser golpeado por una pelota de playa, pero no disfrutarías de ser golpeado con fuerza por una pelota de tenis. Cuando Presionar se aplica por la fuerza contra un oponente, es "como una pelota que rebota en una pared, o una moneda caída en un tambor, que rebota con un sonido metálico."

La intensidad de Presionar proviene de la "reunión y combinación" de los dos flujos del *qi* en las manos de presión unidas. Recordemos del capítulo anterior que el flujo *yin qi* en el punto *laogong* de la palma de pie pasa a través del punto *neiquan* en la muñeca interior del brazo horizontal y se fusiona con el flujo *yang qi* en el exterior de ese brazo. Estos dos flujos del *qi* unificados tienen una fuerza combinada que es mayor que cualquiera de ellos trabajando solos. Al aplicar los dos brazos de presión durante la realización de la postura Presionar, su *shen* concentrado, o espíritu marcial, debe dirigirse a las manos que presionan como si enfocara un rayo láser concentrado.

La Canción de Empujar pregunta:

> *¿Cómo podemos explicar la energía de Empujar?*
> *Cuando se aplica, es como el agua en movimiento,*
> *Pero dentro de su suavidad hay una gran fuerza.*
>
> *Cuando el flujo es rápido, la fuerza no puede resistirse.*
>
> *Encontrándose con lugares altos las olas se rompen sobre ellos,*
> *Y encontrándose con lugares bajos se sumergen profundamente.*
> *Las olas suben y caen,*
> *Y encontrando un agujero seguramente se elevarán.[88]*

El poder de Empujar no proviene del movimiento de los brazos y las manos, sino más bien del impulso de todo el cuerpo a medida que se desplaza hacia adelante desde la pierna trasera. Si alguna vez has jugado a empujar las manos con un compañero hábil, sabrás que un buen empujón se siente como una ola que se lava. Incluso si no has tenido la oportunidad de jugar el juego de dos personas de empujar las manos, si alguna vez has cruzado un arroyo con una corriente presurosa o se ha quedado atrapado en un remolino de agua, usted sabe lo poderoso que puede ser el agua que fluye. Los videos de las olas de tormenta o tsunamis muestran lo devastadoras que pueden ser estas olas: "Al encontrarse con lugares altos, las olas rompen sobre ellos y al encontrarse con lugares bajos se sumergen profundamente."

Recordemos de la discusión de Empujar en el capítulo anterior que esta postura incluye tanto un retiro hacia atrás como un empujón hacia adelante. La analogía de un tsunami es acertada en el hecho de que el agua primero retrocede antes de avanzar. Cuando realice la parte de retirada de Retirar y Empujar, imagine que está atrayendo el mar en preparación para la oleada que seguirá. Mientras se levantan las palmas de las

---

[88] *Ibid, page 31*

manos y se mueve el peso hacia delante para entregar el Empujar, imagine que está desatando toda la potencia del mar a medida que la ola del tsunami se eleva para llenar el vacío.

La frase en la canción anterior, "Pero dentro de la suavidad hay una gran fuerza", expresa uno de los principios claves del Tai Chi, que es que la suavidad se usa para superar la dureza. Este es un concepto taoísta y es lo que distingue al Tai Chi de la mayoría de las otras artes marciales. Cuando ejecutas la postura de Empujar, no hay dureza en ninguna parte de su cuerpo, ni siquiera en las manos. Sin embargo, el impulso combinado hacia adelante de su cuerpo a medida que desplaza su peso hacia su pierna delantera y extiende las palmas de las manos hacia afuera es suficiente para superar incluso la resistencia más rígida.

El *Tao Te Ching*, atribuido al legendario sabio taoísta, Lao Tzu, incluye la siguiente estrofa:

> *Nada en el mundo es más suave y débil que el agua;*
> *¡Pero para atacar a los duros y a los fuertes, no hay nada parecido!*
> *Porque nada puede tomar su lugar.*
> *Que el débil supera al fuerte, y el blando supera al duro,*
> *Esto es algo que todos conocen, pero que ninguno practica.* [89]

En palabras del inimitable artista marcial chino, Bruce Lee, "Debes estar sin forma como el agua. Conviértase en agua, amigo mío."

---

[89] *Lao Tzu, Tao Te Ching, Translated by John C. W. Wu, page 159*

Capítulo Diecinueve

Látigo Simple

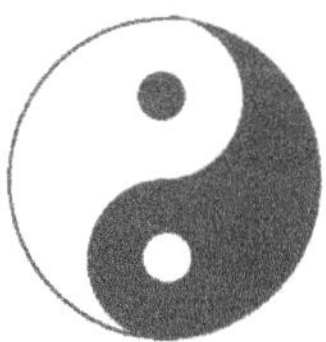

La postura de Látigo Simple (*Dān Biān*) aparece dos veces en la Forma Simplificada 24. Aparece por primera vez en la conclusión de Agarrar la Cola del Gorrión, Derecha. También aparece después de la secuencia de Mover las Manos como Nubes. La postura de Látigo Simple es una de las posturas más grandes y expansivas en la Forma Simplificada 24. La postura para esta postura, que es la postura de un arquero, es más larga y estrecha que la mayoría de las posturas del otro arquero en la forma. Además, la mano delantera puede extenderse más allá de los dedos de los pies del pie delantero. La razón de esto es que la mano de arrastre se extiende oblicuamente hacia un lado a una distancia igual y actúa como un contrapeso para mantener el equilibrio general de adelante hacia atrás de la postura.

En la forma original de estilo Yang Tai Chi de Yang Lu-chan, la postura de Látigo Simple fue ejecutada rápidamente. La mano delantera se volteó rápidamente hacia delante y la muñeca se volteó para ejecutar un golpe de palma con una acción de chasquido. El movimiento de Látigo de la mano delantera mientras disparaba hacia adelante con un chasquido concluyente de la muñeca dio lugar al nombre de la postura. En la forma larga del estilo Yang actual, en la que se basa la Forma Simplificada 24, la postura de Látigo Simple se realiza con gracia y lentamente, y se ha eliminado el movimiento de azote del brazo hacia adelante. Hay, sin embargo, una forma rápida de estilo Yang en la que el azote del brazo delantero sigue siendo evidente.

La transición desde la conclusión de Agarrar la Cola del Gorrión, Derecha hasta la primera aparición de Látigo Simple consiste en varios movimientos circulares distintos que no forman parte de la postura real. Por esta razón, la transición a la postura de Látigo Simple se presentará por separado de la postura en sí. Al separar estas dos acciones, la discusión de la postura de Látigo Simple presentada en este capítulo eliminará la necesidad de repetir este material en el capítulo veintiuno, que aborda la segunda ocurrencia de la postura de Látigo Simple.

La Transición de Agarrar la Cola del Gorrión, Derecha a Látigo Simple

La transición de la postura final de Empujar en la secuencia de Agarrar la Cola del Gorrión, Derecha implica dos movimientos que son similares a los movimientos izquierdo y derecho en Mover las Manos como Nubes, que se presentarán en detalle en el siguiente capítulo. La clave para completar esta transición de una manera fluida y elegante es mantener la redondez en los brazos y las manos mientras giran primero a la izquierda y luego de regreso a la derecha.

Desde la postura completa de la acción de Empujar en el lado derecho, tendrá que cambiar las formas de sus brazos y manos como se muestra en la figura 19-1. Gire el brazo izquierdo en el codo para que la parte posterior de la mano izquierda se enfrente hacia los lados (es decir, hacia el norte). Sostenga su brazo izquierdo a la altura del pecho. Al mismo tiempo, deje caer el codo derecho y gire la muñeca derecha para que la palma derecha se dirija hacia la parte trasera, el pie izquierdo con la mano sostenida cerca de la cintura. A medida que gire los brazos y las manos, también deberá sentarse sobre la pierna izquierda. Una vez más, consulte la fotografía en la figura 19-1.

Después de haber transferido todo su peso a la pierna izquierda, puede empezar a girar la cintura en el sentido contrario a las agujas del reloj. Para facilitar este giro de cintura, tendrá que levantar los dedos del pie derecho para girar sobre el talón derecho hasta que el pie derecho se haya girado en noventa grados. El pivote del talón debe acompañar el giro de la cintura.

Una vez que su pie derecho apunte hacia el norte, continuará girando su cintura en sentido contrario a las agujas del reloj. A medida que su cintura gira, su torso girará en conjunción y sus brazos seguirán debido a sus conexiones con sus hombros. En este giro, las tres bases, sus pies, sus caderas y sus hombros, juegan un papel importante. Consulte la figura 19-2.

Al girar su cuerpo a la izquierda, usted necesitará flotar sus dos brazos a través del espacio como si fueran dos nubes impulsadas por una suave brisa. La parte superior del brazo y la mano deben mantenerse alejados de su cuerpo a la altura del pecho con la palma de la mano hacia adentro. La parte inferior de la mano viajará desde la cadera derecha a través de la cintura hasta la cadera izquierda. Como se dijo anteriormente, es importante que las formas de los dos brazos sean redondas y llenas, en lugar de ser angulares y rígidas.

Girar el cuerpo y flotar los brazos hacia la izquierda constituye la primera mitad del movimiento de transición, que se completa en la posición que se muestra en la figura 19-2. Desde esta posición, deberá cambiar la ubicación de sus dos brazos y cambiar su peso de su pierna derecha a su pierna izquierda. Su brazo inferior derecho se elevará hasta la posición que se muestra en la figura 19-3, y su brazo derecho superior caerá hacia abajo. Preste atención a las formas y direcciones de las dos manos en esta fotografía. Esencialmente, se han invertido las funciones de los dos brazos y manos.

Desde esta posición, girará la cintura en el sentido de las agujas del reloj hacia el noreste. A medida que la cintura y el torso se vuelven hacia atrás, el brazo superior derecho se desplazará horizontalmente a través del pecho y el brazo inferior izquierdo seguirá en un camino inferior, cruzando desde la cadera izquierda hasta la cadera derecha. Consulte la figura 19-4. Este giro en el sentido de las agujas del reloj de su cintura y torso, junto con el movimiento redondeado de los brazos, constituye la mitad hacia la derecha del movimiento de transición en preparación para ejecutar la postura de Látigo Simple.

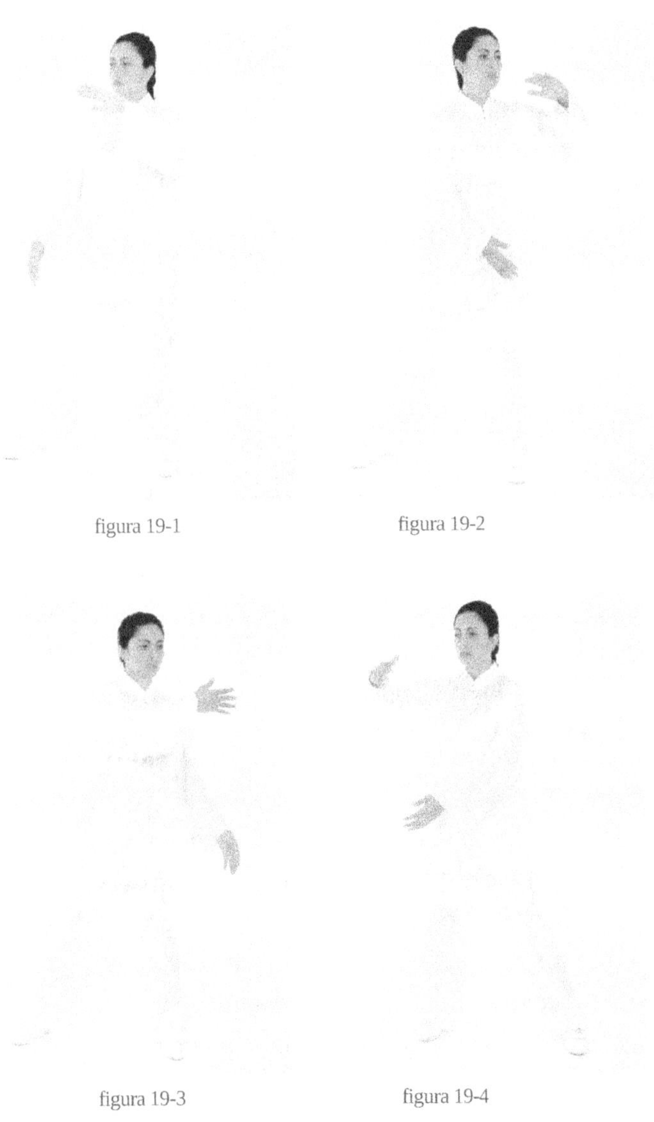

figura 19-1   figura 19-2

figura 19-3   figura 19-4

Completar la Postura de Látigo Simple

A medida que el brazo derecho termina su trayectoria hacia el lado derecho del pecho hasta la posición que se muestra en la figura 19-4, siga extendiendo el brazo derecho hacia afuera y cambie la forma de la mano derecha para formar un gancho colgante hacia abajo como se muestra en la figura 19-5. Observe cómo la visión periférica del practicante ha seguido su mano derecha extendida. La parte inferior izquierda se curva ligeramente hacia arriba para asentarse junto a las costillas inferiores derechas.

Para formar el gancho con la mano derecha, tendrá que doblar la muñeca para que las puntas de sus cuatro dedos y el pulgar se toquen mientras cuelgan hacia abajo. La forma formada por los dedos de conexión juntos de esta manera se conoce a veces como el pico de un pájaro en lugar de como un gancho. La acción de extender la mano derecha hacia afuera a medida que se forma el gancho se llama enviar el gancho. Al enviar el gancho, retirará el pie izquierdo en un paso central, como se muestra en la figura 19-5.

Con su mano de gancho derecho extendida, su brazo izquierdo sostenido con la palma hacia arriba cerca de sus costillas derechas, y su pie izquierdo vacío tocando hacia abajo adyacente al empeine de su pie derecho, se encuentra en una posición muy estable. Recordemos que esta posición centrada es uno de los cinco pasos y representa la posición de equilibrio central.

Desde la posición de equilibrio central que se muestra en la figura 19-5, dará un largo paso hacia afuera con el pie izquierdo vacío en dirección oeste, como se indica en la figura 19-6. Al principio, usted tocará hacia abajo con el talón de su pie izquierdo de tal manera que los dedos de los pies están apuntando hacia adelante. Este paso hacia adelante forma la base delantera de la postura de un arquero izquierdo largo pero estrecho.

Una vez que haya tocado el talón en la ubicación adecuada, puede colocar todo el pie izquierdo sobre el suelo y, a continuación, comenzar a transferir su peso a la pierna izquierda delantera. Al transferir su peso desde la parte trasera, la pierna derecha hacia la parte delantera, la pierna izquierda, tendrá que girar la cintura y girar el torso, como se muestra en la figura 19-7. A medida que gira el torso, el brazo izquierdo se desplazará hacia arriba y hacia delante, y la palma de la mano estará hacia dentro. Sin embargo, usted dejará atrás su mano de gancho, mirando hacia atrás y hacia el noreste. Consulte la posición de los dos brazos en la fotografía presentada en la figura 19-7.

Continúe girando su cintura y girando su torso en sentido contrario a las agujas del reloj hasta que esté mirando hacia adelante (es decir, hacia el oeste). A medida que complete la rotación de su torso, deberá coordinar varios movimientos pequeños pero importantes. Primero, su pie derecho tendrá que girar hacia delante hasta que el pie se incline hacia fuera a cuarenta y cinco grados desde el frente. Usted puede girar en su talón o la bola del pie, como se explicará en la sección de puntos importantes de este capítulo. Al mismo tiempo, su muñeca izquierda tendrá que girar para que su palma gire hacia otro lado de su cara. Además, su mano de gancho se balanceará hacia adelante un poco a medida que el torso complete su giro hacia el oeste.

Asegúrese de cumplir con las tres armonías al completar la postura de Látigo Simple. El giro de sus hombros para mirar hacia adelante se ajusta al giro de sus caderas a medida que se enfrentan hacia adelante. El codo izquierdo se mueve junto con el desplazamiento hacia adelante de la rodilla izquierda, y el giro de la muñeca izquierda armoniza con la rotación hacia adelante del tobillo derecho.

La figura 19-8 muestra la postura completa de Látigo Único desde un lado. Tenga en cuenta que en esta fotografía ambos brazos se extienden a la misma distancia del torso. Sus brazos deben estar bastante extendidos. El propósito de esta postura es expandir la cavidad torácica y abrir los pulmones. Sus hombros deben estar hundidos y los codos deben caerse. En esta vista lateral, los arcos de brazos y piernas del practicante son claramente visibles. Esta fotografía también ilustra cómo el torso de la practicante está erecto y su cabeza está nivelada para mantener *zhong ding*. No hay inclinación hacia adelante o hacia atrás.

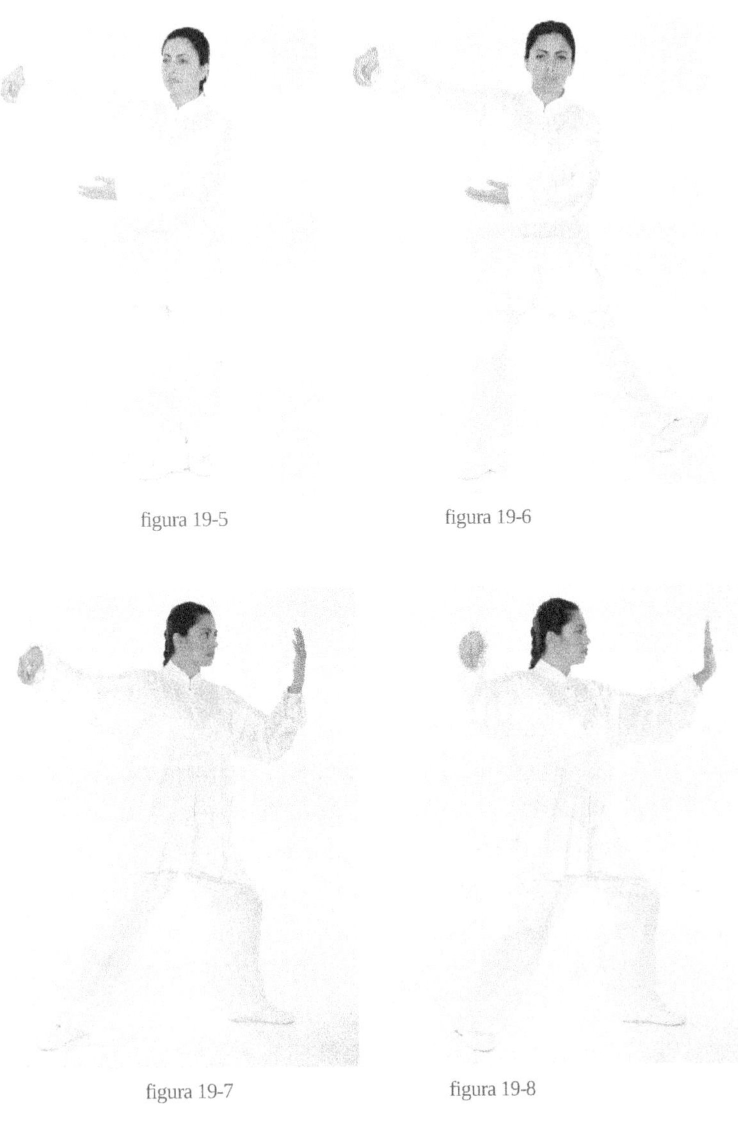

figura 19-5   figura 19-6

figura 19-7   figura 19-8

Con respecto a la postura del arquero izquierdo en la figura 19-8, se puede ver que la espinilla delantera es vertical. Esto protege la rodilla delantera, que es muy importante en las posturas de los arqueros más largas y estrechas. Algunos practicantes del Tai Chi no avanzan lo suficiente al formar la postura de Látigo Simple. Para compensar su postura acortada, a menudo empujan su rodilla delantera hacia adelante más allá de los dedos de los pies del pie delantero para extender la postura. Esto hace que toda su postura se extienda demasiado y también pone tensión innecesaria en su rodilla delantera.

Si examina la fotografía en la figura 19-8 cuidadosamente, puede ver que los dos hombros están nivelados, los dos codos están nivelados y las dos muñecas están niveladas. No hay inclinación de lado a lado. Las yemas de los dedos de la mano delantera alcanzan el nivel de los ojos. Con respecto a los pies, el pie trasero está inclinado a cuarenta y cinco grados y los dedos delanteros hacia adelante. La distancia de lado a lado entre los dos pies es más estrecha que en otras posturas que emplean la postura de un arquero.

En la postura completa del Látigo Simple, sus dos ojos deben ser dirigidos hacia adelante en el nivel de los dedos de su mano derecha. Cuando usted sostiene la postura de Látigo Simple, su mirada debe expresar su espíritu de vitalidad. En los Clásicos del Tai Chi, está escrito que:

> *La forma es como la*
> *de un halcón a punto de apoderarse de un conejo,*
> *y el shen (espíritu) es como la*
> *de un gato a punto de atrapar una rata.* [90]

Dirección

La postura de Látigo Simple invierte la dirección de Agarrar la Cola del Gorrión, Derecha, que apunta hacia el este, y devuelve la Forma Simplificada 24 a la dirección oeste. Desde la postura de Empujar al final de la secuencia de Agarrar la Cola del Gorrión, Derecha hasta la finalización de la postura de Látigo Simple requiere un giro del torso de ciento ochenta grados completos.

Respiración

Todo el proceso de transición de la postura de Empujar en la conclusión de Agarrar la Cola del Gorrión, Derecha a la conclusión de la postura de Látigo Simple requiere dos respiraciones completas. La primera respiración acompaña la transición de Empujar a la primera, o a la izquierda, mitad del movimiento de transición. Retroceder de Empujar a la posición mostrada en la figura 19-2 tiene lugar en una inhalación. A medida que gire su cuerpo hacia la derecha para completar la segunda mitad del movimiento de transición, como se muestra en la figura 19-4, exhalará.

---

[90] *Lo/Inn/Amacker/Foe, The Essence of T'ai Chi Ch'uan – The Literary Tradition, page 59*

La segunda respiración comienza enviando el gancho y dando un paso centrado, como se muestra en la figura 19-5, que se acompaña de una inhalación. Desde esta posición de equilibrio central, se da un paso adelante y se completa la postura de Látigo Único (figura 19-8) en una exhalación.

Circulación del *Qi*

La circulación del *qi* que acompaña la transición de Empujar a través del movimiento de transición sigue las posiciones *yin* y *yang* de los brazos. Cuando el brazo izquierdo y la mano se sostienen en el giro en sentido contrario a las agujas del reloj del torso, el *qi* se dirige hacia el exterior del brazo izquierdo y hacia el luego de la mano izquierda. Este *qi* es de carácter *yang*. Cuando el brazo derecho está en la posición hacia abajo, el *qi* viaja por el interior del brazo derecho y hacia la palma de la mano derecha. Este *qi* tendrá una cualidad *yin*.

A medida que se completa la primera mitad del movimiento de transición y la posición de los dos brazos se invierte, el flujo del *qi* también se invierte. En el sentido de las agujas del reloj del torso hacia la derecha, el brazo superior derecho recibe *yang qi*, y la mano inferior izquierda recibe *yin qi*.

Dentro de la ejecución de la postura de un solo látigo, cuando usted envía su mano del gancho, usted necesitará enviar un flujo fuerte del *qi* fuera del brazo, sobre la muñeca, y abajo en los cuatro dedos y pulgar. Este *qi* necesitará ser concentrado en el punto donde las yemas de los dedos y la punta del pulgar se juntan. Imagine que los cuatro dedos y la punta del pulgar son cinco punteros láser que están todos apuntando hacia abajo en un solo haz para conectar energéticamente con la tierra.

Las vías para estos cinco flujos individuales del *qi* son a través de varios meridianos *yang* que pasan a lo largo del exterior de la mano derecha y los dedos. Sin embargo, debido a que la energía combinada de los dedos que apuntan hacia abajo y el pulgar se llevan a la tierra, el brazo y la mano derechos se consideran *yin* en esta postura.

El *qi* que se envía a través de su brazo izquierdo y palma viaja a través de los meridianos *yin* y se expresa en el punto *laogong* en su palma izquierda. Una vez más, sin embargo, lo que determina el carácter general en el brazo y la mano izquierdos es su dirección y función. En el caso de Látigo Simple, el brazo derecho orientado hacia adelante y la palma de la mano tienen una calidad *yang*.

Puntos Importantes

Como se ha dicho anteriormente, la transición de la postura de Empujar al final de la secuencia de Agarrar la Cola del Gorrión, Derecha al comienzo de la postura de Látigo Simple incluye la ejecución de una repetición del movimiento de Mover las Manos como Nubes. Los detalles para realizar este movimiento se abordarán en el siguiente capítulo. El punto principal al que debe prestar atención al hacer la transición en esta situación es que las formas de los dos brazos deben ser redondas y sus movimientos deben estar coordinados.

A medida que su cuerpo gira primero hacia la izquierda y luego hacia la derecha, recuerde girar su cintura para girar su cuerpo. Recuerde que sus caderas forman la base de su torso. El torso solo gira porque las caderas giran junto con la rotación de la cintura. Trate de eliminar toda rigidez y tensión en la parte superior del cuerpo, especialmente en los hombros y codos. Recuerde hundir sus hombros y dejar caer los codos. El movimiento Mover las Manos como Nubes que ocurre en esta transición debe ser completo, redondo, elegante y fluido.

Al finalizar el movimiento de transición Mover las Manos como Nubes, realizará un paso central hacia adentro con el pie izquierdo y enviará la mano del gancho derecho. El anzuelo o la forma del pico del ave se puede formar de una de dos maneras, como se ilustra en las figuras 19-9 y 19-10. El gancho que se muestra en la figura 19-9 es más lineal y puntiagudo. Està forma recuerda el pico de la grulla, que es una firma del estilo de kung fu de White Crane. Esta forma es más *yang* en naturaleza y tiene una calidad más masculina que puede atraer a los practicantes masculinos.

En contraste, la forma del gancho que se muestra en la figura 19-10 es más suave y redonda. Esta forma tiene un aspecto más femenino y es más *yin* en su aspecto. Como tal, esta forma puede ser más apropiada para las mujeres.

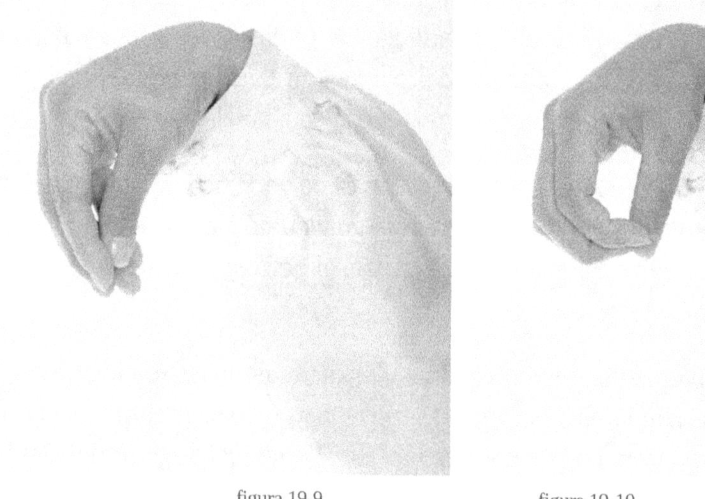
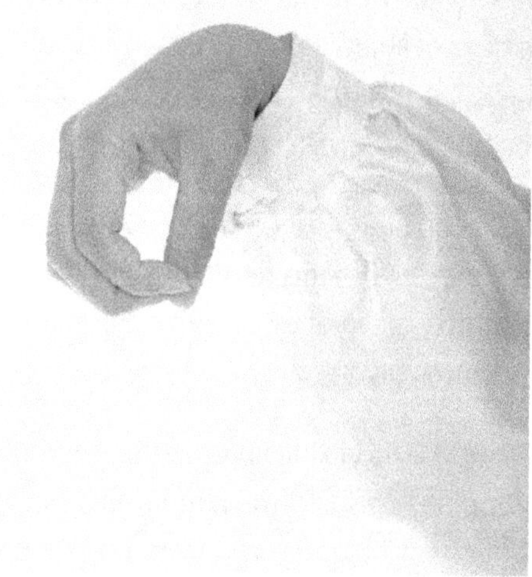

figura 19-9   figura 19-10

Al salir para formar la postura del arquero izquierdo, recuerde salir un poco más largo y un poco más estrecho que en otras posturas. Una distancia de lado a lado del ancho de la cadera entre sus dos pies debería ser suficiente. Sin embargo, si su postura es más estrecha que esta, la postura de su arquero resultante se volverá inestable y no podrá girar completamente su torso para mirar hacia adelante al final de la postura.

A medida que gire la cintura y el torso hacia adelante para completar la postura de Látigo Simple, tendrá que girar en la parte trasera, pie derecho para apuntar los dedos de los pies hacia el sureste. Si no ajusta el ángulo de su pie trasero, colocará una tensión indebida en su rodilla derecha.

La manera en que usted gira en su pie trasero es una cuestión de preferencia personal. Si usted gira en su talón, usted acortará su postura un poco. Si usted elige girar en la bola de su pie, su talón será empujado hacia atrás y su postura se alargará un poco.

A medida que completes la postura de Látigo Simple, llevará el brazo izquierdo hacia delante en un suave arco cóncavo. Usted necesitará coordinar el movimiento hacia adelante de su brazo izquierdo con la rotación de su cintura y el giro de su torso. Si estos tres movimientos son coordinados, usted podrá ver la palma de su mano durante todo su recorrido debido al hecho de que su nariz (y por lo tanto sus ojos) y el ombligo permanecerán en alineación.

Un truco aquí no es mirar la palma de la mano, sino más bien mirar hacia adelante a través de la boca del tigre formada por el pulgar y el dedo índice. Doc Fai Wong, un destacado maestro del Tai Chi del siglo XX, a menudo regañaba a sus estudiantes. "No seas un lector de palmas", decía. Recuerda que quieres transmitir el espíritu de un halcón cerca de agarrar un conejo. El halcón no centraría su atención en sus garras. Su visión feroz sería la intención únicamente sobre su presa.

En el momento final de completar la postura de Látigo Simple, girará la palma de la mano izquierda hacia el frente girando la muñeca izquierda. Recuerde que esta rotación de la muñeca debe coordinarse con la rotación de su pie derecho trasero. Esto concuerda con la tercera de las tres armonías, en las que la muñeca sigue el tobillo.

A medida que el brazo izquierdo se desplaza hacia delante junto con la rotación de la cintura y el giro del torso, asegúrese de dejar atrás su mano de gancho. A medida que su palma derecha gira para mirar hacia adelante y su pie trasero gira hacia adelante en un ángulo de cuarenta y cinco grados, puede permitir que su brazo derecho extendido se balancee hacia adelante para que se extienda en ángulo recto con su torso. Cuanto más gire su torso, más se moverá su brazo derecho hacia adelante. Consulte la figura 19-8.

En el estilo tradicional Yang forma larga, la mano del gancho se deja detrás y el torso no se gira completamente para mirar hacia adelante. Esto da una apariencia más larga, más marcial a la postura de Látigo Simple. Sin embargo, en la Forma Simplificada 24 desarrollada por Li Tianji y enseñada por su sobrino, Li Deyin, el torso se gira para mirar hacia adelante y el brazo derecho se adelanta para que se extienda en ángulo recto con el torso.

Capítulo Veinte

Mover las Manos como Nubes

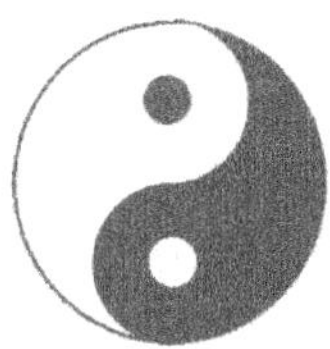

La secuencia de Mover las Manos como Nubes (*Yúnshŏu*) es una de las secciones más hermosas de la Forma Simplificada 24. El paso lateral de los pies y el giro coordinado de la cintura y el torso acompañado por los movimientos suaves y fluidos de los brazos y las manos evocan la imagen de una bailarina elegante mientras se desliza fluidamente a través de la pista de baile.

La secuencia de Mover las Manos como Nubes no es una sola postura. Más bien, es una serie de movimientos vinculados que incorpora girar el torso de lado a lado en conjunto con pasos laterales en dirección oeste. El giro del torso se acompaña de movimientos fluidos de los brazos y las manos, que se turnan para liderar y seguir. Cuando el torso gira hacia la izquierda, el brazo izquierdo y la mano conducen y el brazo derecho y la mano siguen. A medida que el torso gira hacia la derecha, el brazo derecho y la mano conducen y el brazo izquierdo y la mano se dirigen hacia atrás. El brazo y la mano de la parte delantera se mantienen a la altura del pecho y el siguiente brazo y la mano se desplazan por todo el cuerpo justo por encima de la altura de la cintura.

En la Forma Simplificada 24, la secuencia de movimientos descrita a continuación se realiza tres veces. En la forma larga del estilo tradicional Yang, la secuencia postural de Mover las Manos como Nubes puede realizarse tres o cinco veces. Para que el practicante pueda regresar a la posición inicial original, el practicante realizará un número igual de movimientos de Rechazar el Mono y Retroceder. Sin embargo, la coreografía de la Forma Simplificada 24 está diseñada para que los cuatro pasos hacia atrás en la dirección este de la secuencia postural de Rechazar el Mono y Retroceder equilibren los tres pasos laterales en la dirección oeste de la secuencia postural de Mover las Manos como Nubes.

En la secuencia de Mover las Manos como Nubes, la cintura juega el papel más importante. Recordemos que las dos caderas forman la base del torso. A medida que la cintura gira, las caderas obligan al torso a girar correspondientemente. Al realizar la secuencia de Mover las Manos como Nubes, la cintura debe actuar como el comandante, y los brazos y las manos deben responder como tropas en el campo de batalla mientras siguen las órdenes del comandante. Yang Chengfu declaró que, "La cintura es el comandante de todo el cuerpo ... Se dice 'la fuente de las posturas está en la cintura'." [91]

En la Forma Simplificada de 24, la secuencia postural de Mover las Manos como Nubes incluye tres movimientos completos de Mover las Manos como Nubes. Cada movimiento Mover las Manos como Nubes consiste en un giro a la izquierda seguido de un giro a la derecha. A medida que complete cada giro a la izquierda, se centrará en el paso hacia la izquierda con el pie derecho. Al completar cada giro a la derecha, saldrá hacia el lado izquierdo con el pie izquierdo.

Sin embargo, antes de comenzar la secuencia de Mover las Manos como Nubes, primero debe realizar la transición desde la conclusión de la postura de Látigo Simple. Esta transición se describirá en la siguiente sección.

La Transición de Látigo Simple a Mover las Manos como Nubes

La transición de la postura de Látigo Simple para comenzar la secuencia de Mover las Manos como Nubes es relativamente sencilla en comparación con algunas de las otras transiciones de la Forma Simplificada de 24. Sin embargo, usted debe completar esta transición correctamente para poder configurarse para iniciar la secuencia de Mover las Manos como Nubes.

Desde la postura final de Látigo Simple, deberá sentarse sobre su pierna derecha trasera. Mientras lo hace, usted dejará caer su mano izquierda hacia abajo y girará la mano para que su palma izquierda mire hacia arriba. Usted simultáneamente girará su torso hacia su derecha, enganchará la mano (la dirección noroeste) y girará sobre el talón del pie izquierdo con el fin de llevar los dedos hacia adentro para apuntar hacia el norte. Su mano derecha, gancho necesitará abrirse y usted dará un empujón suave hacia el este con su palma derecha. Consulte la figura 20-1.

Tenga en cuenta que la postura que se muestra en la figura 20-1 no es ni la postura de un arquero ni una postura paralela. Los pies no son paralelos, ni forman un rectángulo como en la postura de un arquero. Afortunadamente, no necesitará mantener esta postura incómoda por mucho tiempo. Sin embargo, deberá

---

[91] *Lo/Inn/Amacker/Foe, The Essence of T'ai Chi Ch'uan – The Literary Tradition, page 85*

mantener sus pies en sus posiciones incómodas mientras completa la transición de Látigo Simple a la primera mitad del movimiento de empezar de la postura de Mover las Manos como Nubes.

Mientras está de pie en la postura mostrada en la figura 20-1, necesitará cambiar las posiciones de sus dos brazos como se muestra en la figura 20-2. El brazo derecho desciende hasta la parte inferior de la caja torácica derecha y el brazo izquierdo sube hasta el nivel del pecho. Su mano izquierda mira hacia fuera de su cuerpo y su palma derecha mira hacia su lado izquierdo. El brazo y la mano izquierdos deben cubrir completamente la parte delantera del pecho, como si estuviera sosteniendo un escudo.

Recuerde que ambos brazos deben ser redondos y llenos. No debe haber ángulos agudos en los codos ni en las muñecas. Además, preste especial atención a su hombro izquierdo, que no debe dedicarse a sostener su brazo izquierdo. Usted puede imaginar que sus dos brazos están sosteniendo una gran carga de ropa caliente y esponjosa que acaba de salir de la secadora. Al comenzar el movimiento de Mover las Manos como Nubes, asegúrese de no dejar caer ninguna de las prendas mientras sus brazos pasan de un lado del cuerpo al otro.

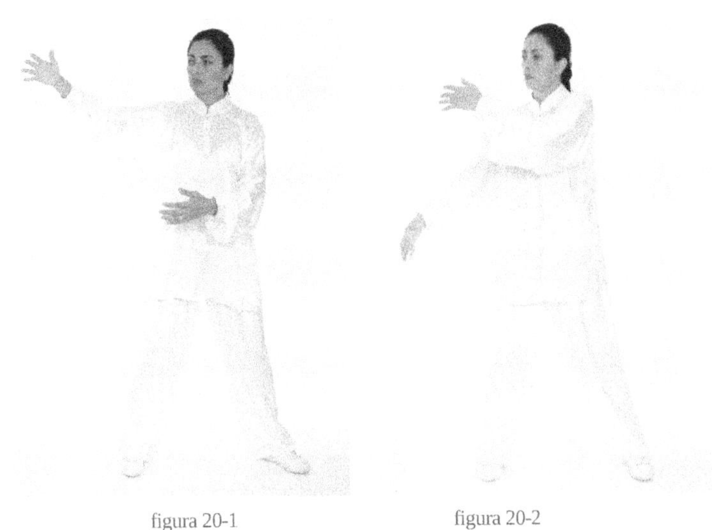

figura 20-1   figura 20-2

Realizar la Secuencia de Mover las Manos como Nubes

Como recordarás de la introducción a este capítulo, la secuencia postural de Mover las Manos como Nubes en la Forma Simplificada 24 incluye tres movimientos completos de Mover las Manos como Nubes, y cada uno de estos movimientos implica dos rotaciones de la cintura y el torso. La primera rotación en cada movimiento de Mover las Manos como Nubes es en el sentido contrario a las agujas del reloj (es decir, a la izquierda o al oeste). La segunda rotación gira la cintura y el torso hacia el lado derecho del cuerpo (es decir, el este).

En la postura que se muestra en la figura 20-2, el peso se distribuye principalmente en la pierna derecha. Para iniciar la primera mitad del comenzando del movimiento Mover las Manos como Nubes, comenzará a desplazar su peso hacia su pierna izquierda. A medida que desplaza su peso hacia su pierna izquierda, también girará su cintura en sentido contrario a las agujas del reloj hacia la izquierda. A medida que gire la cintura y gire el torso hacia la izquierda, dibujará la parte superior del brazo izquierdo a través de su pecho y permitirá que gire hacia el lado izquierdo de su cuerpo, como se muestra en la figura 20-4. La parte inferior derecha del brazo y la mano simplemente atravesarán un camino desde el lado derecho de la caja torácica hasta el lado izquierdo de la caja torácica.

A medida que su cintura y torso alcancen la extensión de su rotación en sentido contrario a las agujas del reloj, ejecutará dos acciones coordinadas. Usted pisará hacia adentro lateralmente con su pie derecho mientras que usted extiende simultáneamente su palma izquierda hacia fuera al lado en un suave movimiento de empujón. Consulte la figura 20-4.

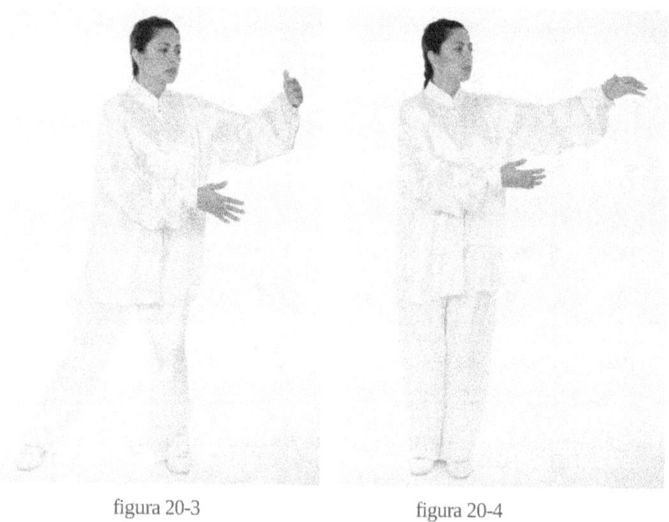

figura 20-3   figura 20-4

Desde la posición de su cuerpo como se indica en la figura 20-4, deberá configurar sus brazos para la segunda mitad del movimiento Mover las Manos como Nubes. Permita que su brazo izquierdo caiga hacia la parte inferior de su caja torácica izquierda con la palma de la mano izquierda mirando hacia atrás y hacia la derecha (es decir, hacia el este). Al mismo tiempo, levante el brazo derecho para cubrir el pecho con la parte posterior de la mano derecha mirando hacia fuera del cuerpo. Consulte la figura 20-5.

Desde la posición centrada del cuerpo que se muestra en la figura 20-5, cambie su peso de su pierna izquierda a su pierna derecha y comience a girar su cintura y gire su torso hacia atrás en el sentido de las agujas del reloj. Permita que la parte superior del brazo derecho flote a través de su pecho a medida que su mano inferior e izquierda se desplaza ligeramente hacia atrás. Continúe girando la cintura y girando el torso hacia la derecha hasta que alcance la posición que se muestra en la figura 20-6.

A medida que la cintura y el torso completan su rotación hacia la derecha, gire la pierna izquierda hacia el oeste y extienda el brazo derecho hacia el este. Cuando el brazo derecho se haya extendido hacia afuera, gire la mano derecha y dé un empujón muy suave hacia la derecha con la palma derecha. Véase la figura 20-7. Esto completa la segunda mitad del movimiento de comenzando de Mover las Manos como Nubes.

Para continuar con el siguiente movimiento de Mover las Manos como Nubes, tendrá que devolver los brazos a la posición inicial para la primera mitad del movimiento, como se muestra en la figura 20-8. Continúa girando la cintura, girando el torso y flotando los brazos de un lado a otro hasta que hayas realizado un total de tres movimientos completos de Mover las Manos como Nubes.

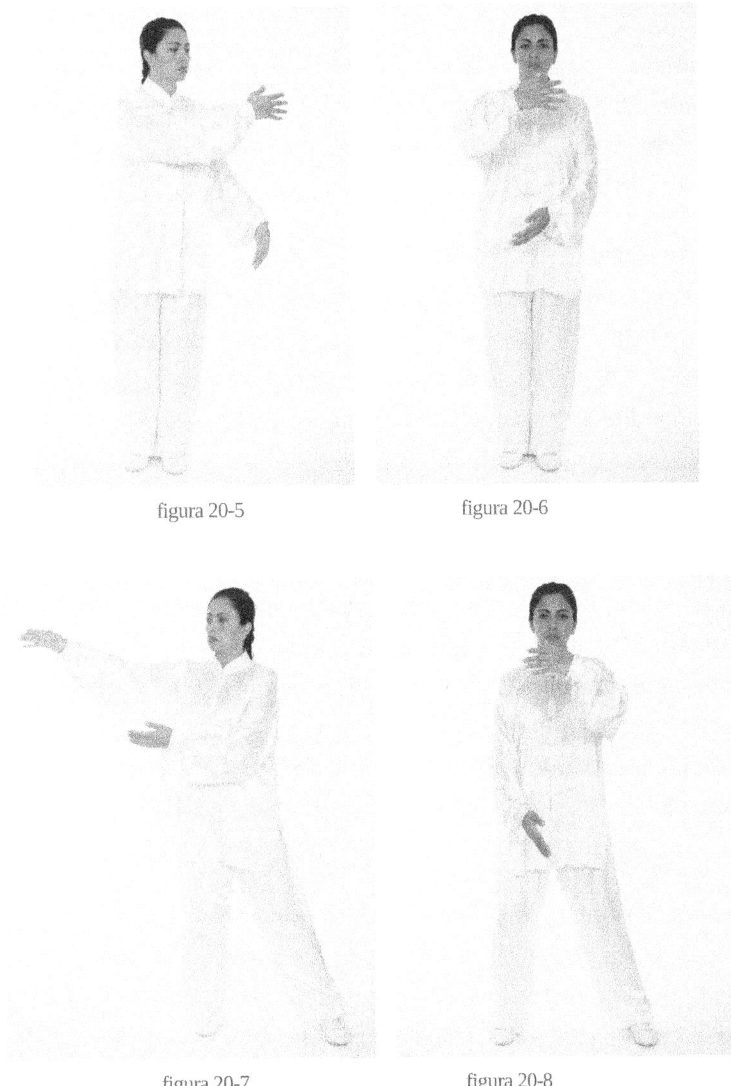

figura 20-5   figura 20-6

figura 20-7   figura 20-8

Dirección

En la secuencia de Mover las Manos como Nubes, estará mirando hacia el norte, en la misma dirección que se enfrentó al comenzar el formulario. Sin embargo, la dirección de su paso lateral será hacia el oeste.

Respiración

Como se explicó anteriormente, dentro de cada movimiento completo de Mover las Manos como Nubes hay dos rotaciones, una a la izquierda y otra a la derecha. Dentro de cada una de estas rotaciones, hay una etapa de recolectar y una etapa de emisión. Para cada rotación, su respiración debe coordinarse con estas dos etapas de la siguiente manera: a medida que reúne y sostiene los brazos a un lado de su cuerpo, inhala; mientras usted mueve sus manos a través del cuerpo y se extiende a la parte superior del brazo hacia un lado, exhalas.

Analicemos la respiración con más detalle. Desde el final de Látigo Simple, que concluyó con una exhalación, a medida que recoges los brazos como se muestra en la figura 20-2 inhalas. Luego, comienza a girar la cintura y el torso hacia la izquierda acompañado de una exhalación lenta que concluye a medida que su brazo izquierdo se extiende hacia afuera y su pie derecho entra, como se muestra en la figura 20-4.

Para comenzar la siguiente rotación, vuelves a juntar los brazos, esta vez en el lado izquierdo, mientras inhalas una vez más. Tomará una exhalación larga mientras gira su cintura y gira su torso hacia el lado derecho, terminando con la extensión de su mano derecha y el paso hacia afuera con su pie izquierdo, como se muestra en la figura 20-7. Luego inhalará una vez más mientras se prepara para la siguiente serie, que se indica por la posición reunida que se muestra en la figura 20-8.

Circulación del *Qi*

Al igual que con las posturas anteriores, en la secuencia de Mover las Manos como Nubes, el *qi* se coordina con la respiración. Por ejemplo, cuando usted reúne sus brazos en el lado derecho de su cuerpo e inhala, su *qi* debe volver a su *dantien* inferior. Al girar la cintura y girar el torso hacia la izquierda, exhala. El *qi* fluye hacia arriba desde su *dantien* y hacia sus brazos. El flujo del *qi* que viaja a su brazo superior izquierdo pasa a lo largo de los meridianos *yang* en la parte exterior de su brazo y atraviesa la parte posterior de su mano izquierda para alcanzar los dedos. El *qi* que fluye hacia abajo en su brazo inferior derecho viaja a través de los meridianos de *yin* en el interior de su brazo y alcanza el punto *laogong* en la palma de su mano derecha.

Al llegar a la conclusión de la primera mitad de cada movimiento de Mover las Manos como Nubes, usted inhala y sus brazos se juntan una vez más. Sus dos brazos invierten sus posiciones. Durante el giro hacia la derecha en la segunda mitad del movimiento, el *yang qi* fluye hacia el brazo derecho, la mano y los dedos, y el *yin qi* fluye hacia abajo en el brazo izquierdo y la palma.

Puntos Importantes

Al realizar los movimientos de Mover las Manos como Nubes, tenga en cuenta las tres bases y las tres armonías. Sus pies, que sirven como bases para sus piernas, deben pisar correctamente para que los cambios de peso se lleven a cabo de una manera suave y fluida. Sus caderas deben coordinarse entre sí de tal manera que un *kua* se abra a medida que el otro *kua* se cierra. La abierta y el cierre de sus dos *kua* permiten que su cintura gire y su torso gire de lado a lado. Si un *kua* no se arruga a medida que el otro se abre, entonces solo la parte superior del torso girará, lo cual es incorrecto.

Una característica externamente observable de los practicantes expertos del Tai Chi es que su cintura gira cuando realizan la secuencia de Mover las Manos como Nubes. En contraste, muchos estudiantes principiantes del Tai Chi simplemente giran los hombros de lado a lado mientras sus cinturas permanecen fijas en su lugar. En *The Eight Character Secret Transmission*, atribuido a Li Yiyu, está escrito: "Los hombros siguen el giro de la cintura como un dragón que retuerce su cuerpo. A toda costa, evite ser torpe o antinatural."[92]

Como su nombre lo indica, los movimientos en la secuencia de Mover las Manos como Nubes deben ser lentos y continuos, como el movimiento de nubes que se mueve lentamente a través de un cielo de verano. En particular, los movimientos de las manos deben ser graciosos y elegantes. Li Yiyu escribió, "La mano es como un ciervo mirando hacia atrás; ya sea alta o baja la mano se mueve libremente. Nuestro espíritu se revela completamente en nuestras manos." [93]

Hay un truco que puede usar al realizar la secuencia de Mover las Manos como Nubes que le ayudará a eliminar el exceso de tensión y rigidez de sus brazos, manos y dedos. Imagínese que usted está parado en una piscina en una profundidad donde el agua sube hasta las axilas. Digamos que quiere girar su cuerpo hacia la izquierda. Primero, usted enrollará su cuerpo girando su cintura hacia la derecha. Imagínese sujetando su brazo izquierdo con su mano izquierda mirando hacia fuera y con solamente su dedo meñique tocando el agua. Deja caer el brazo derecho hacia abajo junto a la parte inferior de la caja torácica derecha con la palma de la mano derecha mirando hacia el lado izquierdo.

Para ejecutar el giro en sentido contrario a las agujas del reloj de su torso, comience a girar su cintura hacia la izquierda. Solo mueva su cintura y permita que su torso y sus brazos sigan por su propia cuenta. Sin ningún esfuerzo muscular involucrado, imagine permitir que la parte superior, el brazo izquierdo y la mano floten en un arco semicircular a través de la parte superior del agua. Al mismo tiempo, permita que su brazo inferior derecho sea arrastrado a través del agua. Imagínese la sensación de su dedo meñique izquierdo trazando su arco a través del agua y sintiendo la suave presión del agua contra la palma de su mano derecha mientras se arrastra hacia atrás.

A medida que llegue a la conclusión de su cintura gire hacia la izquierda, deje que el momento angular de su torso y su brazo izquierdo envíen su mano izquierda a la deriva hacia su izquierda. Esto completa la

---

[92] *Douglas Wile, Lost T'ai-chi Classics of the Late Ch'ing Dynasty, page 54*
[93] *Ibid, page 53*

primera mitad del movimiento Mover las Manos como Nubes. Puede invertir los brazos y repetir este mismo ejercicio mental mientras gira hacia la derecha y flota su brazo derecho a través de su cuerpo mientras permite que su brazo izquierdo se desplace a través del agua. Aunque este es un ejercicio mental, si tienes la oportunidad de practicar esto, y, de hecho, toda la Forma Simplificada 24 en una piscina, comenzarás a capturar la sensación de flotar mientras practicas la Forma.

Sin embargo, la idea de flotar explicada anteriormente puede ser engañosa. Aunque es esencial que la parte superior de su cuerpo, en particular sus brazos y manos, sea ligera y vacía, la parte inferior de su cuerpo debe estar llena y arraigada al suelo. La potencia necesaria para girar la cintura y girar el torso de lado a lado proviene de las piernas, que están enraizadas en el suelo a través de los pies. Si sus giros carecen de arraigo, entonces su cuerpo será pesado e inestable.

Sus giros deben incorporar las tres armonías. A medida que gire a la izquierda, empujón hacia fuera del suelo con el pie derecho y el tobillo. Luego envía la fuerza a través de la rodilla derecha hacia la cadera derecha. A medida que su cadera derecha gira hacia afuera, esto hará que su torso gire hacia la izquierda, y la energía pasará a través de su hombro izquierdo, más allá de su codo izquierdo y finalmente hacia su muñeca izquierda.

Como escribió Li Yiyu, la transferencia de energía es como la lenta ondulación del cuerpo de un dragón. Cada articulación en el cuerpo se abre a su vez como una cadena para que la energía del suelo se transfiera, eslabón por eslabón, desde el tobillo derecho hasta la muñeca izquierda. Los Clásicos del Tai Chi afirman que las articulaciones del cuerpo están unidas como una cadena de perlas. Si usted puede mover su cuerpo como una cadena de perlas mientras ejecuta la secuencia de Mover las Manos como Nubes, entonces usted habrá capturado la esencia de este segmento elegante de la Forma Simplificada 24.

Capítulo Veintiuno

Látigo Simple

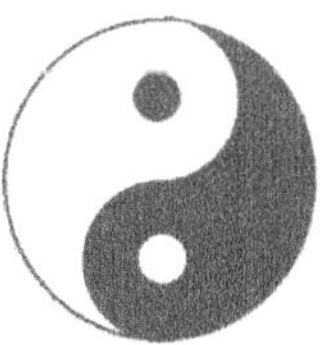

Esta es la segunda aparición de la postura de Látigo Simple (*Dān Biān*), que aparece dos veces en la Forma Simplificada 24. Es importante entender el papel de Látigo Simple en relación con la secuencia de Mover las Manos como Nubes. Dentro de la Forma Simplificada 24, las dos posturas de Látigo Único funcionan como sujeta libros, poniendo soportes entre la secuencia Mover las Manos como Nubes. En la forma larga del estilo Yang tradicional, la postura de Látigo Simple aparece nueve veces. Seis de estas apariciones sirven para encerrar la secuencia de Mover las Manos como Nubes, que ocurre tres veces en la forma larga.

La descripción de la postura de Látigo Simple se presentó en el capítulo diecinueve junto con la dirección, la respiración, la circulación del *qi* y los puntos importantes para esta postura. Esos detalles no se repetirán aquí. En cambio, este capítulo describirá la transición del movimiento final Mover las Manos como Nubes a la segunda postura de Látigo Simple y abordará brevemente los beneficios para la salud de esta postura.

La Transición de Mover las Manos como Nubes a Látigo Simple

La transición del movimiento final Mover las Manos como Nubes a la postura de Látigo Simple es similar a la transición de Empujar in Agarrar la Cola del Gorrión, Derecha a la primera postura de Látigo Simple. Las figuras 21-1 a 21-4 ilustran las etapas de esta transición.

A partir de la conclusión de Mover las Manos como Nubes, que se muestra en la figura 21-1, deberá realizar un paso central hacia adentro con la pierna izquierda mientras extiende el brazo derecho oblicuamente hacia la derecha. Esta posición transitoria se ilustra en la figura 21-2. Recuerde que esta posición representa el estado de *zhong ding*, o equilibrio central. Esta posición centrada le proporciona la estabilidad necesaria para salir hacia el oeste con su pie izquierdo sin peso.

Para ayudarlo a dar este largo paso, deberá plegar su *kua* derecho y sentarse en su pierna derecha. Cuanto más pueda plegar su *kua* derecho y hundirse en su pierna derecha, más lejos podrá pisar con su pie izquierdo. Recuerde que desea dar un paso más largo para formar la postura del arquero para la postura de Látigo Simple que con las posturas de otros arqueros.

Una vez que haya establecido la colocación de su pie izquierdo hacia adelante, puede comenzar a cambiar su peso hacia su pierna izquierda y completar la postura de Látigo Simple como se explica en el capítulo diecinueve. La postura completa se reproduce en la figura 21-4 para mayor comodidad.

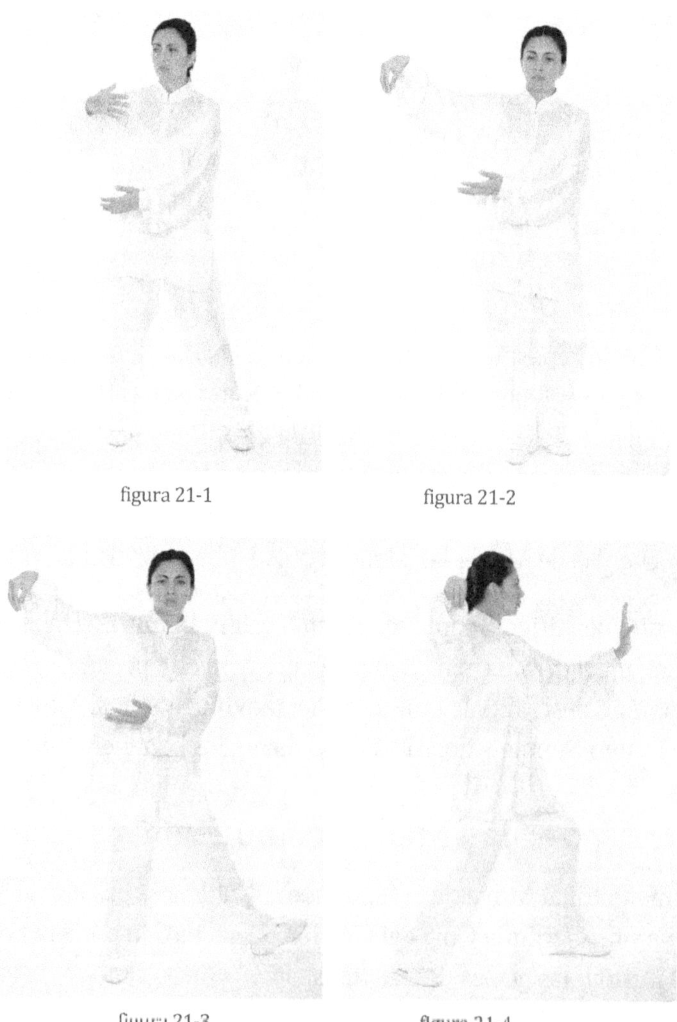

figura 21-1   figura 21-2

figura 21-3   figura 21-4

Los Beneficios de la Salud Asociados con la Postura de Látigo Simple

Es evidente por las múltiples apariciones de la postura de Látigo Simple en la forma larga tradicional que esta postura tiene un significado único en el estilo del Tai Chi de la familia Yang. La razón de esto tiene que ver con los beneficios para la salud que se derivan de la realización de esta postura. Antes del advenimiento del moderno tratamiento médico occidental para la tuberculosis, el Tai Chi al estilo Yang era a menudo recomendado en China para aquellos individuos que sufrían de esta enfermedad. Muchos practicantes que tomaron esta forma de ejercicio fueron finalmente curados de la enfermedad, a menudo en menos de un año. Una serie de famosos maestros Tai Chi, incluyendo al Profesor Cheng Man-ch'ing, fueron inicialmente atraídos a la práctica del Tai Chi por esta razón.

Los poderes curativos aparentemente milagrosos del Tai Chi con respecto a la tuberculosis y otras enfermedades respiratorias se deben en gran parte a los numerosos casos de la postura de Látigo Simple que ocurren en la forma larga del estilo Yang tradicional. Como se realiza en la Forma Simplificada 24, la postura de Látigo Simple, aunque más larga que las otras posturas de la forma, no es tan expansiva como lo es en la forma larga tradicional. En la forma larga tradicional, el brazo derecho se extiende oblicuamente hacia atrás, lo que extiende la postura algo más que en la postura de Látigo Simple, ya que se ejecuta en la Forma Simplificada 24.

Las figuras 21-5 y 21-6 ilustran la postura de un solo látigo tanto desde una vista lateral como desde una vista frontal. En estas fotografías, usted puede ver que los dos brazos forman un ángulo de noventa grados. Es decir, que el brazo izquierdo se extiende hacia afuera hacia la parte delantera del cuerpo y el brazo derecho se extiende hacia el lado derecho del cuerpo. Esta es la postura del Látigo Simple, tal como la enseña el Prof. Li Deyin.

Nota: Su maestro puede animarlo a extender su brazo derecho más allá de la parte trasera para abrir su cavidad torácica en mayor grado. Es mejor seguir el consejo o su maestro con respecto a la dirección de su brazo derecho al asumir la postura de Látigo Simple.

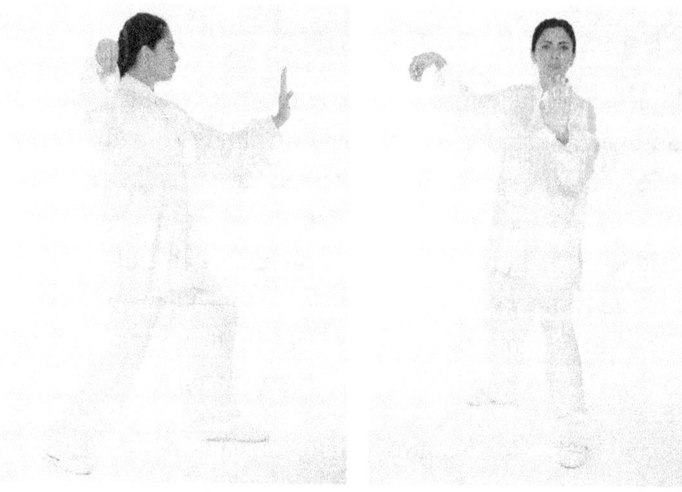

figura 21-5   figura 21-6

Las dos fotografías que se muestran arriba ilustran la postura del arquero más larga y estrecha que se mantiene en la postura de Látigo Simple. Cuando mantienes una postura de arquero más larga, sus dos piernas necesitan trabajar más duro para soportar el peso de la parte superior de su cuerpo. Esto sirve para fortalecer los músculos de las piernas. A medida que los músculos de las piernas se ejercitan al mantener la postura de Látigo Simple, exigen más oxígeno y, por lo tanto, obligan a su corazón a bombear más sangre. De esta manera, su corazón también se ejercita.

Los chinos tienen un dicho: "Las piernas son un segundo corazón." Esto se relaciona con el hecho de que las piernas, que contienen los músculos más grandes del cuerpo, colocan la mayor demanda en el corazón, haciendo que trabaje más duro y, por lo tanto, entregue más sangre a los tejidos del cuerpo. El aumento de la circulación sanguínea que resulta de la postura del arquero más larga y estrecha mantenida en la postura de Látigo Simple es uno de los beneficios específicos para la salud que transmite esta postura.

Otro beneficio para la salud que se deriva de la postura de Látigo Simple es el mejor funcionamiento de los pulmones. Usted notará en las fotografías mostradas en las figuras 21-5 y 21-6 que los brazos se extienden más lejos que en cualquier otra postura en la Forma Simplificada 24. La extensión de los dos brazos abre la cavidad torácica, que a su vez permite que los pulmones se expandan. Cuando los pulmones se expanden, permiten un mayor intercambio de aire, permitiendo que más aire fresco entre en los pulmones y también para que el aire estancado sea expulsado de los pulmones. La ejecución de la postura de Látigo Simple facilita una respiración más profunda, que a su vez proporciona más oxígeno al torrente sanguíneo.

La postura del Látigo Simple no sólo expande la cavidad torácica y abre los pulmones, el flujo *qi* en el brazo derecho y la mano viaja a lo largo de meridianos que son específicos de los pulmones. El meridiano de pulmón tai*yin* de la mano en cada brazo viaja desde el punto de acupuntura *zhongfu* en el exterior del hombro y por el brazo interno para alcanzar el punto de acupuntura *shaoshang* en el pulgar. Cuando conecte los dedos de su mano derecha y envíe su intención hacia abajo en los dedos y el pulgar, diriges el *qi* para viajar hacia los dedos y especialmente el pulgar. Otros meridianos terminan en cada uno de los otros cuatro dedos. Estos meridianos de las manos están asociados con el intestino grueso, el pericardio, el quemador triple, el corazón y el intestino delgado.

El quemador triple no es un órgano específico, sino más bien un sistema complejo que incluye el corazón, los pulmones y el estómago. Como tal, el quemador triple está asociado con la circulación sanguínea, la respiración y la digestión. Junto con el corazón y los meridianos de la mano pericardio, el meridiano de la mano del quemador triple ayuda a estimular el corazón y a promover la circulación de la sangre.

El quemador triple también está asociado con los pulmones, por lo que la activación de este meridiano de la mano junto con el meridiano pulmonar de *taiyin* de la mano también mejora la función pulmonar y mejora la eficiencia de los pulmones en la absorción de oxígeno del aire y su combinación con la sangre.

Finalmente, junto con el intestino grueso y los meridianos de mano del intestino delgado, el meridiano de mano triple quemador estimula los órganos primarios asociados con la digestión. La digestión de los alimentos en el estómago, la absorción de nutrientes en la sangre en el intestino delgado y la eliminación de residuos a través del intestino grueso son esenciales para el proceso digestivo general.

Colectivamente, las acciones del corazón, los pulmones y el sistema digestivo son vitales para nuestra salud general. Cuando usted sostiene la postura de Látigo Simple, usted está activando estos tres sistemas tanto externamente, a través de la estructura física de la postura, e internamente enervando los meridianos de la mano que están asociados con estos tres sistemas.

Debido a la importancia de los meridianos de la mano que terminan en los dedos de cada mano, es esencial que los extremos de los cuatro dedos se conecten con la punta del pulgar al formar el gancho con la mano derecha. La mayoría de los practicantes del Tai Chi no son conscientes de la importancia de estas conexiones y, por lo tanto, descuidan unir los cuatro dedos con el pulgar al formar el gancho. Ahora que usted entiende la importancia de cada meridiano de la mano, esperemos que seas más consciente de las conexiones de sus dedos y pulgar cuando usted realiza la postura de Látigo Simple.

Capítulo Veintidós

Palmado al Caballo Alto

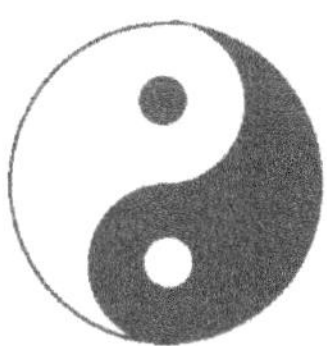

La postura de Palmada al Caballo Alto (*Gāo Tàn Mǎ*) sigue la segunda postura de Látigo Simple en la Forma Simplificada 24. Esta postura es similar a la postura de Rechazar el Mono y Retroceder, excepto que, en lugar de retroceder, el practicante realiza un paso de centrado hacia adelante desde la postura de Látigo Simple. La postura de Palmada al Caballo Alto emplea una postura vacía con el pie derecho actuando como la base y los dedos de los pies del pie izquierdo vacío tocando ligeramente hacia abajo. La mano derecha empuja suavemente desde el hombro derecho como si estuviera acariciando la marchita de un caballo (el punto más alto del cuerpo del caballo). La mano izquierda se sostiene con la palma hacia arriba por el lado de la cadera izquierda.

Al igual que con Rechazar el Mono, en la postura de Palmada al Caballo Alto hay una dinámica de empujón/tirón que tiene lugar entre las manos superior e inferior. A medida que la mano superior (derecha) empuja hacia fuera, la mano inferior (izquierda) tira hacia abajo y hacia dentro. De esta manera, el *yang* y el *yin* de las dos manos se contrapesan y mantienen el cuerpo superior en equilibrio energéticamente.

La transición de la postura de Látigo Simple a la postura de Palmada al Caballo Alto es bastante simple, pero usted quiere estar seguro de que usted atiende a los detalles a medida que se mueve de una postura a la siguiente. La secuencia de fotografías presentadas en las figuras 22-1 a 22-3 muestra los movimientos necesarios para realizar la transición de Látigo Simple a Acariciar la Crin del Caballo.

Mientras sostiene la postura del arquero izquierdo al final de la postura de un solo látigo, abre la mano del gancho y gira el hombro y el codo derecho en el sentido de las agujas del reloj para girar la palma de la mano derecha hacia arriba. Al mismo tiempo, relaje la muñeca izquierda para que los dedos izquierdos apunten hacia delante y, a continuación, gire el hombro y el codo izquierdo en dirección contraria a las agujas del reloj de forma que la palma de la mano izquierda quede orientada hacia arriba. Consulte la figura 22-1.

La postura mostrada en la figura 22-1 es una postura muy abierta. Desde esta postura temporal, el centro da un paso adelante con la pierna derecha trasera. A medida que avanza con la pierna derecha, también hace un giro con el brazo derecho y la mano hacia abajo y, a continuación, retroceda para descansar junto a la oreja derecha con la palma hacia delante. Consulte la figura 22-2. A medida que complete su paso hacia adelante, cambie su peso a su pierna derecha. Es importante que el pie derecho suba con los dedos del pie inclinados hacia la derecha para que su pie derecho pueda actuar como base para la postura vacía.

Después de haber transferido su peso de nuevo a su pierna derecha y colocado su brazo derecho, usted puede completar la postura de Acariciar la Crin del Caballo. Esto requiere que usted complete las siguientes tres acciones de una manera coordinada y simultánea: empuje hacia afuera con el brazo derecho y la palma de la mano; tire hacia abajo y hacia adentro con el brazo izquierdo y la palma de la mano; y levante y luego toque hacia abajo con los dedos de su pie izquierdo vacío. Consulte la figura 22-3.

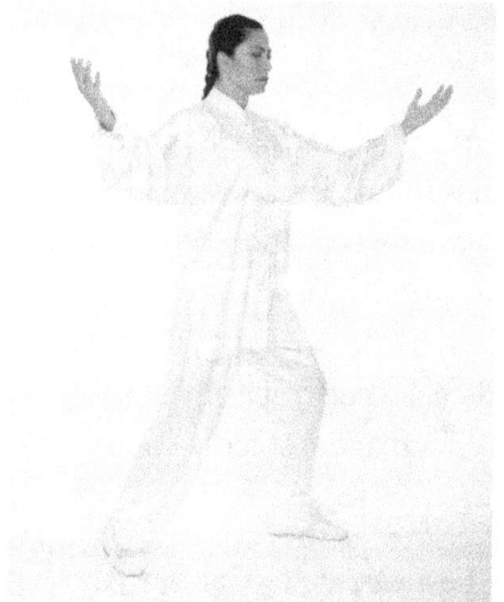

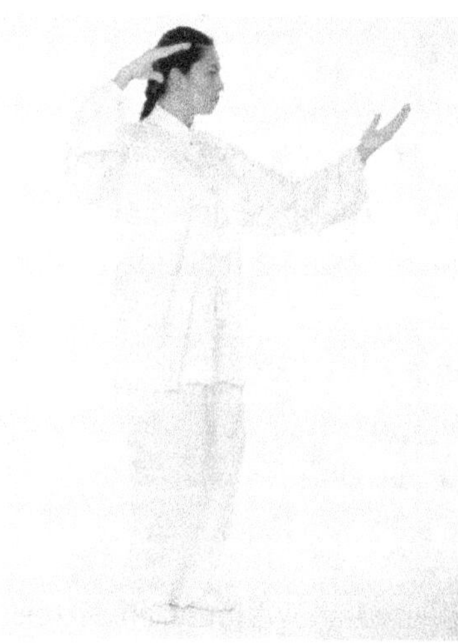

figura 22-1   figura 22-2

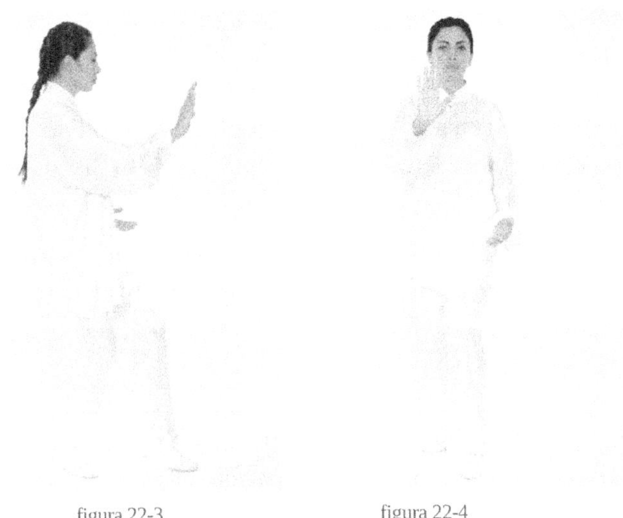

figura 22-3   figura 22-4

Si comparas la postura de Palmada al Caballo Altoc omo se muestra desde el frente (figura 22-4) con la fotografía de la postura de Rechazar el Mono y Retroceder (figura 16-4) notarás que las dos posturas son casi idénticas. La única diferencia está en el pie vacío. En la postura de Rechazar el Mono en el lado derecho, el pie derecho es el pie vacío y el pie izquierdo es el pie base. En la postura de Acariciar la Crin del Caballo, los roles de los dos pies se invierten: el pie izquierdo es el pie vacío y el pie derecho es el pie base.

Dirección

La postura de Palmada al Caballo Alto continúa el progreso de la Forma Simplificada 24 en la dirección oeste con el paso de centrado hacia adelante del pie derecho.

Respiración

Al igual que la postura del mono repulse, la postura del Palmada al Caballo Alto incluye tanto una etapa de colección con una etapa de emisión. La etapa de colección comienza con la apertura de los dos brazos, que se puede ver claramente en la figura 22-1, y termina cuando el centro del pie derecho sube y el brazo derecho gira hacia abajo, alrededor y hacia arriba para establecerse junto a la oreja derecha, como se muestra en la figura 22-2. La etapa de reunión debe ir acompañada de una inhalación. La exhalación que sigue debe acompañar a la etapa de emisión, en la que el brazo derecho empuja hacia adelante mientras el brazo izquierdo se desplaza hacia abajo y hacia atrás.

Circulación del *Qi*

Al igual que con la respiración, la circulación *qi* en la postura de Palmada Alta al Caballo es también similar a la de Rechazar el Mono. A medida que el brazo derecho gira hacia abajo, hacia atrás y luego hacia la oreja derecha, debe utilizar su mente para dirigir su *qi* para volver de su palma derecha a lo largo del interior del brazo hasta que se recoge en la axila de su brazo derecho. El *qi* que fue emitido a su palma izquierda al final de Látigo Simple permanece allí mientras su palma izquierda gira hacia arriba.

Cuando usted da un paso adelante con su pie derecho, usted envía un flujo del *qi* por el frente de su pierna derecha para conectar con la tierra a través del punto *yongquan* de su pie derecho. Al asentarse en su pierna derecha, usted dirige el *qi* que se reúne en su axila derecha para fluir hacia fuera a lo largo de la parte inferior de su brazo derecho hasta que alcance el punto *laogong* en la palma de su mano derecha. Al igual que en la postura de Rechazar el Mono, el *qi* que se emite a su palma derecha proporciona el poder interno, o *jin*, que se emite a su palma derecha. Al mismo tiempo, usted retira su palma izquierda, que contiene su propio *qi*, de vuelta a su cadera izquierda.

De esta manera, ambas palmas están llenas del *qi*. Su mano y brazo derecho son sustanciales en este caso, por lo que el *qi* que se emite a su palma derecha se considera como *yang* en naturaleza. Su mano y brazo izquierdo son insustanciales, y por lo tanto el *qi* que se sostiene en su palma izquierda tiene una cualidad de *yin*. Recuerde que el *yang* y el *yin* deben estar equilibrados en todo momento.

Al completar la postura, recuerde que su pie delantero izquierdo está vacío, pero todavía debe ser apoyado por *qi*. El *qi* que fluye por la pierna izquierda termina en el punto *yongquan* de su pie izquierdo. Sin embargo, como esta pierna y pie son insustanciales en comparación con el peso de la parte trasera de la pierna izquierda, el *qi* que viaja por esta pierna y en el punto *yongquan* de su pie izquierdo tiene un aspecto *yin*. El flujo más fuerte del *yang qi* se dirige hacia abajo en su pierna derecha, que es la pierna substancial en esta postura.

Puntos Importantes

En contraste con la postura de Látigo Simple, que es la postura más grande en la Forma Simplificada 24, la postura posterior de Palmada al Caballo Alto es la postura más compacta en la forma. Esta postura se basa en el equilibrio central para su estabilidad. Recuerde que el equilibrio central es uno de los cinco métodos de paso en Tai Chi. Desde la postura de Acariciar la Crin del Caballo, debe poder realizar cualquiera de los otros cuatro pasos, como avanzar, retirarse, mirar a la izquierda o mirar a la derecha. En esencia, esto significa que debería poder avanzar en cualquier dirección, hacia adelante, hacia atrás, hacia cualquier lado o incluso hacia una de las cuatro esquinas, desde esta posición centralizada.

Es importante no tocar demasiado hacia adelante con el pie izquierdo vacío, ya que esto dificultará el paso a cualquiera de los cuatro lados o las cuatro esquinas. Como verá, la transición a la siguiente postura en la forma, Patear con el Talón Derecho, implica un paso inicial con su pie izquierdo a la esquina suroeste. Este paso oblicuo sólo es posible si su pie vacío, izquierdo no se extiende demasiado adelante en la posición vacía de Acariciar la Crin del Caballo.

Del mismo modo, su palma derecha no debe extenderse demasiado al finalizar la postura de Acariciar la Crin del Caballo. La aplicación marcial de Palmada al Caballo Alto utiliza su mano izquierda para interceptar el golpe de la mano derecha de un oponente y dibujar su brazo derecho hacia abajo mientras interviene para cerrar con el oponente y golpear su pecho con su propia palma derecha. Si la palma derecha se extiende demasiado hacia adelante, la extensión perturbará el equilibrio central de la postura. Si estuvieras ejecutando un golpe de palma a un oponente, no querrías que su oponente fuera capaz de capturar su mano derecha y tirar de ti hacia adelante.

Recuerde que dentro de las aplicaciones marciales del Tai Chi no dependemos de la fuerza externa y dura para lanzar nuestro ataque. Más bien, empleamos energía interna, o *jin*. Cuando esta energía interna es aguda y enfocada y se emite rápidamente, la llamamos *fajin*. Para emitir *fajin*, no nos extenderemos demasiado con la superficie llamativa, ya sea una palma, un puño o incluso el talón o el dedo del pie. Más bien, acortamos el camino de la superficie de golpeo, en este caso la palma, y permitimos que el *jin* continúe incluso después de que se haya entregado el golpe. En las Exposiciones de Ideas sobre la Práctica de las Trece Posturas, Wu Yuxiang escribió:

> *El jin (fuerza interna) es cantado (relajado),*
> *pero no cantado;*
> *se extenderá,*
> *pero no se extenderá.* [94]

Lo que este versículo significa en términos prácticos es que no debe extender en exceso su palma derecha en la postura de Acariciar la Crin del Caballo, pero la energía que usted emite a la palma debe extenderse más allá de la superficie de su palma. Es útil pensar en su palma como un faro de la motocicleta. Cuando complete la postura de Acariciar la Crin del Caballo, imagina que está brillando un poderoso rayo de luz enfocado desde el punto *laogong* de su palma derecha. Aunque su palma no está extendida, la energía que emite de su palma sí se extiende. Esto sólo es posible si los músculos de la mano están relajados incluso cuando la energía que fluye hacia la palma está enfocada y concentrada.

---

[94] *Lo/Inn/Amacker/Foe, The Essence of T'ai Chi Ch'uan – The Literary Tradition, page 50*

Capítulo Veintitrés

Patear con el Talón Derecho

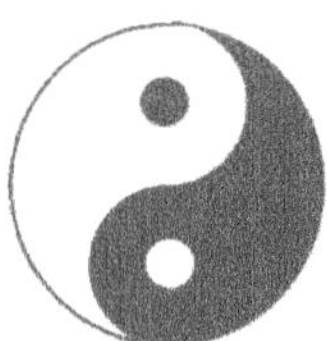

La postura de Patear con el Talón Derecho (*Yòu Dēng Jiǎo*) sigue la postura de Palmada al Caballo Alto. Como el nombre de esta postura indica, Patear con el Talón Derecho implica patear con el talón del pie derecho. Como tal, utiliza una postura de una sola pierna. Las posturas de una sola pierna se describieron en el capítulo seis, y en el estilo Yang el Tai Chi están reservadas para patadas.

En la Forma Simplificada 24, sólo hay dos patadas, una con el talón derecho y otra con el izquierdo. En la forma larga tradicional estilo Yang, hay un total de ocho patadas diferentes. Algunas de estas patadas son patadas en el talón, otras son patadas en los dedos y otras son patadas en forma de media luna. Las patadas en el talón, como la patada en el talón derecho descrita en este capítulo, utilizan el talón del pie como superficie de impacto. Las patadas de los dedos de los pies son similares a las patadas del talón, pero los dedos del pie se utilizan para entregar la fuerza de la patada. Las patadas de media luna, también conocidas como patadas de loto de barrido, usan el lado del pie como la superficie de golpeo.

Cuando ejecuta la patada del Talón derecho en la Forma Simplificada 24, debe tener cuidado de mantener su equilibrio central. Existe una tendencia entre los practicantes del Tai Chi que comienzan a compensar la extensión hacia adelante de la patada inclinándose hacia atrás. Para evitar este impulso, trate de no patear tan alto para empezar. Está bien levantar la pierna un poco y luego extenderla hacia afuera con el talón para empezar. Una buena regla es no patear más alto que su capacidad para mantener el equilibrio perfecto.

Un elemento importante en cualquier postura de una sola pierna es la posición del pie de apoyo. Recuerde que los dos pies sirven como base para la parte inferior del cuerpo. Cuando solo estás apoyado por un solo pie, la posición de este pie se vuelve especialmente significativa. Cuando está de pie sobre una pierna para patear con la otra pierna, desea que su pierna de apoyo, o base, esté en ángulo a aproximadamente cuarenta y cinco grados. Puede ver que el ángulo del pie izquierdo es un ángulo de cuarenta y cinco grados en las fotografías que acompañan a este capítulo (consulte las figuras 23-4 y 23-5).

Cuando se ejecutan las patadas de talón en la Forma Simplificada 24, primero debe elevar la pierna de patada levantando la rodilla (figura 23-4) y luego extendiendo el talón hacia afuera (figura 23-5). Tanto levantar la rodilla como luego extender el talón hacia afuera se realizan tan lentamente como el resto de la forma. Otro error común cometido por los estudiantes principiantes es levantar la rodilla, tambalearse inestablemente hasta que encuentran el equilibrio y luego patear rápidamente antes de que se derrumben. Al igual que con la tendencia a inclinarse hacia atrás, la forma de superar la falta de equilibrio al patear con el talón es solo levantar la rodilla y extenderse con el talón en la medida en que estas acciones se puedan realizar sin comprometer su equilibrio.

Para ejecutar la postura de Patear con el Talón Derecho, primero debe pasar de la postura de Palmada al Caballo Alto, que utiliza una postura vacía izquierda, a una postura vacía derecha. Las figuras 23-1 a 23-3 representan la transición de la postura de Palmada al Caballo Alto a la postura vacía derecha que será la postura preliminar para ejecutar la patada del talón en el lado derecho.

Transición de Palmada al Caballo Alto

Desde la finalización de la postura de Palmada al Caballo Alto, debe levantar ambos brazos y cruzar las dos manos frente a la barbilla como se muestra en la figura 23-1. Tenga en cuenta que la palma izquierda mira hacia adentro, mientras que la palma derecha mira hacia afuera. Esto resulta del hecho de que la palma derecha estaba mirando hacia afuera al finalizar la postura de Palmada al Caballo Alto, y la palma izquierda estaba mirando hacia arriba. Cuando usted cruza sus dos manos, a parte posterior de sus dos muñecas debe tocar ligeramente juntas y sus dos manos deben formar una cruz diagonal. Asegúrese de no colocar las dos manos cruzadas demasiado altas, demasiado bajas o demasiado cerca de su cuerpo. Consulte la figura 23-1 para la colocación correcta de las dos manos cruzadas.

Después de haber cruzado las manos justo debajo de la barbilla, luego sale oblicuamente hacia el suroeste con el pie izquierdo. En esencia, estás saliendo para formar la base de la postura de un arquero izquierdo. Transfiera el sesenta por ciento de su peso a su pierna izquierda y desvíe su torso hacia el suroeste con las dos manos cruzadas frente a su barbilla. Consulte la figura 23-2. El propósito de las dos manos cruzadas es evitar cualquier golpe entrante que pueda estar dirigido a su cara.

Puede pensar que, para proteger completamente su cara, sus dos manos cruzadas deben ser más altas. Sin embargo, si levanta las manos más alto, puede bloquear su visión. En una situación de lucha real, sus dos manos se cruzarían en una postura defensiva. Si un oponente intentara realmente ponerle en la cara, levantaría rápidamente sus dos manos para interceptar su puñetazo y levantarlo por encima de su cabeza, haciendo que el puñetazo fuera inofensivo.

La salida oblicua hacia el suroeste representa la primera desviación de la progresión lineal general (oeste o este) de la forma 24 simplificada. Comenzando con la postura de Patear con el Talón Derecho, usted comenzará a dirigirse a las cuatro esquinas. En la postura de Patear con el Talón Derecho, inicialmente se va a la esquina suroeste para realizar el cruce de las manos que se muestra en la figura 23-2. Desde esta dirección, luego debe sentarse de nuevo en su pierna derecha plegando su *kua* derecho y abriendo su *kua* izquierdo. Mientras está sentado sobre su pierna derecha, gira su cintura y gira su torso para mirar hacia el noroeste. Para facilitar esta rotación, usted necesita girar en el talón de su pie izquierdo de modo que los dedos de su pie izquierdo estén directamente hacia el oeste. Consulte la figura 23-3.

A medida que gire la cintura, gire el torso y gire en el pie izquierdo, comenzará a descruzar las manos y comenzará a girar los brazos hacia fuera y hacia abajo. De nuevo, consulte la figura 23-3. Continúe girando los brazos hacia abajo hasta que se junten delante de la ingle. Una sus dos manos con los lados interiores de las dos muñecas tocando. Las palmas de ambas manos deben estar hacia arriba con la palma izquierda en la parte superior y la palma derecha debajo, como se muestra en la figura 23-4. Esto completa la transición de la postura de Palmada al Caballo Alto a la postura vacía izquierda desde la cual ejecutará la patada del talón derecho.

Simultáneamente con el des cruzamiento de sus manos, la circulación de sus brazos, el cruzamiento nuevo de sus manos y el levantamiento de sus manos cruzadas frente a su pecho, usted necesita dibujar en su frente, el pie derecho y tocar ligeramente con los dedos de los pies para formar una postura vacía a la izquierda. Una vez más, consulte la figura 23-4.

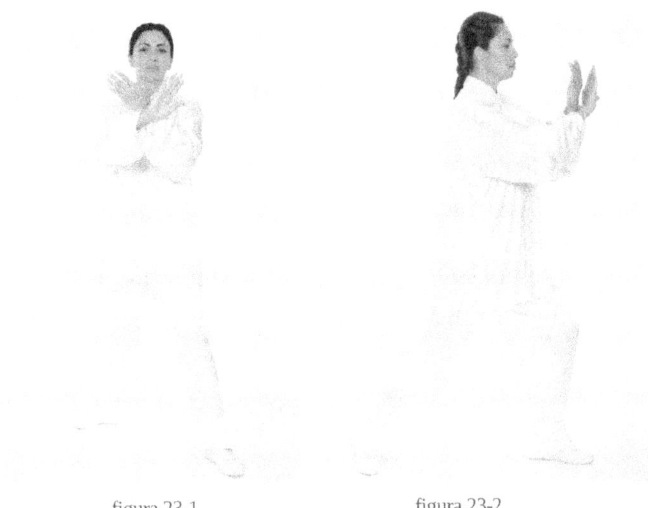

figura 23-1   figura 23-2

223

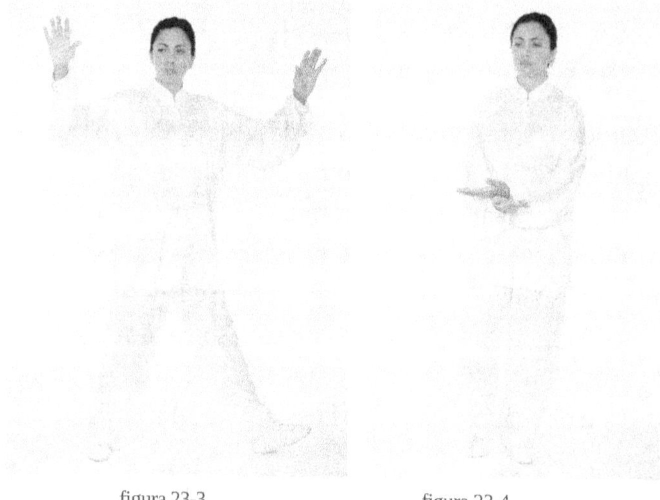

figura 23-3   figura 23-4

Ejecutando la Patada del Talón Derecho

Desde la posición vacía izquierda que se muestra en la figura 23-4, levante las manos unidas para que se crucen delante del pecho. En coordinación con el levantamiento de sus manos cruzadas, usted necesitará levantar su rodilla derecha a una altura que sea cómoda para usted. Por supuesto, cuanto más alto levante la rodilla derecha, más alto podrá extender el talón derecho para ejecutar la patada. Sin embargo, no tiene sentido tratar de levantar la rodilla tan alto que pierda el equilibrio. Al practicar por primera vez esta postura, es mejor comenzar bajo y aumentar gradualmente la altura a la que elevas la rodilla derecha en preparación para patear con el talón.

La forma adecuada de levantar la rodilla es plegar el *kua* derecho y emplear los músculos del muslo derecho. Esto atraerá su rodilla y la parte inferior de su pierna hacia arriba. Es útil inicialmente permitir que los dedos de los pies de su pie derecho apunten hacia el suelo. Otro truco útil es imaginar que eres un mono y que tienes una cola larga. Extienda la cola hasta el suelo y deje que la punta rizada de la cola actúe como un amortiguador. La cola de su mono puede servir el propósito de una tercera pierna invisible, que proporcionará estabilidad a medida que levante su pierna derecha real del suelo. La figura 23-5 ilustra la manera adecuada de elevar la rodilla derecha.

Al levantar la rodilla derecha, es esencial que mantenga su equilibrio central. Si comienza a tambalearse de lado a lado, es mejor devolver el pie derecho a la postura inicial izquierda vacía, restablecer su estabilidad e intentarlo de nuevo. Si usted es inestable apenas levantando su rodilla derecha, es casi seguro que se volverá aún más inestable a medida que extiendas su pierna derecha hacia afuera al intentar hacer la patada con el talón.

Una vez que haya levantado sus dos manos cruzadas, levantado su rodilla derecha y se sienta cómodo y estable, puede completar la patada con el talón. Para iniciar la patada con el talón, debe abrir los brazos y rodearlos hacia afuera. El brazo derecho y la mano se extienden hacia adelante en la dirección de la patada con el talón, con el borde exterior de la mano mirando hacia afuera y el lado del pulgar de la mano mirando hacia su cara. El brazo izquierdo y la mano se extienden hacia el lado izquierdo, de nuevo con el borde exterior mirando hacia afuera de su cuerpo. Ambas manos deben girar hacia afuera para iniciar la separación de sus manos, y sus brazos deben girar desde sus codos a medida que sus dos antebrazos trazan arcos a través del espacio para llegar a sus posiciones individuales como se muestra en la figura 23-6.

A medida que rodee los brazos hacia afuera, comience a extender la pierna derecha hacia afuera desde la rodilla. Debe cambiar la dirección del pie derecho que apunta hacia abajo para que los dedos apunten hacia arriba y la parte inferior del pie (o, lo más probable, el zapato) quede hacia fuera. A medida que extiende la pierna derecha hacia fuera desde la rodilla, trate de liderar con el talón. Esta es la forma correcta de ejecutar una patada con el talón.

El momento de la separación de las manos, el arco de sus dos brazos, y la extensión de su talón derecho es importante. Usted debe comenzar primero con la separación de sus dos manos. A medida que sus brazos comienzan a circular hacia afuera, usted puede comenzar a extender su talón derecho. La finalización de la patada del talón debe coincidir con las manos completando sus respectivos arcos hacia delante y hacia los lados. Nuevamente, refiérase a la figura 23-6 para la postura final de Patear con el Talón Derecho.

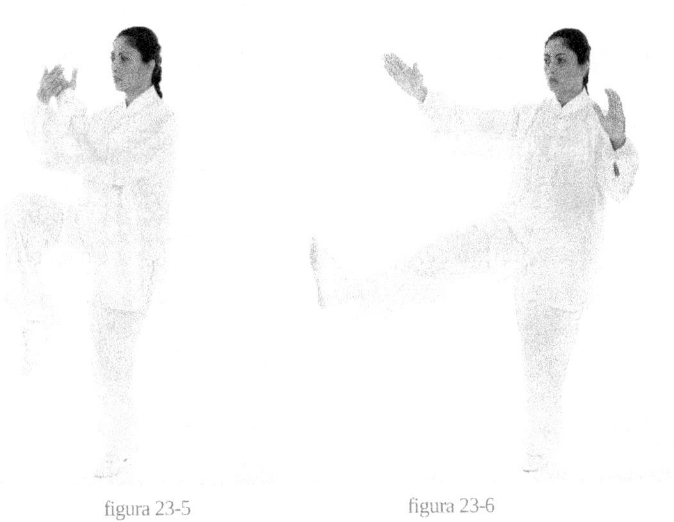

figura 23-5   figura 23-6

Dirección

La transición de la postura de Palmada al Caballo Alto a la preparación para ejecutar de la postura de Patear con el Talón Derecho implica enfrentar dos de las cuatro esquinas. Primero se enfrenta a la esquina suroeste al salir con las manos cruzadas como se muestra en la figura 23-2. Luego gira noventa grados hacia el noroeste y se instala en la postura vacía de la izquierda ilustrada en la figura 23-4. Desde esta postura vacía, usted se pondrá en marcha para patear en dirección noroeste.

Respiración

Hay dos respiraciones completas que tienen lugar desde la conclusión de la postura de Palmada al Caballo Alto hasta la finalización de la postura de Patear con el Talón Derecho. La primera respiración tiene lugar durante la transición mostrada en la secuencia de fotografías de las figuras 23-1 a 23-4. Después de haber exhalado para completar la postura de Palmada al Caballo Alto, usted necesitará inhalar mientras usted cruza sus manos delante de su barbilla y posteriormente sale a la esquina suroeste como se muestra en la figura 23-2.

La segunda respiración comienza con una inhalación al levantar las manos cruzadas y levantar la rodilla izquierda (ver figura 23-5). Al separar las dos manos cruzadas, girar los brazos y extender el talón derecho (ver figura 23-6) exhala.

Circulación del *Qi*

La circulación del *qi* tanto en la transición como en la ejecución de la patada del talón como se describió anteriormente están determinadas por las conexiones entre las dos muñecas y el talón extendido. En la postura de transición mostrada en la figura 23-2, las partes posteriores de las dos muñecas están conectadas. Debido a que las partes posteriores de las manos se consideran yang, usted querrá enviar dos flujos de *yang qi* por las partes externas de los brazos y en la parte posterior de las manos. Estos dos flujos de *yang qi* se conectarán en la parte posterior de las dos muñecas.

Normalmente, no querríamos ser el en la condición de doble *yang* en los brazos. Sin embargo, la energía del doble *yang* que usted crea en las manos cruzadas sirve como una energía poderosa del alejar, o *peng*, que le permite interceptar y desviar cualquier golpe entrante dirigido a su cuerpo superior o cabeza. Además, la energía del doble *yang* en sus brazos es contrarrestada por el fuerte *yin qi* que usted debe dirigir hacia abajo por el interior de su pierna derecha y hacia el punto *yongquan* de su pie derecho para poder conectar fuertemente con el suelo.

A medida que complete la transición de la postura del arquero izquierdo que se muestra en la figura 23-2 a la postura vacía izquierda que se muestra en la figura 23-4, devolverá el *qi* en los brazos a su *dantien* inferior antes de volver a emitir dos flujos del *qi* a los brazos y las manos. En este caso, el flujo del *qi* en el brazo derecho y la mano es yang, y el flujo del *qi* en el brazo izquierdo es *yin*. Estos dos flujos del *qi* se unen donde el exterior de la muñeca izquierda se une al interior de la muñeca derecha, como se puede ver en ambas figuras 23-4 y 23-5.

A medida que levantas los brazos y elevas la rodilla derecha como preparación para completar la postura de Patear con el Talón, comienzas a enviar *yang qi* a su pierna derecha. Cuando extienda el talón derecho para ejecutar la patada, utilice este *yang qi* para impulsar el talón derecho hacia fuera. Enfoca este *yang qi* en el talón del pie derecho. Al mismo tiempo, envíe un flujo fuerte de *yin qi* hacia abajo en su pierna izquierda para terminar en el punto *yongquan* de su pie izquierdo.

Al separar sus dos manos cruzadas y abrir sus dos brazos hacia afuera, enfoque su atención a sus dos manos y envié *yang qi* a su mano derecha y *yin qi* a su mano izquierda. Al finalizar la postura de Patear con el Talón, tendrá cuatro flujos del *qi* equilibrados en las extremidades de la siguiente manera: *yang qi* en su pierna derecha que termina en su talón derecho; *yin qi* en su pierna izquierda terminando en el punto *yongquan* de su pie izquierdo; *yang qi* en el brazo derecho el borde exterior (el filo de la navaja) de su mano derecha; y *yin qi* en su brazo izquierdo terminando en el punto *laogong* de su palma izquierda.

Puntos Importantes

A lo largo de la transición y la finalización de la postura de Patear con el Talón, debe esforzarse por mantener una postura erguida. Esto es especialmente importante durante la ejecución final de la Patear con el Talón. Al pararse en una sola pierna, cualquier inclinación hacia atrás o hacia adelante o inclinación de lado a lado perturbará su equilibrio central y también interrumpirá su circulación *qi*. La clave para mantener el equilibrio central al estar parado en posiciones de una sola pierna, como la postura de una sola pierna izquierda utilizada en la postura de Patear con el Talón Derecho, es sentarse en la pierna base y confiar en la cola de su mono imaginario.

El *Taijiquan Jing* nos indica que:

> *Arriba o abajo,*
> *adelante o atrás,*
> *izquierda o derecha, son todos iguales.*
>
> *Todos ellos son yi (la intención) y no externos.*
>
> *Si hay hacia arriba, hay hacia abajo;*
> *si hay hacia delante, hay hacia atrás;*
> *si hay hacia la izquierda, entonces hay hacia la derecha.*
>
> *Si el yi desea subir,*
> *contiene al mismo tiempo*
>
> *la idea de bajar.* [95]

Al dirigir su *yi* (la intención) hacia abajo en la pierna izquierda, usted puede contrarrestar energéticamente la energía hacia arriba y hacia afuera de la patada del talón derecho. Si solo enfoca su mente en el talón de la pierna que pateará, casi con seguridad se volverá pesado en la parte superior y se sentirá inestable. Esta inestabilidad puede expresarse visiblemente en temblores, tambaleos, bamboleos o la necesidad de terminar la patada antes de que haya completado su extensión completa.

---

[95] *Lo/Inn/Amacker/Foe, The Essence of T'ai Chi Ch'uan – The Literary Tradition, page 22*

En la ejecución de la Patear con el Talón, los dos brazos juegan un papel esencial. Como aplicación marcial, los brazos y las manos se utilizan para interceptar y desviar hacia afuera las dos manos y los brazos de un oponente. Esto expone la parte superior de su cuerpo y lo deja indefenso. Después de haber abierto al oponente, puedes darle una Patear con el Talón devastadora en la ingle o la sección media. Sus dos brazos también actúan como el poste de equilibrio empleado por los artistas de alambre alto mientras pisan un cable estrecho. Por esta razón, ambos brazos deben extenderse a longitudes iguales a medida que completa la Patear con el Talón. Si un brazo se extiende más allá del otro, esto tendrá el efecto de desequilibrar toda su estructura.

A la hora de ejecutar la postura de Patear con el Talón Derecho, el control es mucho más importante que la altura. Es posible que haya visto videos de ganadores de medallas de oro chinas realizando la forma 24 simplificada y ejecutando patadas de talón aparentemente increíblemente altas. La habilidad de estos artistas es admirable y ofrece inspiración a cada practicante del Tai Chi. La esencia del Tai Chi, sin embargo, no se encuentra en las patadas altas de talón y las posturas bajas de La Serpiente se Arrastra hacia Abajo. Más bien, el verdadero espíritu del Tai Chi es revelado por el sentido de calma interior y gracia del practicante. Si usted puede ejecutar una patada con el talón derecho que sólo se levanta unos pocos centímetros del suelo de una manera que refleja su postura centrada y el comportamiento calmado, entonces usted habrá expresado verdaderamente la esencia del Tai Chi.

Capítulo Veinticuatro

Dos Vientos Perforan los Oídos

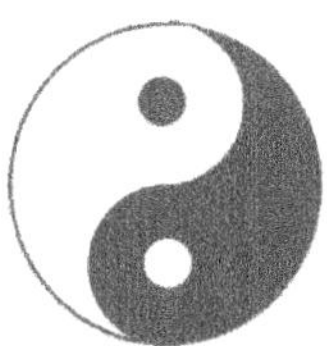

La postura de Dos Vientos Perforan los Oídos (*Shuang Fīng Guàn Er*) sigue la postura de Patear con el Talón Derecho. Esta postura también se denomina orejas de oponente de doble puño. Por simplicidad, esta postura se denominará "Golpear los Oidos" durante el resto de este capítulo. La postura de Golpear los Oídos se inicia a partir de la conclusión de la postura de Patear con el Talón Derecho, en la que el practicante está de pie en una postura de una sola pierna con el pie izquierdo sirviendo como pie base. En realidad, mantendrá esta postura de una sola pierna más tiempo de lo que normalmente se requeriría para una postura de una sola pierna. Por esta razón, la estabilidad requerida para la postura de una sola pierna que soporta la postura de Patear con el Talón Derecho es doblemente importante.

Como su nombre completo implica, la postura de Dos Vientos Perforan los Oídos emplea los dos puños para golpear, o boxear, ambos lados de la cabeza de un oponente al nivel de sus oídos. Esta postura a veces se conoce como "Doble Vientos Golpean los Oídos." La implicación es que los dos puños golpean los oídos del oponente con la ferocidad de dos fuertes ráfagas de viento opuestas. Se considera, que los puños juntos son una de las siete estrellas del Tai Chi, que consisten en la cabeza, los hombros, los codos, los puños, las caderas, las rodillas y los pies. Cualquiera de las siete estrellas puede ser empleado para golpear a un oponente.

A partir de la finalización de la postura de Patear con el Talón Derecho (ver figura 23-6), retirará la pierna derecha a la posición preparatoria que se muestra en la figura 23-5. Todos los dedos del pie derecho deben apuntar hacia abajo cuando se retira el pie derecho. A medida que retrae la pierna derecha extendida, también comenzará a retirar los dos brazos extendidos hasta las posiciones que se muestran en la figura 24-1. Desde aquí, continúe dibujando sus dos brazos y formando sus dos manos en puños ligeramente cerrados. Dibuje sus dos puños hacia adentro a lo largo de los lados opuestos de su rodilla derecha levantada hasta que el venga a descansar a ambos lados de su cintura, como se muestra en la figura 24-2.

En este punto, dará un paso adelante con su pie derecho para formar una postura de arquero derecho del ancho de los hombros. Mientras lo hace, comience a sacar los dos puños de las caderas, como se muestra en la figura 24-3. Complete la postura de Golpear los Oídos acomodándose en su pierna derecha, inclinando su torso hacia adelante y usando el impulso de su cambio de peso para balancear sus dos puños en arcos hacia arriba a cada lado de su cuerpo para llegar a las posiciones indicadas en la figura 24-4.

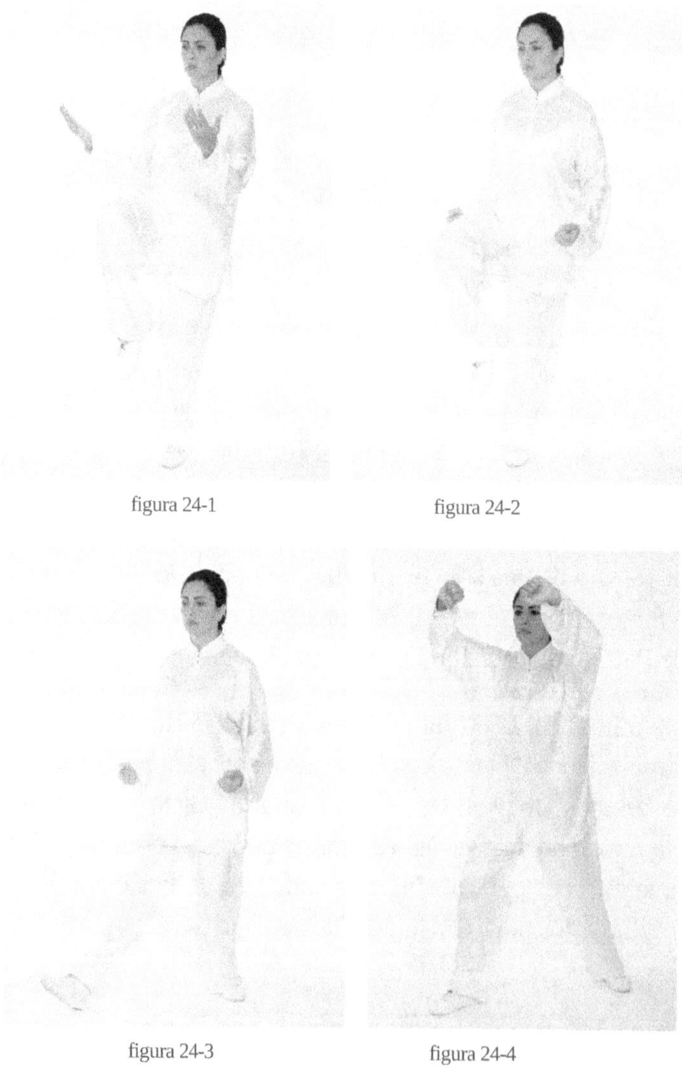

figura 24-1   figura 24-2

figura 24-3   figura 24-4

Dirección

La postura de Golpear los Oídos se realiza en la misma dirección (noroeste) que la postura de Patear con el Talón Derecho.

Respiración

La respiración para la postura de Golpear los Oídos se ajusta a la retirada y luego a la vuelta hacia afuera y hacia arriba de los dos brazos. A medida que los brazos se retiran hacia abajo hacia la cintura de la postura anterior de Patear con el Talón Derecho, como se muestra en la figura 24-2, se inhala. A medida que los brazos circulan hacia atrás y hacia arriba para dar el golpe de doble puño, como se indica en la figura 24-4, exhala. Esto corresponde al principio general de inhalar al recolectar y exhalar al emitir.

Circulación del *Qi*

La circulación del *qi* para la postura de Golpear los Oídos es similar a la circulación del *qi* para la postura de transición de manos cruzadas descrita en el capítulo anterior. A medida que salga hacia el noroeste con su pie derecho y rodee sus dos brazos hacia arriba y hacia afuera, deberá enviar dos flujos de *yang qi* hacia sus dos brazos. Enfoca su *yi* y lleva su *qi* a los nudillos de sus puños cerrados. Para contrarrestar el doble *yang* en sus dos brazos, envíe un fuerte flujo de *yin qi* al punto *yongquan* de su pie izquierdo trasero.

Puntos Importantes

La postura de Golpear los Oídos se incluye en la forma larga tradicional del estilo Yang. Al igual que en la Forma Simplificada 24, la postura de Golpear los Oídos se encuentra entre las posturas de Patear con el Talón, Derecha y Patear con el Talón, Izquierda. Esta postura ejemplifica el espíritu marcial del estilo Yang y le permite expresar su espíritu de vitalidad, o *shen*. Cuando redonde sus puños para completar la postura, trate de imaginar que usted está realmente golpeando los oídos de un oponente. Incluso si usted no está interesado en las aplicaciones marciales del Tai Chi, la visualización de un oponente imaginario delante de usted le ayudará a colocar con precisión a sus puños en el espacio a medida que usted completa esta postura.

Cuando salga a formar la postura del arquero derecho en preparación para encajonar las orejas de su oponente imaginario, asegúrese de que forma una postura lo suficientemente amplia. Usted desea que el ancho de su postura se adapte al ancho de sus brazos a medida que giran alrededor y hacia arriba para formar los dos puños a la altura de sus propias dos orejas. Si la postura de su arquero derecho es demasiado estrecha, sacrificará la estabilidad lateral necesaria para la aplicación marcial de esta postura.

Al formar sus dos puños, debe evitar apretar las manos con demasiada fuerza. En su lugar, debe formar cada mano en lo que se llama un "puño de algodón." Un puño de algodón es uno que es suave. Sus dedos deben estar redondeados y girados hacia adentro, con el pulgar de cada puño enroscado sobre los dos primeros dedos. Al formar un puño de algodón, debe poder soplar a través de su puño colocando su boca sobre el agujero creado por el pulgar encubriendo el dedo índice.

Usted puede preguntarse cómo el puño suave puede tener cualquier efecto real en una confrontación marcial real. La respuesta es que justo antes del momento del impacto, el puño está cerrado firmemente, y la energía interna, o *jin*, se emite en el puño cerrado. En Tai Chi, el puño de algodón permanece suave durante la entrega de un puñetazo y solo se cierra por un instante. Luego se vuelve suave una vez más. Cuando complete la postura de Golpear los Oídos, es posible que quieras apretar suavemente cada uno de sus dos puños para crear una sensación interna de entrega de *jin* en el momento del contacto con las orejas de su oponente imaginario. Este apretón no es necesario, sin embargo, usted puede elegir renunciar a este elemento de la postura si usted no está interesado en desarrollar la habilidad marcial a través de la práctica de la Forma Simplificada 24.

Capítulo Veinticinco

Giro y Patear con el Talón, Izquierda

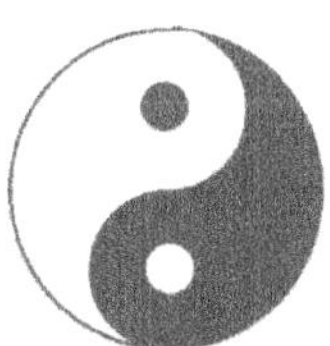

La postura de Giro y Patear con el Talón, Izquierda (*Zhuǎnshēn Zuǒ Dēngjiǎo*) sigue la postura de Dos Vientos Perforan los Oídos. Al completar la postura Dos Vientos Perforan los Oídos en la dirección noroeste, bajarás con el pie derecho y usarás ese pie como un pivote para ejecutar un giro de ciento ochenta grados en sentido contrario a las agujas del reloj. Este es un movimiento de transición que se incluye en la postura nombrada de Giro y Patear con el Talón, Izquierda. Una vez completado este cambio de dirección, estarás mirando hacia el sureste, que es una de las direcciones de las cuatro esquinas. A partir de esta nueva posición, se procederá a ejecutar la patada con el talón izquierdo, completando así la postura de Giro y Patear con el Talón, Izquierda.

Girar el Cuerpo Ciento Ochenta Grados

Como se indica en el párrafo introductorio, después de que haya completado la postura de Dos Vientos Perforan los Oídos, tendrá que girar el cuerpo ciento y ochenta grados para hacer frente a la esquina sureste. Para ello, tendrá que sentarse en la pierna izquierda y levantar los dedos del pie derecho, como se muestra en la figura 25-1. Su pierna izquierda ahora soportará todo el peso del cuerpo, dejando el pie derecho vacío y capaz de girar hacia la izquierda en el talón derecho. Gire la cintura hacia la izquierda para girar su cuerpo aproximadamente ciento treinta y cinco grados en dirección contraria a las agujas del reloj.

Al comenzar su giro en sentido contrario a las agujas del reloj, todavía debe sostener sus dos brazos con sus puños en la postura de choque. Sin embargo, a mitad de su turno a la izquierda puede comenzar a abrir sus puños y mantener las manos a los lados como se muestra en la figura 25-2. Sigue girando la cintura, girando el talón derecho y girando el cuerpo hacia el sur hasta que el pie derecho no pueda girar más.

En este punto, deberá volver a cambiar su peso a su pierna derecha para completar el giro. Mientras se sienta de nuevo sobre su pierna derecha, continúe bajando las dos manos hacia abajo y hacia la cintura. Usted también necesitará comenzar a girar en la bola de su pie izquierdo. Su cuerpo debe ahora estar mirando hacia el sur. Vea la figura 25-3 para una fotografía de esta postura de transición.

Para completar el giro, continúe girando su cintura, girando su torso y girando sobre la bola de su pie izquierdo hasta que esté mirando hacia el sureste. Al mismo tiempo, completa el círculo hacia abajo y hacia adentro de sus brazos y manos y junta sus dos manos. Cruza las dos manos con ambas palmas hacia arriba. El interior de la muñeca izquierda, que estará debajo de la mano derecha, debe conectarse al exterior de la muñeca derecha, que estará en la parte superior. Al mismo tiempo, dibuje el pie derecho para formar una postura vacía derecha como se muestra a continuación en la figura 25-4. Ahora estará frente al sureste y estará listo para ejecutar la patada del talón izquierdo.

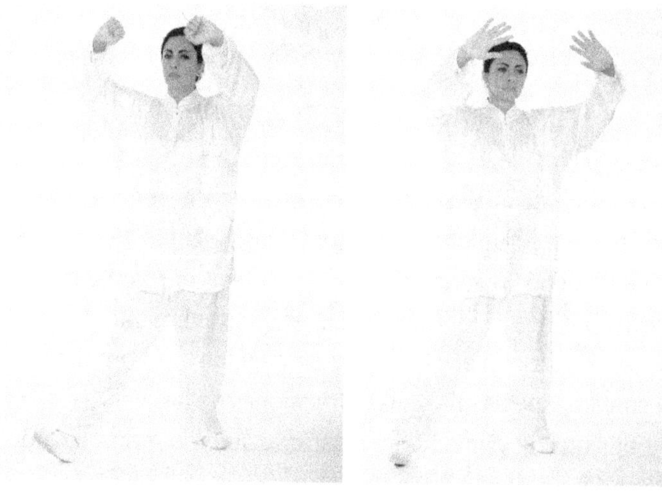

figura 25-1   figura 25-2

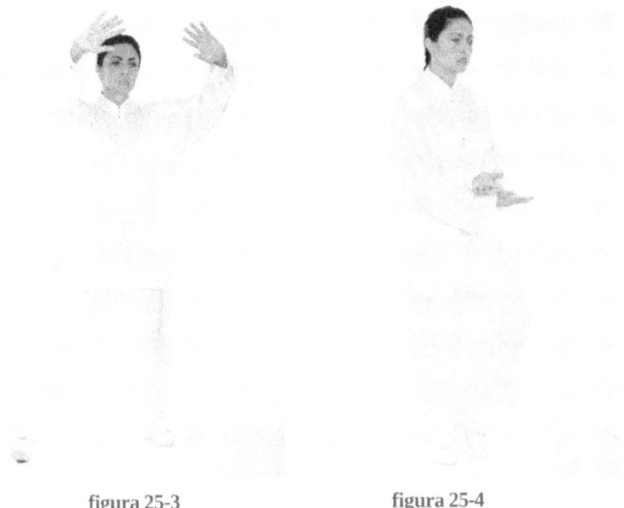

figura 25-3   figura 25-4

Ejecución de la Postura de Patear con el Talón, Izquierda

La patada del talón izquierdo se ejecuta de forma similar a la patada del talón derecho. Desde la posición vacía derecha que se muestra en la figura 25-4, usted levanta sus dos manos cruzadas delante de su pecho. Imagine que su rodilla izquierda está unida a sus dos muñecas unidas por un alambre de un titiritero. A medida que levantas las manos cruzadas, tiran automáticamente de su rodilla izquierda, haciendo que se levante también. Véase la figura 25-5. Similar a la preparación para la ejecutar lo postura de Patear con el Talón Derecho, en este punto los dedos del pie izquierdo deben seguir mirando hacia abajo. Esto le ayudará a mantener su equilibrio central.

Para completar la patada con el talón izquierda, comience a separar las dos manos cruzadas y gire sus dos brazos hacia afuera. Su brazo izquierdo y mano deben apuntar en la dirección sureste y su brazo derecho y mano deben circular hacia el suroeste. Al abrir las manos y girar los brazos hacia afuera, apunte los dedos del pie izquierdo hacia arriba y extienda la pierna izquierda hacia afuera en dirección sureste. Enfoca la intención, su *yi*, en su talón izquierdo mientras pateas hacia afuera con su pie izquierdo para completar la patada del talón izquierdo, como se muestra en la figura 25-6.

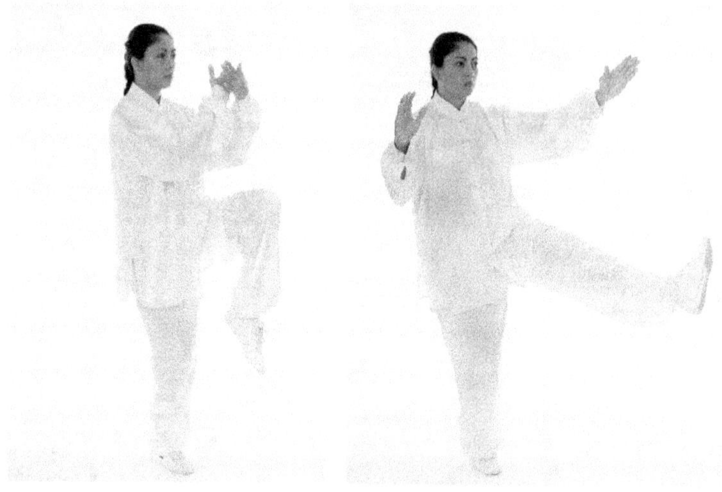

figura 25-5 figura 25-6

Dirección

La postura de Dos Vientos Perforan los Oídos se realizó hacia el noroeste. El giro transitorio del cuerpo invierte esta dirección hacia el sureste en preparación para ejecutar la patada izquierda del talón como se muestra arriba en la figura 25-4. El talón izquierdo se ejecuta en dirección sureste. Cabe señalar que, desde la finalización de la postura de Palmada al Caballo Altohasta la finalización de la postura de Giro y Patear con el Talón, Izquierda, habrá abordado tres de las cuatro esquinas: suroeste, noreste y sureste. La cuarta esquina restante se abordará en la secuencia de La Dama de Jade Arroja la Lanzaderas, Izquierda y Derecha en la que la postura de La Dama de Jade Arroja la Lanzaderas, Izquierda se realiza en dirección noreste.

Respiración

La respiración para el giro transitorio del cuerpo es una inhalación a través de la primera mitad del giro (figuras 25-1 y 25-2) seguida por y exhalación durante la segunda mitad del giro (figuras 25-3 y 25-4). La respiración para el talón izquierdo es la misma que para el talón derecho. Inhale mientras levanta las dos manos cruzadas y levanta la rodilla (figura 25-5) y exhala mientras extiende la pierna izquierda hacia afuera para patear con el talón izquierdo (figura 25-6).

Circulación del *Qi*

La circulación del *qi* en la postura de Giro y Patear con el Talón, Izquierda es similar a la de la postura de Patear con el Talón, Derecha, con los roles de *yin* y *yang* invertidos. En la postura de Giro y Patear con el Talón, Izquierda, los cuatro flujos del *qi* equilibrados en las extremidades son los siguientes: *yang qi* en la pierna izquierda que termina en el talón izquierdo; *yin qi* en la pierna derecha terminando en el punto *yongquan* del pie derecho; *yin qi* en el brazo izquierdo que termina en el punto *laogong* de la palma izquierda; y *yang qi* en el brazo derecho que termina en el borde exterior (el filo del cuchillo) de la mano derecha.

Puntos Importantes

Como se indicó anteriormente en este capítulo, su progreso a través de la Forma simplificada 24 ahora lo ha posicionado para enfrentar tres de las cuatro esquinas. En particular, la postura de Giro y Patear con el Talón, Izquierda implica un giro de la dirección del noroeste a la dirección del sureste, que es un cambio en la dirección de un total de ciento ochenta grados. Esto requerirá que ambos de los pies giren para acomodar un cambio tan grande en la dirección. Al comenzar a girar del noroeste al sureste, se sentará de nuevo en la pierna izquierda para que pueda girar en el talón derecho, como se muestra en la figura 25-1. Trate de girar el pie derecho en sentido contrario al de las agujas del reloj tanto como sea posible girar sobre el talón. Consulte la figura 25-2.

Una vez que ya no pueda girar su pie derecho en sentido contrario a las agujas del reloj, deberá cambiar su peso hacia su pierna derecha para que pueda completar la rotación de su cuerpo girando sobre la bola de su pie izquierdo, como se ilustra en la figura 25-3. Continúe girando sobre la bola de su pie izquierdo hasta que su cuerpo gire para mirar hacia la dirección sureste. Al completar el giro, puede deslizar el pie izquierdo cerca del empeine derecho para prepararse para hacer la patada con el talón izquierdo. Véase la figura 25-4. Puede ser útil recordarse a sí mismo antes de comenzar este giro grande que usted comenzará girando en el talón del pie derecho y terminará girando sobre la bola del pie izquierdo.

A medida que su torso gira a través del giro de ciento ochenta grados del noroeste al sureste, asegúrese de mantener sus dos manos en sus posiciones sostenidas. Puede abrir los dos puños a la mitad del giro, pero no baje las manos hasta que haya completado el giro y esté mirando hacia el sureste.

Los puntos importantes a observar al ejecutar la patada con el talón izquierdo son los mismos que en la patada con el talón derecho y no se repetirán aquí con la excepción del recordatorio de mantener un torso erguido en todo momento. Al levantar las manos y levantar la rodilla para prepararse para la patada del talón izquierdo, recuerde hundirse en la parte trasera, la pierna derecha y también confiar en la historia de su mono invisible para para obtener una mayor estabilidad. A medida que extienda la pierna izquierda para patear con el talón izquierdo, trate de no inclinarse hacia atrás para mantener el equilibrio. En su lugar, confía en que su pierna derecha y la cola de su mono invisible evitarán que se caiga. Envíe su mente hacia abajo a su pierna derecha y al suelo para compensar la energía hacia arriba y hacia afuera que estás dirigiendo hacia su pierna izquierda y su talón izquierdo. Asegurase de encarnar la sabiduría de los Clásicos del Tai Chi, "Si hay arriba, hay abajo."

Capítulo Veintiseis

La Serpiente se Arrastra y el Gallo se Sostiene sobre una Pata, Izquierda

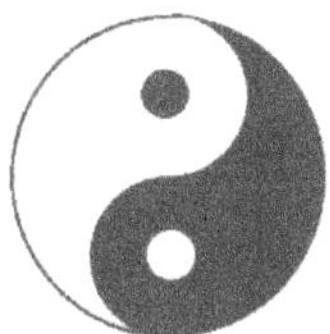

Al igual que la postura de Giro y Patear con el Talón, Izquierda, la postura llamada de La Serpiente se Arrastra y el Gallo Dorado se Sostiene sobre una Pata, Izquierda (*Zuo Xià Shì Dúlì*) se compone en realidad de dos posturas: La Serpiente se Arrastra, y Sostiene sobre una Pata. En la forma larga tradicional del estilo Yang, la postura de la parte inferior del cuerpo se llama La Serpiente se Arrastra hacia Abajo, y la postura de Sostiene sobre una Pata se conoce como El Gallo Dorado se Sostiene sobre una Pata. Para mayor comodidad, en el resto de este capítulo, la postura de Sostiene sobre una Pata se denominará El Gallo Dorado se Sostiene sobre una Pata, o simplemente como El Gallo Dorado. Estos nombres son comunes en toda la comunidad del Tai Chi, y no tendrá dificultades para comunicarse con otros entusiastas del Tai Chi si se refiere a estas dos posturas en consecuencia.

Tanto la postura de La Serpiente se Arrastra hacia Abajo como la postura de El Gallo Dorado se Sostiene sobre una Pata presentan desafíos para los estudiantes principiantes del Tai Chi. Cada uno de ellos conlleva un cierto grado de dificultad física. La Serpiente se Arrastra hacia Abajo es una postura baja y se realiza tradicionalmente en cuclillas cerca del suelo. Debido a que esta postura asume las formas de las manos de Látigo Simple, a veces se la conoce como Látigo Simple hacia Abajo.

Es importante que los estudiantes principiantes entiendan que esta postura se puede realizar sin ponerse en cuclillas por aquellos individuos cuya edad o limitaciones físicas restringen su rango de movimiento. La postura de El Gallo Dorado se Sostiene sobre una Pata también puede ser desafiante debido al hecho de que requiere que el practicante mantenga una postura de una sola pierna con una rodilla levantada en alto mientras mantiene el torso en una postura erguida.

A pesar de los desafíos físicos que presentan estas dos posturas, son dos de las posturas más elegantes y llamativas en la Forma Simplificada 24. Además, la transición de la postura horizontal baja de La Serpiente se Arrastra hacia Abajo a la postura vertical derecha de El Gallo Dorado se Sostiene sobre una Pata agrega un elemento dinámico a esta sección de la forma. Vale la pena el esfuerzo por parte de los estudiantes principiantes del Tai Chi para esforzarse por dominar estas dos posturas dentro de los límites de sus habilidades.

En la forma Simplificada 24, la secuencia de cuerpo inferior izquierdo y soporte en una pierna va seguida directamente por la secuencia de imagen reflejada de Cuerpo inferior derecho y Soporte en una pierna. Debido a que estas dos secuencias son más exigentes físicamente que las posturas tempranas en la forma, fueron colocadas intencionalmente hacia el final de la forma Simplificada 24. El propósito detrás de esta coreografía era permitir a los estudiantes principiantes desarrollar cierto grado de flexibilidad y acondicionamiento físico antes de que se les exija realizar estas posturas más exigentes físicamente.

Como todas las posturas del Tai Chi, hay una serie de detalles que deben tenerse en cuenta al ejecutar cualquiera de estas posturas desafiantes. También hay algunas modificaciones que los principiantes pueden emplear que harán que sea más fácil inicialmente realizar estas posturas sin parecer torpe o incómodo. Las posturas de La Serpiente se Arrastra hacia Abajo, Izquierda y El Gallo Dorado se Sostiene sobre una Pata, Izquierda se abordan en las siguientes secciones.

Ejecutar de La Serpiente se Arrastra hacia Abajo como una Postura Alta

La postura de se puede realizar alta (es decir, sin ponerse en cuclillas) o baja (incluida la acción de ponerse en cuclillas). Esta postura también se puede realizar en una posición cuclillas parciales. En cierto modo, esta postura es como el juego de limbo anticuado, en el que los participantes se inclinan hacia atrás para pasar por debajo de un palo de limbo horizontal. Como pregunta la canción del limbo, "¿Qué tan bajo puedes ir?" Cuando comiences a practicar la Forma Simplificada 24, probablemente no podrás ir muy bajo, si es que lo haces. Esto no debe desanimarte de continuar practicando la Forma. En esta sección aprenderás a ejecutar la postura de La Serpiente se Arrastra hacia Abajo como una postura alta en la que no se requiere ponerse en cuclillas. Si desea desafiarse a sí mismo, la siguiente sección proporcionará detalles sobre cómo ejecutar La Serpiente se Arrastra hacia Abajo como una postura baja.

La postura de La Serpiente se Arrastra hacia Abajo sigue la postura de Giro y Patear con el Talón, Izquierda. Después de haber completado la patada con el talón, tendrá que retirar el pie izquierdo. Al retirar el pie izquierdo, deje que los dedos del pie izquierdo apunten hacia abajo y luego baje la rodilla izquierda para que los dedos del pie izquierdo se toquen hacia abajo sin peso sólo hacia el interior del empeine derecho. Consulte la figura 26-1.

Al tocar hacia abajo con los dedos del pie izquierdo, forme simultáneamente un gancho con la mano derecha extendida. Al mismo tiempo, recolecte su mano izquierda hacia adentro y a través de su torso hasta que llegue a descansar con la palma mirando hacia su bíceps derecho. Gire la cintura y gire el torso en el sentido de las agujas del reloj para mirar la mano extendida del gancho derecho. Recuerde que debe mantener la nariz y el ombligo alineados. Si sólo gira la cabeza para mirar hacia atrás la mano del gancho y no gira la cintura y gira el torso, estará en violación de este mandato.

Recuerde que la postura de Patear con el Talón, Izquierda se ejecuta hacia el sureste. Cuando gire su torso para mirar en la dirección de su mano de gancho, su torso ahora estará mirando hacia el suroeste, como se puede ver en la figura 26-2. Desde esta posición, tendrá que salir oblicuamente con el pie izquierdo. Este paso puede ser largo o corto, dependiendo de su capacidad de cuclillas al realizar la postura de La Serpiente se Arrastra hacia Abajo. En este caso, sólo tendrá que salir aproximadamente dieciocho pulgadas.

Coloque primero el talón izquierdo hacia abajo y luego coloque los dedos de los pies hacia abajo para que queden hacia adentro (es decir, hacia el sureste). La longitud, el ancho y la dirección del pie son fundamentales en este paso. Si da un paso demasiado hacia delante, la única forma de ejecutar la postura de La Serpiente se Arrastra hacia Abajo sin cuclillas será doblarse hacia adelante, lo que va en contra del principio de equilibrio central. Si su paso es demasiado estrecho, de modo que los talones de sus dos pies están alineados de adelante hacia atrás, entonces sacrificará la estabilidad de lado a lado. Por último, si no se inclinan los dedos de los pies del pie izquierdo hacia dentro, entonces se pondrá una tensión indebida en la ingle al ejecutar la postura de La Serpiente se Arrastra hacia Abajo.

Si usted ha colocado su pie izquierdo hacia abajo correctamente, entonces su pie trasero, Derecha se dirigirá hacia el suroeste y su pie delantero, izquierdo se dirigirá hacia el sureste. Véase la figura 26-3. Desde esta posición, puede girar la muñeca de su mano izquierda hacia afuera para apuntar los dedos de su mano izquierda hacia el suelo. Sin doblarse hacia adelante, siéntese en su pierna derecha y pase los dedos de su mano izquierda hacia abajo a lo largo de su muslo superior derecho con la palma de su mano izquierda mirando hacia atrás hacia su mano gancho.

Rote su cintura y gire su torso en sentido contrario a las agujas del reloj y balancee su mano izquierda baja hacia adelante hasta que llegue a descansar dentro de su muslo izquierdo con los dedos de la mano izquierda hacia abajo y hacia adelante en un ángulo de cuarenta y cinco grados. No mire hacia abajo a su mano izquierda, sino que enfoque su mirada hacia el sureste. Si usted mira hacia abajo a su mano izquierda, usted hará que su cabeza caiga hacia adelante, lo que perturbará su postura erguida. Recuerde que usted está ejecutando de La Serpiente se Arrastra hacia Abajo como una postura alta, por lo que querrás mantener el torso y la cabeza erguidos. La figura 26-4 muestra la forma correcta de realizar La Serpiente se Arrastra hacia Abajo como una postura alta.

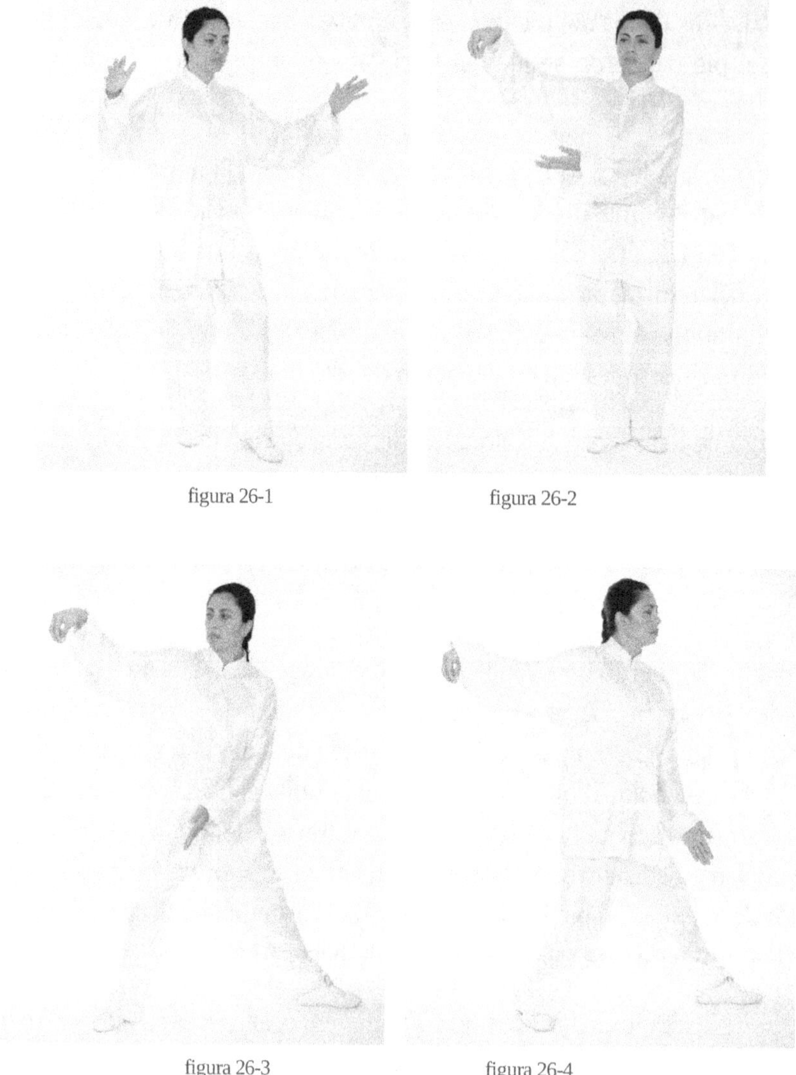

figura 26-1　　　　figura 26-2

figura 26-3　　　　figura 26-4

Ejecutar de La Serpiente se Arrastra hacia Abajo como una Postura Baja

Si usted es más atlético y flexible, es posible que desee intentar realizar la postura de La Serpiente se Arrastra hacia Abajo como una postura baja. Esto requerirá que usted se pone en cuclillas mientras deja caer el brazo izquierdo hacia abajo por el muslo derecho, como se muestra en la figura 26-6. La clave para ponerse en cuclillas es plegar profundamente su *kua* derecha y confiar en los músculos en sus glúteos derechos, muslos y pantorrillas derechas para soportar el peso de su cuerpo a medida que se baja hacia el suelo. Su pierna delantera e izquierda debe permanecer sin peso a medida que la pierna derecha y trasera continúe soportando la mayor parte del peso de su cuerpo.

Es importante que no comprometa su equilibrio central inclinando el torso hacia los lados o inclinándose hacia adelante mientras se agacha. Mírese en un espejo, o pida a un compañero de estudios para que mire su torso mientras usted se pone en cuclillas. Si usted es incapaz de mantener un torso erecto, entonces usted no debe hacer tanta sentadilla. Está bien ponerse en cuclillas solo hasta mitad de camino o incluso solo un tercio del camino, siempre y cuando mantenga el torso y la cabeza erguidos. Gradualmente, con el tiempo, puede aumentar la profundidad de su sentadilla a medida que aumenta la fuerza y la flexibilidad de sus piernas.

Habiendo bajado sobre su pierna derecha, usted traza un camino con su mano izquierda por el interior de su muslo derecho, horizontalmente a través del suelo, y luego arriba y adelante a la posición mostrada en la figura 26-6. En este punto, su peso todavía debe ser casi totalmente apoyado por su parte trasera, pierna derecha. A medida que su mano izquierda viaja por el interior de su muslo derecho, imagine que su pierna derecha es el tronco de un árbol y su mano izquierda es la cabeza de una serpiente que se arrastra por el árbol y hacia la hierba. Desde esta posición, a medida que su mano izquierda avanza sobre el suelo, imagine que la serpiente se desliza silenciosamente a través de la hierba. Finalmente, cuando su mano se levanta con los dedos apuntando hacia arriba, imagina que la serpiente ha levantado la cabeza en preparación para atacar. Esta es la imagen de la que la postura de La Serpiente se Arrastra hacia Abajo deriva su nombre.

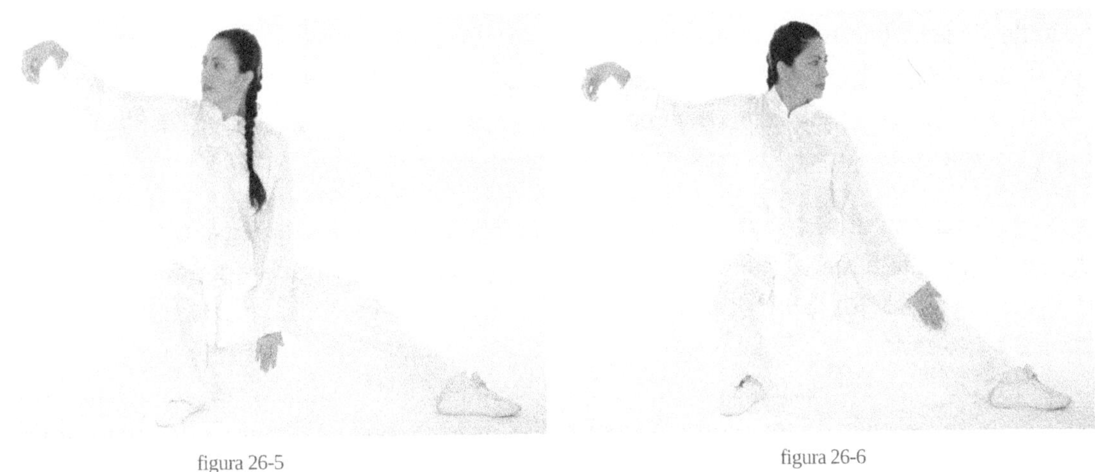

figura 26-5   figura 26-6

El Gallo Dorado se Sostiene sobre una Pata

Después de completar la postura de La Serpiente se Arrastra hacia Abajo, tendrás que elevarte a la postura de El Gallo Dorado se Sostiene sobre una Pata. Este proceso es el mismo independientemente de si has realizado La Serpiente se Arrastra hacia Abajo como una postura alta o baja. Sin embargo, las fotografías de la transición a El Gallo Dorado tanto de la versión alta de La Serpiente se Arrastra hacia Abajo como de la versión baja de La Serpiente se Arrastra hacia Abajo se incluyen para ilustrar el método adecuado para levantarse de cualquiera de las dos.

Suponiendo que acaba de completar la postura alta de La Serpiente se Arrastra hacia Abajo como se muestra en la figura 26-4, deberá desplazar su peso hacia adelante hacia su pierna izquierda, que se convertirá en el pie base para la postura de El Gallo Dorado se Sostiene sobre una Pata. Dado que esta pierna servirá como base para una postura de una sola pierna, primero deberá girar el pie izquierdo hacia afuera aproximadamente veinticinco grados antes de desplazar su peso hacia adelante. A medida que desplaza su peso hacia su pierna delantera e izquierda, deberá levantar la mano izquierda y también girar la mano derecha, enganchar la mano para que los dedos y el pulgar se vuelvan hacia arriba, como se muestra en la figura 26-7.

Al voltear sobre su mano derecha, el gancho se siente un poco incómodo al principio. Deberá rotar la articulación del hombro derecho, la articulación del codo derecho y la articulación de la muñeca derecha secuencialmente hacia afuera para girar la mano y apuntar el gancho hacia arriba. En la cultura china, el dragón es una criatura mítica muy apreciada, y su imagen es omnipresente. En Tai Chi, la mano del gancho hacia arriba se refiere a veces como la cola de un dragón. De hecho, en la postura que se muestra en la figura 26-7, la mano izquierda que apunta hacia arriba recuerda el hocico del dragón que sale del océano, y el gancho hacia arriba de la mano izquierda representa la cola del dragón cuando se sale detrás.

Usted querrá establecer tanta extensión en la parte trasera de su brazo derecho como pueda para que la cola de su dragón no se mantenga demasiado cerca de su glúteo derecho. Quieres crear una sensación de extensión de adelante hacia atrás a medida que su dragón sale del océano en preparación para el vuelo. Aunque la aparición del dragón del océano al final de La Serpiente se Arrastra hacia Abajo es más impresionante cuando se ejecuta como una postura baja, sin embargo, debe tener en cuenta esta imagen al concluir La Serpiente se Arrastra hacia Abajo como una postura alta.

A medida que desplaza su peso hacia adelante hacia su pierna delantera, izquierda, usted vaciará su parte trasera, pierna derecha hasta el punto donde usted puede poder girar su parte trasera, pie derecho en su talón y comenzar a girar los dedos de ese pie hacia adentro. De nuevo, consulte la figura 26-7. Desde esta posición, usted será capaz de dibujar el pie derecho hacia adelante y tocar hacia abajo con los dedos de su pie derecho vacío adyacente al empeine de su pie izquierdo en una postura vacía. A medida que avanza con el pie derecho, también balanceará su mano derecha invertida hacia adelante junto a su muslo derecho mientras deja caer la palma izquierda hacia abajo hasta el nivel de su caja torácica inferior izquierda. Consulte la figura 26-8.

Desde la postura centrada que se muestra en la figura 26-8, podrá levantar la rodilla derecha con los dedos del pie derecho apuntando hacia abajo. Este es el elemento "se para en una pierna" de la postura El Gallo Dorado se Sostiene sobre una Pata. Al mismo tiempo, continúe balanceando su mano derecha hacia arriba mientras libera los dedos de la forma de la cola del dragón y gire su mano para que los dedos apunten hacia arriba. A medida que levante la mano derecha hacia arriba, presione la palma izquierda hacia abajo y ligeramente hacia afuera hasta que descanse junto a su muslo izquierdo. Esto completa la postura de El Gallo Dorado se Sostiene sobre una Pata. La figura 26-9 muestra esta postura desde un lado, y la figura 26-10 muestra una vista frontal de la postura.

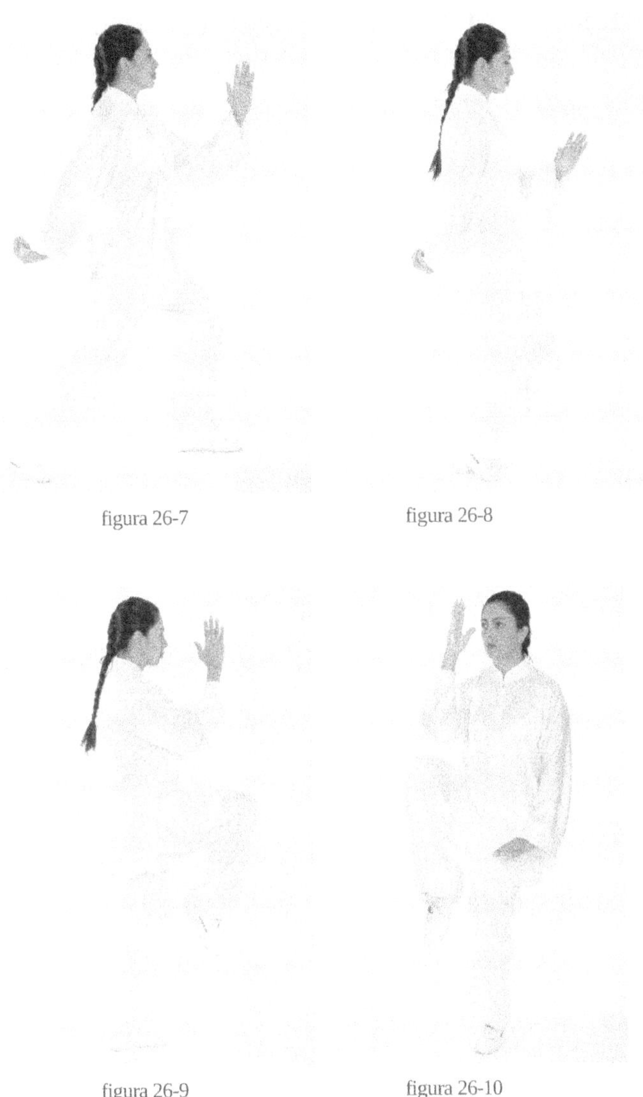

figura 26-7

figura 26-8

figura 26-9

figura 26-10

Si vas a hacer la transición a la postura de El Gallo Dorado desde un La Serpiente se Arrastra hacia Abajo bajo, el proceso es esencialmente el mismo. Sin embargo, deberá prestar mucha atención al proceso de girar los dedos de los pies de su pie izquierdo hacia afuera antes de desplazar su peso hacia adelante hacia su pierna izquierda. También tendrá que girar el torso un poco hacia el frente. A medida que desplaza su peso hacia su pierna izquierda, deberá girar los dedos de los pies de su pie derecho hacia adentro para que su pie derecho esté en ángulo a veinticinco grados. La figura 26-11 muestra esta postura de transición.

Al igual que con la transición de La Serpiente se Arrastra hacia Abajo realizado como una postura alta, en este punto tendrá que girar su mano derecha, gancho hacia arriba para crear la cola de su dragón. Trate de no bajar la cola del dragón hacia el suelo mientras gira el hombro derecho, el codo y la muñeca. Al mismo tiempo, comienza a apuntar los dedos de su mano izquierda hacia arriba en una representación del hocico del dragón. Una vez más, consulte la figura 26-11.

A partir de la postura que se muestra en la figura 26-11, podrá empujar desde su pie derecho para desplazar su torso hacia adelante. Continúe avanzando hasta que su peso esté completamente apoyado por su pierna izquierda en preparación para pararse sobre una pierna como un gallo dorado. Consulte la figura 26-12.

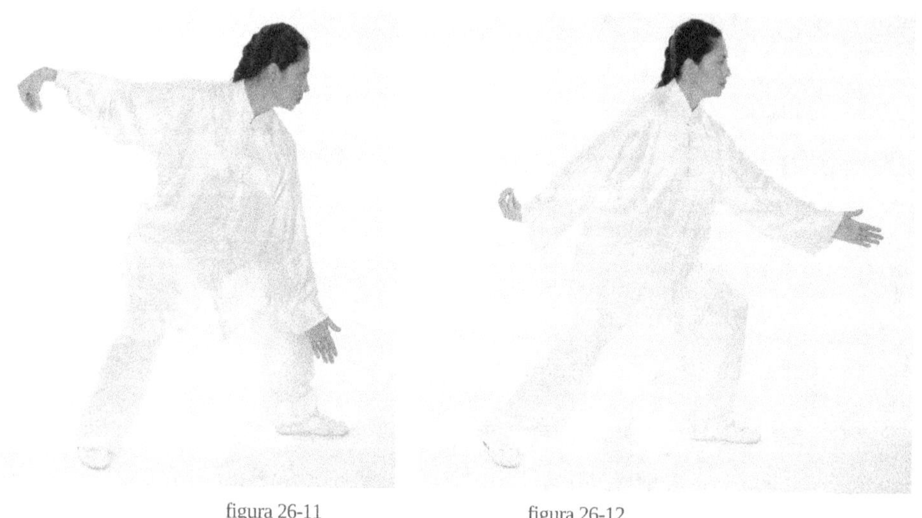

figura 26-11   figura 26-12

Dirección

La secuencia de la Serpiente se Arrastra y el Gallo Dorado se Sostiene sobre una Pata, Izquierda continúa hacia el este con el torso y la cabeza mirando hacia el sur durante la postura de La Serpiente se Arrastra hacia Abajo y luego girando hacia el este en la postura de El Gallo Dorado.

Respiración

La respiración para la postura de La Serpiente se Arrastra hacia Abajo implica inhalar mientras toca su pie izquierdo hacia abajo después de completar Giro y Patear con el Talón, Izquierda y luego gira su cuerpo para mirar su mano de gancho extendida, como se muestra en las figuras 26-1 y 26-2. A medida que deja caer su mano izquierda hacia su muslo derecho y comienza la postura de La Serpiente se Arrastra hacia Abajo, usted exhala. Consulte las figuras 26-3 y 26-4 para la versión alta o las figuras 26-6 y 26-6 para la versión baja.

Al salir de la postura de La Serpiente se Arrastra hacia Abajo y llevar su pie derecho hacia adelante para pararse en la postura vacía (figuras 26-7 y 26-8), usted tomará otra respiración. Finalmente, a medida que levante la rodilla derecha y balancee la mano derecha hacia arriba y la mano izquierda hacia abajo, exhalará para completar la postura de El Gallo Dorado se Sostiene sobre una Pata, como se muestra en la figura 26-9 (vista lateral) o la figura 26-10 (vista frontal).

Circulación del *Qi*

La circulación del *qi* en la postura de La Serpiente se Arrastra hacia Abajo es esencialmente la misma que en la postura de Látigo Simple. El *qi* dirigido hacia su brazo izquierdo hacia adelante es *yang* y termina en los dedos de su mano izquierda. El *qi* que fluye hacia atrás en su brazo derecho es *yin* y termina en los dedos conectados de su mano derecha. Dado que su pierna trasera y derecha es sustancial, el *qi* que fluye por su pierna derecha es *yang* y termina en el talón de su pie derecho. Este flujo *yang* del *qi* debe compensarse dirigiendo un flujo *yin qi* correspondiente hacia el punto *yongquan* de su pie izquierdo. Trate de mantener esta conexión con la tierra en su pie izquierdo para que los dedos de su pie izquierdo no se levanten cuando se siente en la postura baja de La Serpiente se Arrastra hacia Abajo.

A medida que se levanta de la postura alta o baja de La Serpiente se Arrastra hacia Abajo, tendrás que enviar dos flujos *yang* del *qi* tanto a su mano izquierda como a su pierna izquierda. Usa este *qi* de impulso para ayudarse a impulsarse hacia adelante en una postura vacía a la izquierda en preparación para para subir a la postura de El Gallo Dorado.

Al estar de pie en la postura del El Gallo Dorado, la circulación *qi* se revertirá. El flujo del *qi* en su brazo derecho se convertirá en *yang* y terminará en los dedos apuntando hacia arriba de su mano derecha. Este flujo de *yang qi* será contrarrestado por el flujo de *yin qi* que es dirigido hacia abajo en el punto *laogong* de su palma izquierda orientada hacia abajo.

El flujo de *yang qi* que se dirige hacia el centro de la pierna izquierda debe terminar en el punto *yongquan* del pie izquierdo. Esto proporcionará la conexión con la tierra que establece la raíz para esta postura de una sola pierna. Aunque la pierna derecha se levanta en la rodilla, los dedos del pie derecho deben apuntar hacia la tierra. El *yin qi* que es dirigido hacia abajo en su pierna derecha y termina en los dedos apuntando hacia abajo agregará una conexión energética adicional a la tierra.

Al igual que con la postura de White Crane extiende sus alas, la circulación *qi* se equilibra entre sus brazos y sus piernas y en lados opuestos de su cuerpo. El *qi* en su brazo derecho es yang, y el *qi* en su brazo izquierdo es *yin*. El *qi* en su pierna izquierda es *yang* y el *qi* en su pierna derecha es *yin*. Es el equilibrio energético entre *yang* y *yin* que le permite estar de pie en una sola pierna en la postura de El Gallo Dorado mientras mantiene su equilibrio central.

Puntos Importantes

Como se indicó al principio de este capítulo, las posturas combinadas de La Serpiente se Arrastra hacia Abajo y El Gallo Dorado se Sostiene sobre una Pata hacen una declaración dramática, especialmente si postura de la Serpiente se Arrastra hacia Abajo se realiza como una postura baja. Los nombres fantasiosos para estas posturas capturan sus espíritus animales esenciales. Cuando realice La Serpiente se Arrastra hacia Abajo, ya sea en una postura alta o baja, trate de transmitir la sensación de que su mano izquierda es la cabeza de una serpiente que se arrastra por un tronco de árbol, deslizándose a través de la hierba, y alzando la cabeza en el último momento en preparación para atacar a su presa.

Cuando se mueva hacia adelante para levantarse de la postura de La Serpiente se Arrastra hacia Abajo, cambia su espíritu animal en el de un dragón. Imagina que su mano izquierda es el hocico del dragón y su mano derecha es la cola del dragón. Especialmente en la postura baja, trate de hacer coincidir la extensión hacia adelante de su mano izquierda con la extensión hacia atrás de su mano derecha. Usted no quiere que su dragón tenga una cola corta y achaparrada. En su lugar, usted quiere que su dragón aparezca sinuoso y majestuoso. Las extensiones combinadas en sus dos brazos deben ser elegantes y expresivas de un dragón emergiendo del océano.

Sus dos brazos extendidos, uno hacia adelante y otro hacia atrás, ayudan a proporcionar estabilidad al pasar de la postura de La Serpiente se Arrastra hacia Abajo a la postura vacía izquierda en preparación para elevarse a la postura de El Gallo Dorado se Sostiene sobre una Pata. Esta transición es especialmente difícil cuando se ejecuta desde la postura baja de La Serpiente se Arrastra hacia Abajo. Debido a que tendrá que cambiar su peso de su parte trasera, pierna derecha hacia adelante hacia su pierna delantera, pierna izquierda, primero deberá establecer los ángulos correctos en ambos pies.

Su pie izquierdo delantero, que servirá como base para la postura vacía izquierda, va a necesitar girar hacia afuera al menos veinticinco grados. Esto es difícil de lograr, especialmente desde una postura baja. Hay una modificación que usted puede emplear aquí. Primero gira el pie izquierdo lo suficiente para que los dedos apunten hacia adelante. Luego, desplace una parte de su peso en la pierna izquierda para que pueda girar el pie derecho hacia adelante un poco y girar los dedos del pie derecho para que estén inclinados hacia adelante. Luego, por un momento, siéntese de nuevo en su pierna derecha y gire sus dedos del pie izquierdo por lo menos veinticinco grados.

Cuanto más puedas girar sus dedos del pie izquierdo hacia fuera en este punto, más estable será su postura vacía a medida que se levante de La Serpiente se Arrastra hacia Abajo. Ahora puede usar su pie derecho trasero, que se ha inclinado hacia adelante, como una base desde la cual debes empujar para desplazar su peso completamente hacia su pierna izquierda. Usando los músculos de la pantorrilla izquierda y el muslo, puede tirar de la pierna derecha hacia adelante para colocar los dedos del pie derecho adyacentes al empeine izquierdo mientras se pone de pie en una postura vacía a la izquierda.

Desde la postura vacía izquierda, se levantará en la postura final de El Gallo Dorado se Sostiene sobre una Pata. Cuando ejecute esta postura, es importante coordinar el levantamiento de la rodilla derecha con el levantamiento del brazo derecho. Cuanto más atlético sea, más alto será capaz de levantar la rodilla derecha. Lo ideal es elevar la rodilla derecha por encima de la cintura. En esta situación, la parte superior de la rodilla derecha casi debe tocar la parte inferior del codo derecho. En la aplicación marcial de El Gallo Dorado se Sostiene sobre una Pata, la rodilla levantada se usa para golpear la ingle de un oponente, mientras que los dedos que apuntan hacia arriba se usan para apuñalar hacia arriba en su garganta. Estos dos ataques deben coordinarse para que ocurran simultáneamente.

No es esencial exagerar el levantamiento de la rodilla derecha para individuos cuyo condicionamiento físico o flexibilidad es limitado. Si solo puede levantar la rodilla un pie más o menos del suelo, entonces eso será suficiente. Algunos practicantes del Tai Chi se inclinan hacia atrás como una manera de levantar su rodilla al realizar la postura de El Gallo Dorado. Es preferible que mantenga una postura erecta y sólo eleve ligeramente la rodilla derecha en lugar de inclinarse hacia atrás para levantar la rodilla hacia arriba.

Sin embargo, lo esencial para todos los practicantes es que los dedos del pie derecho apunten hacia abajo en contraste con los dedos apuntando hacia arriba de la mano derecha. Los dedos de la mano derecha contienen *yang qi* y apuntan al cielo. Los dedos del pie derecho contienen *yin qi* y apuntan hacia la tierra. De esta manera, *yang* y yin, el cielo y la tierra están equilibrados y en armonía. Esto representa el Tao del Tai Chi, como filosofía y como arte marcial.

Capítulo Veintisiete

La Serpiente se Arrastra y el Gallo Dorado se Sostiene sobre una Pata, Derecha

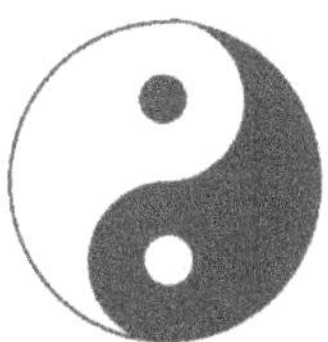

En la Forma Simplificada 24, la postura nombrada de La Serpiente se Arrastra y el Gallo Dorado se Sostiene sobre una Pata, Derecha (*You Xià Shì Dúlì*) refleja la secuencia de la Serpiente Repta hacia la Izquierda y Pararse en una Pierna, Izquierda. Como se explicó en el capítulo anterior, las dos posturas en esta secuencia se conocen más comúnmente como La Serpiente se Arrastra hacia Abajo y El Gallo Dorado se Sostiene sobre una Pata. Los detalles para realizar estas dos posturas fueron presentados en el capítulo anterior y no se repetirán aquí. Debido a que los detalles para la respiración y la circulación del *qi*, así como los puntos importantes son también los mismos, estos detalles tampoco se presentarán nuevamente en este capítulo.

Las siguientes fotografías se incluyen para las posturas de La Serpiente se Arrastra hacia Abajo y El Gallo Dorado se Sostiene sobre una Pata en el lado derecho del cuerpo para propósitos de integridad. El lector debe referirse al capítulo veintiséis para las instrucciones textuales que se refieren a estas fotos. Obviamente, los términos "izquierda" y "derecha" deberán intercambiarse para que las instrucciones se apliquen a las fotografías de este capítulo.

Como puede ver, las figuras 27-1 y 27-2 ilustran la transición desde la conclusión de la postura de El Gallo Dorado en el lado izquierdo en preparación para iniciar la postura de La Serpiente se Arrastra hacia Abajo en el lado derecho. Las figuras 27-3 y 27-4 ilustran la postura de La Serpiente se Arrastra hacia Abajo como una postura alta en el lado derecho.

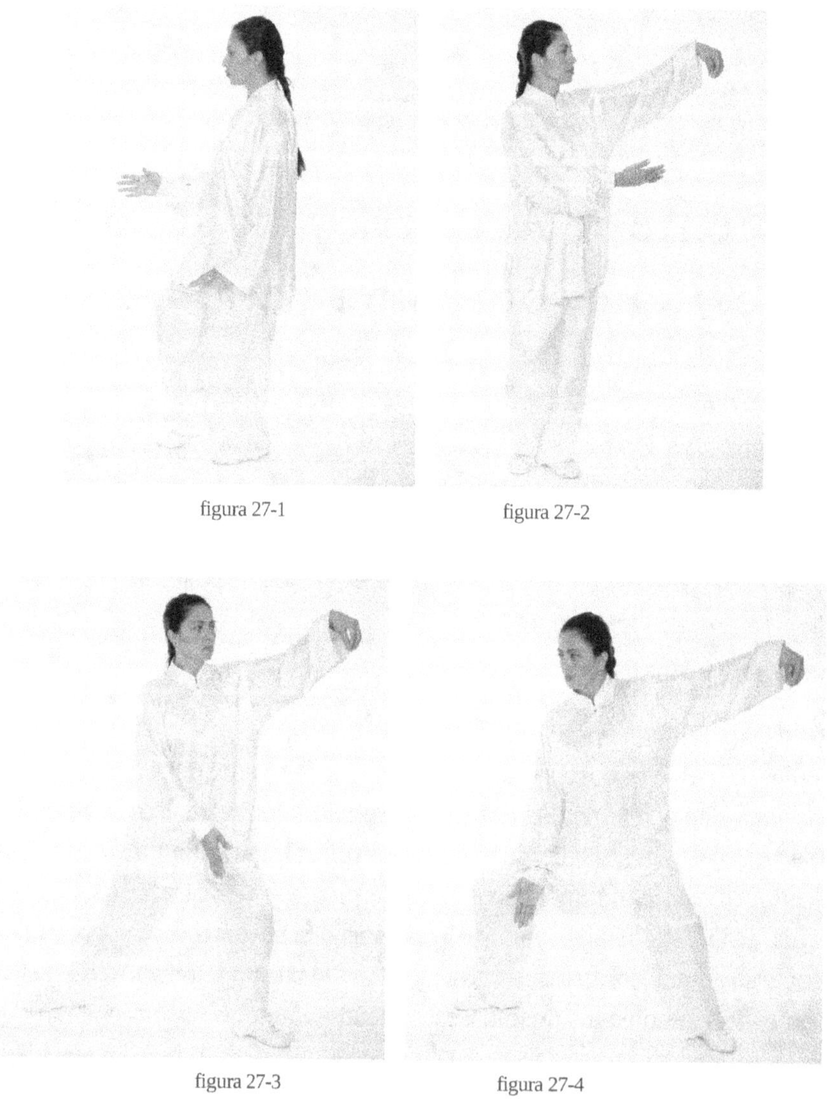

figura 27-1   figura 27-2

figura 27-3   figura 27-4

Después de haber completado la postura de La Serpiente se Arrastra hacia Abajo en el lado derecho como una postura alta, pasarás a la postura de El Gallo Dorado se Sostiene sobre una Pata, como se muestra en las figuras 27-5 y 27-6.

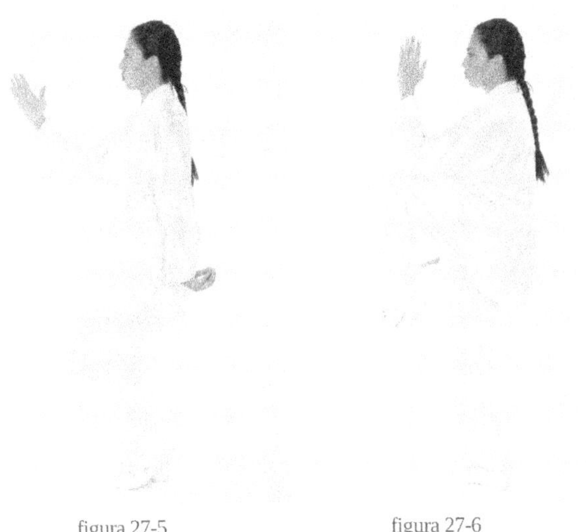

figura 27-5   figura 27-6

La ejecución de la postura de La Serpiente se Arrastra hacia Abajo como una postura baja se presentan en las figuras 27-7 y 27-8, que se muestran a continuación.

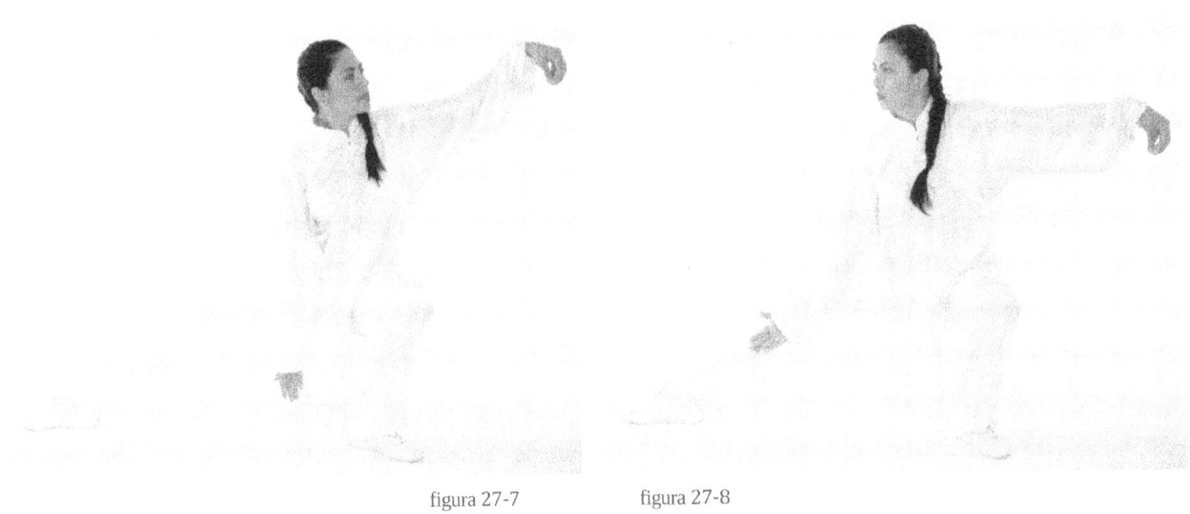

figura 27-7   figura 27-8

La transición de la postura baja de La Serpiente se Arrastra hacia Abajo en el lado derecho a la postura completa de El Gallo Dorado en el lado derecho se presenta en la secuencia de fotos que se muestran en las figuras 27-9 y 27-10.

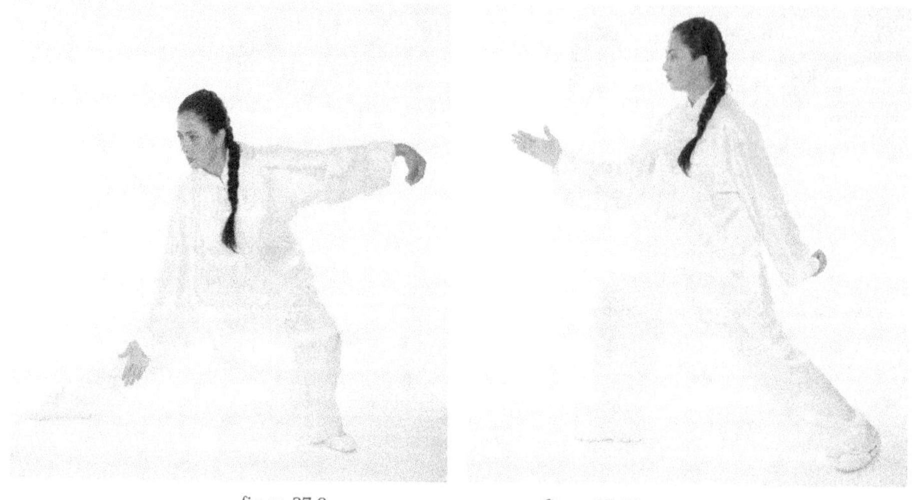

figura 27-9   figura 27-10

Dirección

La postura de la Serpiente se Arrastra y el Gallo Dorado se Sostiene sobre una Pata, Derecha continúa hacia el este con el torso y la cabeza mirando hacia el norte durante la postura de La Serpiente se Arrastra hacia Abajo y luego girando hacia el este en la postura de El Gallo Dorado.

Respiración

La respiración para la postura de la Serpiente se Arrastra y el Gallo Dorado se Sostiene sobre una Pata, Derecha es la misma para la postura de la Serpiente se Arrastra y el Gallo Dorado se Sostiene sobre una Pata, Izquierda y no se repetirá en este capítulo.

Circulación del *Qi*

La circulación del qi para la postura de la Serpiente se Arrastra y el Gallo Dorado se Sostiene sobre una Pata, Derecha es la misma para la postura de la Serpiente se Arrastra y el Gallo Dorado se Sostiene sobre una Pata, Izquierda y no se repetirá en este capítulo.

Puntos Importantes

Los puntos importantes de la postura de la Serpiente se Arrastra y el Gallo Dorado se Sostiene sobre una Pata, Derecha son los mismos para la la postura de la Serpiente se Arrastra y el Gallo Dorado se Sostiene sobre una Pata, Derecha y no se repetirán en este capítulo.

Capítulo Veintiocho

La Dama de Jade Arroja la Lanzadera, Derecha e Izquierda

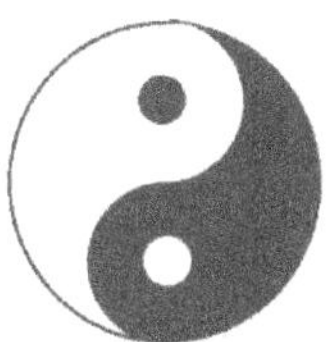

La secuencia postural de La Dama de Jade Arroja la Lanzadera, Derecha e Izquierda (*Yòuzuǒ Yùnǚ Chuānsuō*) sigue la postura de El Gallo Dorado se Sostiene sobre una Pata en el lado derecho. A partir de la conclusión de esta postura, abordará dos más de las cuatro esquinas: la esquina sureste y la esquina noreste. Al final de la segunda iteración de la secuencia La Dama de Jade Arroja la Lanzadera, usted habrá enfrentado cada uno de los cuatro lados y cada una de las cuatro esquinas en su progresión a través de la Forma Simplificada 24.

A medida que realiza la Forma Simplificada 24, es importante no sólo seguir la coreografía secuencialmente, sino también orientarse espacialmente para que siempre tenga en cuenta la dirección a la que debe enfrentarse al ejecutar cada postura. Aunque no tiene que referirse a estas direcciones como puntos de brújula, aún debe poder identificar cuál de los cuatro lados o cuál de las cuatro esquinas debe enfrentar cuando comience cada nueva postura. Para hacerlo, necesitará saber hacia dónde estaba mirando en la postura anterior, dónde deberá mirar para comenzar la siguiente postura y hacia qué dirección deberá girar para llegar allí.

Imagine que acaba de empezar un nuevo trabajo y que su lugar de trabajo está situado en la ciudad. A medida que conduce al trabajo cada día, comienza a memorizar la ruta que necesita tomar. Al principio, tendrá que concentrarse en las señales de parada, el cruce de calles, los varios giros a la izquierda y a la derecha que debe hacer mientras viajan por la ciudad para llegar a su trabajo. La ruta parece complicada inicialmente, e incluso puede hacer algunos giros equivocados o tener que doblar de nuevo. Eventualmente, sin embargo, usted aprenderá la ruta y se convertirá en la segunda naturaleza para usted.

Aprender la ruta de la Forma Simplificada 24 es una experiencia muy similar. Al principio, las diferentes direcciones, los pasos, y los giros son todos desconocidos, y usted necesitará concentrarse en donde usted va y cómo llegar allí. Cada estudiante del Tai Chi que comienza encuentra esta misma dificultad. Sin embargo, en algún momento tendrá más confianza en su direccionalidad y comenzará a centrarse más en la ejecución correcta de los detalles de cada postura.

En la forma larga tradicional del estilo Yang, la postura de La Dama de Jade Arroja la Lanzadera se realiza un total de cuatro veces. Cada postura aborda una de las cuatro esquinas. En la forma larga tradicional, las cuatro iteraciones de la postura de La Dama de Jade Arroja la Lanzadera están destinadas a entrenar los complicados pasos y giros que se requieren para defenderse contra múltiples oponentes que atacan desde diferentes direcciones. En la Forma Simplificada 24, sólo hay dos posturas de La Dama de Jade Arroja la Lanzadera, que se designan como derecha e izquierda. Como se indica en el primer párrafo, estas dos posturas se refieren a dos de las cuatro esquinas: La esquina sureste y la esquina noreste.

La postura de La Dama de Jade Arroja la Lanzadera a cada lado implica los movimientos coordinados, elegantes y curvilíneos de los dos brazos: un brazo se extiende hacia arriba horizontalmente mientras que el otro sigue detrás trazando un camino vertical. El nombre chino para esta postura incluye el nombre *Yùnǚ*, que se refiere a la figura mítica de la Dama de Jade. En la cultura china, este término se usa para referirse a una mujer encantadora y joven y, por extensión, a cualquier mujer elegante. Los movimientos agraciados y coordinados de los dos brazos son sugestivos de una bella dama tejiendo tela mientras trabaja el transbordador de un telar. Al realizar las posturas de La Dama de Jade Arroja la Lanzadera, Derecha e Izquierda puede ser útil mantener esta imagen mental a medida que mueve sus brazos a través de sus respectivos caminos.

Ejecutar de La Dama de Jade Arroja la Lanzaderas al Sureste

Después de completar la postura de El Gallo Dorado en una postura derecha de una sola pierna, bajará la rodilla izquierda elevada y tocará hacia abajo con el pie izquierdo. La colocación del pie izquierdo es importante, ya que servirá como pie base para la postura de La Dama de Jade Arroja la Lanzadera a la derecha. Usted tendrá que tocar hacia abajo primero con el talón del pie izquierdo a una distancia de aproximadamente dieciocho pulgadas hacia adelante de su pie derecho. Al tocar hacia abajo con el talón izquierdo, apunte los dedos del pie izquierdo en diagonal hacia la esquina noreste. Comience a bajar el brazo izquierdo y levante el brazo derecho en preparación para sostener la bola Tai Chi en el lado izquierdo. Consulte la figura 28-1.

A continuación, coloque todo el pie izquierdo sobre el suelo y desplace el peso hacia la pierna izquierda, gire la cintura en sentido contrario a las agujas del reloj para girar el torso hacia la izquierda y cambie la posición de sus dos brazos para sostener la bola Tai Chi en el lado izquierdo de su cuerpo. Recuerde que, cada vez que sostiene la bola Tai Chi, el lado en el que está sosteniendo la pelota dicta qué brazo está en la parte superior. En este caso, ya que usted estará sosteniendo la bola Tai Chi en el lado izquierdo de su cuerpo, su brazo izquierdo estará sosteniendo la bola en la parte superior y su brazo derecho estará apoyando la bola desde abajo. Al girar el torso hacia la izquierda y sostener la bola Tai Chi en el lado izquierdo, lleve el pie derecho hacia adentro adyacente al tobillo izquierdo. Usted puede poner su pie derecho abajo por un momento, pero es mejor si usted puede simplemente flotar en el espacio sin tocar abajo. Consulte la figura 28-2.

Desde la posición temporal que se muestra en la figura 28-2, salga en diagonal hacia la esquina opuesta con el pie derecho. Coloque el talón primero con los dedos del pie señalando hacia la esquina sureste. Idealmente, este paso diagonal a la derecha debe ejecutarse en un solo movimiento continuo, comenzando con la postura vacía mostrada en la figura 28-1, pasando por la posición mostrada en la figura 28-2, y terminando con el talón derecho tocando abajo en la figura 28-3. Este tipo de paso curvo a veces se conoce como un paso 'C', o un paso de barrido. El paso de su pie derecho cerca de su tobillo izquierdo es simplemente un punto en el espacio en lugar de un lugar de descanso.

Una vez completado el paso 'C' y haya tocado el talón derecho hacia abajo correctamente, puede colocar el resto del pie derecho sobre el suelo y empezar a cambiar el peso en la pierna derecha. Mientras lo hace, relaje su *kua* izquierda y comience a doblar su *kua* derecha mientras gira su cintura en el sentido de las agujas del reloj y comienza a girar su torso a la esquina sureste. A medida que gire la cintura y gire el torso, comience a girar el brazo derecho hacia arriba con la parte posterior de la mano hacia adelante. Continúe moviendo su peso hacia su parte delantera, pierna derecha y enrollando su brazo derecho hacia arriba hasta que la palma de su mano derecha mira hacia adelante. Su brazo derecho y mano debe estar horizontal al suelo y debe enrollar como una de esas puertas de acordeón de metal que los propietarios de tiendas de la ciudad utilizan para proteger las fachadas de sus tiendas por la noche.

Cuando llegue al punto en el que haya desplazado aproximadamente el sesenta por ciento del peso de su cuerpo hacia la pierna delantera, girará en el talón izquierdo para llevar los dedos del pie izquierdo ligeramente hacia delante. Al mismo tiempo, utilice el impulso del pivote hacia adentro de su pie izquierdo para impulsar su brazo izquierdo en un empujón que se dirige hacia adelante y hacia arriba. A medida que empuje su brazo izquierdo hacia adelante, gire el codo izquierdo y la muñeca hacia adentro (en el sentido de las agujas del reloj) para que la palma de su mano izquierda esté mirando hacia adelante. A medida que su mano izquierda termina su trayectoria hacia adelante, permita que su palma derecha gire hacia arriba y dibuje su brazo derecho hacia arriba y hacia un lado de su cabeza. Consulte la figura 28-4.

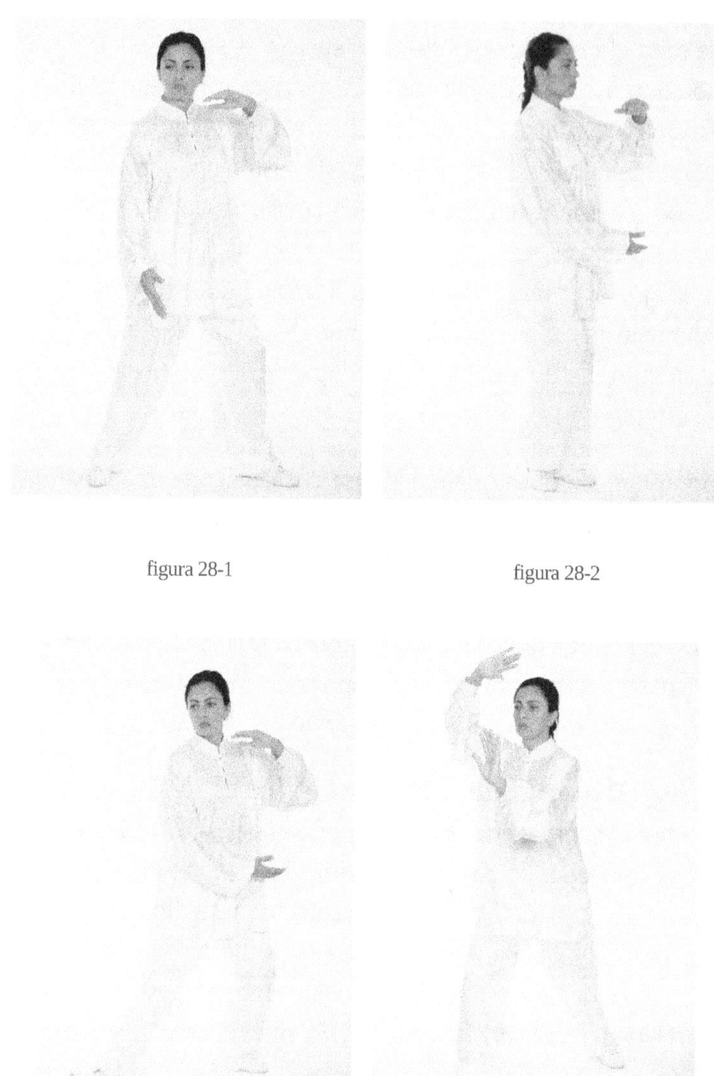

figura 28-1 figura 28-2

figura 28-3 figura 28-4

La fotografía de la figura 28-4 ilustra la posición de los dos pies, el torso y la cabeza, y los dos brazos. Usted notará que la postura La Dama de Jade Arroja la Lanzadera, Derecha se completa en una postura del arquero derecho. La cabeza y el torso dan a la esquina sureste. El brazo y la mano derecha se han enrollado y girado hacia afuera para desviar un golpe entrante y proteger la cabeza de ataques posteriores. El brazo izquierdo y la mano están empujando hacia adelante en la dirección de su postura (es decir, hacia la esquina noroeste).

La aplicación marcial de esta postura es enfrentarse a un oponente que está atacando desde la dirección sureste. A medida que el oponente intenta golpearte con su puño izquierdo, entras en su ataque e interceptas su puño con la palma hacia afuera de su mano derecha. Luego llevas su puño izquierdo hacia arriba y lejos de su cabeza con su mano derecha. Esto expondrá su pecho, lo que le permite ejecutar un golpe de palma en su esternón con su mano izquierda. El poder del golpe de la palma de la mano no proviene de su brazo y hombro izquierdo, sino más bien de la rotación de su cintura y el giro de su talón izquierdo a medida que gira los dedos del pie izquierdo hacia adentro. La figura 28-5 ilustra la aplicación marcial de la postura de La Dama de Jade Arroja la Lanzadera, a la derecha.

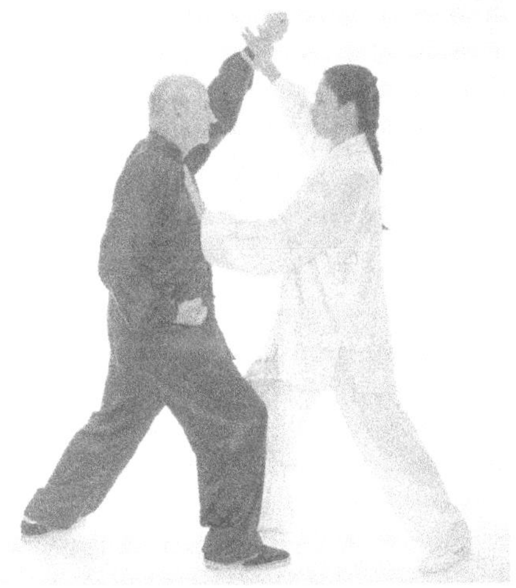

figura 28-5

Ejecutar de La Dama de Jade Arroja la Lanzaderas al Noroeste

Después de completar la postura de La Dama de Jade Arroja la Lanzadera hacia el suroeste, tendrá que girar para mirar hacia la esquina noreste y ejecutar una segunda postura de la Dama de Jade Arroja la Lanzaderas a esa esquina. Puesto que usted completará la postura en la postura de un arquero izquierdo, esta postura de la Dama de Jade Arroja la Lanzaderas se refiere en la Forma Simplificada 24 como La Dama de Jade Arroja la Lanzadera, Izquierda.

Para iniciar la versión izquierda de la Dama de Jade Arroja la Lanzadera, tendrá que centrar el paso con el pie izquierdo y sostener la bola Tai Chi en el lado derecho de su cuerpo, como se muestra en la figura 28-6. Desde esta posición, saldrá en diagonal hacia el noreste con el talón izquierdo. Consulte la figura 28-7. Asegúrese de salir lo suficientemente ancho para que tenga un espacio como un río entre sus pies cuando complete la postura del arquero izquierdo.

Cuando el talón izquierdo esté colocado correctamente, coloque todo el pie izquierdo y comience a cambiar el peso hacia la pierna izquierda. A medida que cambia el peso, gire la cintura y gire el torso hacia la izquierda para que la cabeza y el torso den la cara hacia la esquina noreste. Al igual que con la postura de la Dama de Jade Arroja la Lanzadera en el lado derecho, usted necesitará rodar su mano izquierda hacia afuera y hacia arriba mientras usted empuja hacia adelante con su palma derecha. Consulte la figura 28-8. Los detalles para la postura completa de La Dama de Jade Arroja la Lanzadera en el lado izquierdo son los mismos que para el lado derecho de esta postura. En esencia, las dos posturas son imágenes de espejo, con la imagen de lado derecho orientada al noroeste y la imagen de lado izquierdo orientada al suroeste.

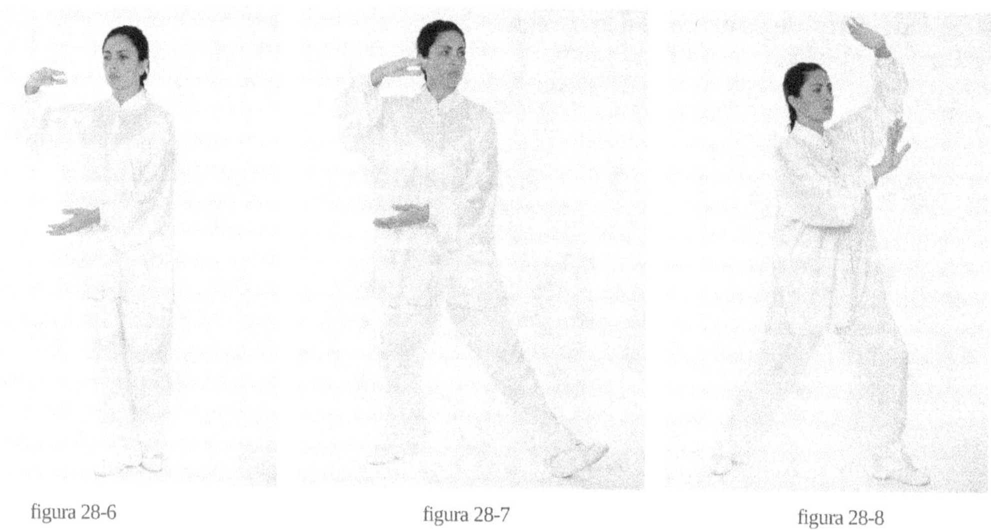

figura 28-6   figura 28-7   figura 28-8

Dirección

Como se indica a lo largo de este capítulo, la primera de las dos posturas de la Dama de Jade Arroja la Lanzadera se ejecuta con una postura de arquero derecho y se enfrenta al sureste, que es una de las cuatro esquinas. La segunda postura de la Dama de Jade Arroja la Lanzadera emplea la postura de un arquero izquierdo y mira hacia el noreste.

Respiración

Cada postura de la Dama de Jade Arroja la Lanzadera incorpora tanto una fase de recolección como una fase de emisión. En ambas posturas, usted inhalará mientras reúne los brazos para sostener la bola Tai Chi, y usted exhalará mientras completa el cambio de peso en su pierna delantera y emite un golpe de palma con su brazo inferior. Para ilustrar, en la postura de La Dama de Jade Arroja la Lanzadera en el lado derecho, usted inhalará mientras que usted baja de la postura de El Gallo Dorado, saldrá a su izquierda mientras sostiene la bola Tai Chi, y luego ejecutará el paso 'C' hacia la esquina sureste con su talón derecho. Esta inhalación ocurre a lo largo de la secuencia de acciones descritas en las figuras 28-1 a 28-3. Este es un proceso relativamente complejo, por lo que usted necesitará reducir la velocidad de su inhalación en consecuencia.

Después de salir con el pie derecho hacia la esquina sureste, exhalará mientras cambia su peso hacia la pierna derecha, gira la cintura y el torso para mirar hacia el sureste, gira el brazo derecho hacia arriba y hacia el lado de la cabeza, y empuje hacia delante con la palma de la mano izquierda. Consulte la figura 28-4. A medida que se centra con el pie izquierdo y enrolla las manos para sostener la bola del Tai Chi en su lado derecho, inhalará una vez más en preparación para salir y emitir una exhalación mientras completa la postura de La Dama de Jade Arroja la Lanzadera, Izquierda.

Circulación del *Qi*

La circulación *qi* para cada postura de la Dama de Jade Arroja la Lanzadera se relaciona con la aplicación marcial de esta postura, que contiene tanto una acción neutralizante como una acción de golpeo. La neutralización se produce con el brazo desviador, que recibirá un flujo de *yin* suave del *qi* que terminará en la muñeca y el exterior de la mano. La acción de golpeo, que en este caso es un golpe de palma, recibirá un flujo más fuerte y concentrado de *yang qi* que terminará en el punto *laogong* de la palma orientada hacia adelante.

Antes de emitir cualquiera de estos flujos del *qi*, primero reunirá su *qi* en su *dantien* inferior mientras se centra y sostiene la bola del Tai Chi. Desde esta posición, saldrá con el pie derecho o izquierdo para formar la postura de un arquero. El *qi* fluye hacia las dos piernas corresponde a los roles de las dos piernas. La pierna delantera forma el pilar y recibe el flujo *yang qi* más fuerte hasta el punto *yongquan* de ese pie. La pierna trasera, que actúa como la estaca, recibirá un flujo más suave de *yin qi* que se dirige hacia abajo en el talón del pie trasero.

Para ilustrar esto, considere la fotografía que se muestra en la figura 28-8. El brazo superior izquierdo recibe *yin qi* a lo largo del interior del brazo izquierdo que termina en la muñeca y el borde externo de los dedos izquierdos. La parte inferior del brazo derecho recibe un flujo fuerte y enfocado de *yang qi* que se centra en la palma de la mano derecha. La pierna izquierda hacia adelante recibe un flujo de *yang qi* que termina en el punto *yongquan* del pie izquierdo. La pierna trasera derecha recibe un flujo de *yin qi* que fluye hacia el talón del pie derecho.

A igual que con muchas posturas en la Forma Simplificada 24, la circulación del *qi* en las posturas de la Dama de Jade Arroja la Lanzadera está equilibrada entre *yang* y *yin*. En la postura de La Dama de Jade Arroja la Lanzadera a la izquierda tienes *yang qi* en el brazo izquierdo y la mano balanceada por *yin qi* en el brazo derecho y la mano. El *yang qi* en su pierna y pie izquierdo y delantero está equilibrado por el *yin qi* dirigido hacia abajo en su pie trasero y derecho. El lado izquierdo de su cuerpo tiene *yang qi* en el brazo y la mano y *yang qi* en la pierna y el pie. El lado derecho del cuerpo tiene *yin qi* en el brazo y la mano y *yin qi* en la pierna y el pie.

Puntos Importantes

La postura de La Dama de Jade Arroja la Lanzadera se basa en la postura de un arquero en la que los pies están separados entre el ancho de la cadera y el ancho de los hombros. Al salir en diagonal con el talón del pie delantero, usted debe tener cuidado de dar un paso lo suficientemente amplio para que, después de poner los dedos de su pie delantero hacia abajo, complete el cambio de peso en su pierna delantera y gire hacia adelante en el talón de su pie trasero, forme una postura de arquero que sea lo suficientemente ancha como para proporcionar la estabilidad requerida por esta postura.

Al salir a formar posturas de arquero, muchos practicantes del Tai Chi tienen una tendencia a ser "demasiado gordos para los lados y demasiado delgados para las esquinas." El significado detrás de esta expresión es que, al dar un paso adelante para formar una de las posturas de los cuatro lados como Cepillar la Rodilla y Empujar, los practicantes a menudo forman posturas de arquero que son más anchas que el ancho de los hombros. Al salir para formar una de las cuatro posturas de las esquinas, como La Dama de Jade Arroja la Lanzaderas, los practicantes con frecuencia forman posturas de arquero que son demasiado estrechas. Asegúrese de dar un paso lo suficientemente ancho para que tenga suficiente estabilidad de lado a lado a medida que completa la postura a ambos lados.

Al realizar la postura de La Dama de Jade Arroja la Lanzadera, los movimientos de sus brazos deben ser redondos, completos y coordinados. El brazo que se curva hacia afuera y hacia arriba para proteger su cabeza tiene que viajar más lejos que el brazo que se proyecta hacia adelante para entregar el golpe de la palma. Como tal, este brazo debe comenzar a moverse primero. El brazo que se proyecta hacia adelante solo comienza a moverse después de que el brazo curvado hacia arriba haya completado la mitad de su trayectoria. De esta manera, ambos brazos alcanzarán sus posiciones finales al mismo tiempo.

Con respecto a la parte superior del brazo, debe estar lo suficientemente lejos de su cabeza para poder evitar un golpe real, ya sea del puño de un oponente o de un arma como un bastón o una espada. En los siglos que precedieron a la adopción del arma en China, los artistas marciales a menudo ponían guantes de cuero en sus antebrazos que podían usar para protegerse de los ataques con armas. Imagine que está usando un guante de este tipo en su antebrazo y que está usando su antebrazo para proteger su cabeza. Si un oponente le atacara desde el costado con un bastón, ¿serías capaz de evitar ese golpe sin que se estrellara contra su cabeza?

La parte inferior del brazo, que se proyecta hacia adelante y hacia arriba con la palma hacia adelante, debe viajar en un camino que entregue la máxima potencia al golpe de la palma. Este brazo sigue una trayectoria como un avión que se lanza desde la cubierta de un portaaviones. Es decir que viaja en curva pronunciada hacia arriba desde la cadera hasta alcanzar la altura del pecho. El poder del golpe de la palma proviene de la extensión de la pierna trasera y el giro de la cintura, que juntos actúan como la catapulta de vapor en el portaaviones que se utiliza para lanzar el avión al aire.

Recuerde que usted necesita girar sobre el talón de su pie trasero para llevar los dedos de los pies hacia adelante a un ángulo de cuarenta y cinco grados a medida que completa la trayectoria hacia delante y hacia arriba del brazo inferior. Esto añade potencia adicional a la extensión de la pierna trasera y el giro de la cintura, que está de acuerdo con la declaración en el *Taijiquan Jing*:

> *El movimiento debe estar enraizado en los pies,*
> *liberado a través de las piernas,*

controlado por la cintura,
y manifestado a través de los dedos. [96]

Al ejecutar cada una de las dos posturas de la Dama de Jade Arroja la Lanzadera, tenga en cuenta el concepto de las tres armonías. Trate de coordinar el giro de su torso con la rotación de su cintura para que sus hombros sigan sus caderas. Al mover los brazos, los codos deben coordinarse con las rodillas. Finalmente, sus manos deben completar sus movimientos a medida que sus tobillos se flexionan y giran para completar la postura del arquero.

También debe tener en cuenta los cinco arcos, cada uno de los cuales juega un papel importante en la postura de La Dama de Jade Arroja la Lanzadera. Si examina la postura que se muestra en la figura 28-8, las funciones de los arcos de dos piernas formados por la postura del arquero izquierdo son evidentes. Como se explicó anteriormente, la pierna delantera actúa como el pilar para soportar la mayor parte del peso del cuerpo, y la pierna trasera actúa como la estaca, sirviendo para reforzar el peso del cuerpo desde atrás. Ambas piernas están curvadas para actuar como amortiguadores. El brazo superior izquierdo se curva con el fin de desviar y neutralizar cualquier ataque entregado desde el lado izquierdo de la cabeza, y el brazo inferior se curva hacia arriba con el fin de entregar el golpe de palma en el pecho del oponente. El torso y la cabeza se sostienen erguidos, pero debido a que usted está sentado en la postura, usted tiene una ligera curvatura en su columna vertebral que también proporciona flexibilidad adicional y poder de resorte a la postura.

---

[96] *Lo/Inn/Amacker/Foe, The Essence of T'ai Chi Ch'uan – The Literary Tradition, page 21*

Capítulo Veintinueve

Buscar la Aguja en el Fondo del Mar

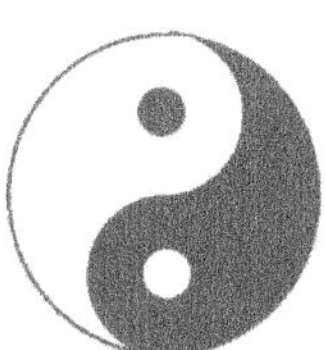

La postura de Buscar la Aguja en el Fondo del Mar (*Hǎidǐ Zhēn*) sigue la secuencia de La Dama de Jade Arroja la Lanzadera, Derecha e Izquierda. Recordemos que las posturas de La Dama de Jade Arroja la Lanzadera, Derecha y La Dama de Jade Arroja la Lanzadera, Izquierda se enfrentan a las dos direcciones de esquina del sureste y noreste, respectivamente. La postura de Buscar la Aguja en el Fondo del Mar restablece el flujo direccional a la dirección este. Las posturas restantes de la Forma Simplificada 24 procederán hacia el este o hacia el oeste hasta que la forma termine con las posturas de Cruzar las Manos and el Cierre de la forma. En estas dos posturas finales, se girará para enfrentar la dirección original hacia el norte.

La postura de la Buscar la Aguja en el Fondo del Mar es única en la Forma Simplificada 24 en que es la única postura en la que la cabeza y el torso se desvían de su alineación vertical. En esta postura, se doblará en la cintura e inclinará hacia delante al empujar los dedos derechos hacia abajo como si fuera a agarrar una aguja dorada del fondo del mar. El nombre de esta postura a veces incluye el adjetivo descriptivo, "dorado," como una aguja dorada en el fondo del Mar.

La postura de Buscar la Aguja en el Fondo del Mar es una de las posturas más pequeñas en la Forma Simplificada 24 y sigue una de las posturas más grandes, La Dama de Jade Arroja la Lanzadera. Una vez más, la coreografía de la Forma Simplificada 24 revela la inteligencia que subyace a su diseño, ya que la forma varía entre posturas grandes y abiertas y posturas pequeñas y cerradas. Esta es solo otra expresión del *yang* y el *yin* que impregnan todos los aspectos del Tai Chi.

Ejecución de la Postura Buscar la Aguja en el Fondo del Mar

A partir de la conclusión de la segunda postura La Dama de Jade Arroja la Lanzadera, deberá dar un paso adelante con la parte trasera del pie derecho (que es un paso siguiente central). Asegúrese de colocar el pie derecho correctamente para que esté inclinado cuarenta y cinco grados hacia el sureste. Su pie derecho se convertirá en el pie base para la postura de Buscar la Aguja en el Fondo del Mar. Al mismo tiempo, bajará el brazo derecho hacia la cadera derecha y comenzará a barrer el brazo izquierdo ascendente hacia la derecha. Consulte la figura 29-1.

Desplace su peso hacia su pierna derecha y gire su brazo derecho hacia abajo, alrededor de usted y hacia arriba para descansar cerca de su oreja derecha. Esto es similar al enrollamiento en preparación para la ejecución del Cepillar la Rodilla y Empujar, postura derecha. La diferencia tiene que ver con la forma de la mano. En el caso de la preparación para la postura de Buscar la Aguja en el Fondo del Mar, la palma de su mano derecha estará orientada hacia la oreja derecha con los dedos de la mano derecha apuntando hacia adelante. Consulte la figura 29-2.

A medida que la mano derecha gira alrededor y hacia arriba hasta la oreja derecha, la mano izquierda barrerá a través del torso hasta que llegue a descansar frente a su hombro derecho. Esta posición es la misma que la posición de la mano izquierda en preparación para ejecutar la postura de Cepillar la Rodilla y Empujar, Derecha. Una vez más, consulte la figura 29-2.

La posición mostrada en la figura 29-2 es una posición vacía a la derecha. En este punto, usted necesitará girar su torso ligeramente hacia el frente de modo que usted esté mirando directamente al este. Desde esta postura, levantarás la rodilla izquierda aproximadamente dieciocho pulgadas con los dedos del pie izquierdo apuntando hacia abajo, como se muestra en la figura 29-3. Este es un movimiento temporal, y la rodilla y los dedos de los pies serán colocados hacia abajo momentáneamente. Con la rodilla levantada, comience a flexionarse hacia delante desde la cintura. A medida que se inclina hacia adelante, su mano izquierda barre hacia abajo a través de la parte delantera de su torso para cepillar su rodilla izquierda. Consulte la figura 29-4.

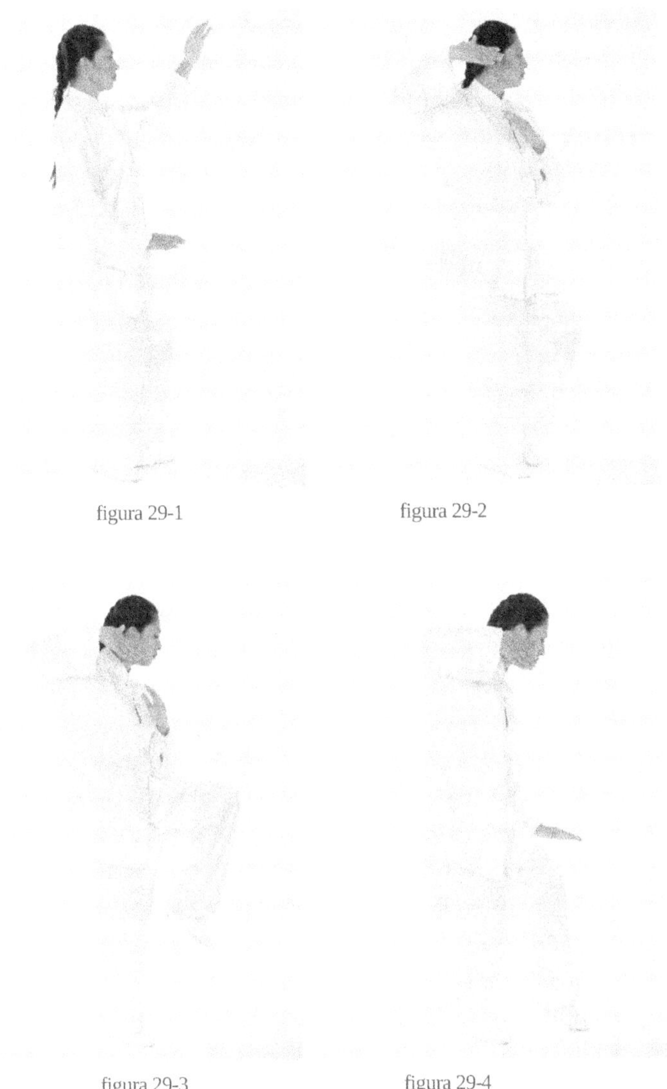

figura 29-1   figura 29-2

figura 29-3   figura 29-4

Una vez que el brazo izquierdo haya pasado la rodilla izquierda, puede bajar la rodilla izquierda y tocar con los dedos del pie izquierdo aproximadamente quince pulgadas hacia delante de la parte trasera del pie derecho. Cuando toque hacia abajo con el pie izquierdo, continúe con el barrido de la mano izquierda por la parte delantera del cuerpo hasta que descanse por fuera de la rodilla izquierda con la palma hacia abajo. Continúe inclinándose hacia adelante hasta que su torso esté inclinado hacia adelante en un ángulo de cuarenta y cinco grados a medida que su mano derecha procede a descender por debajo del nivel de su rodilla derecha. Dirija su mirada hacia abajo y hacia adelante en un ángulo de cuarenta y cinco grados para corresponder al ángulo de su torso. La figura 29-5 ilustra el ángulo del torso, la posición del pie delantero, izquierdo y las ubicaciones y direcciones de las dos manos para la postura completa.

La posición del cuerpo que se muestra en la figura 29-5 completa la postura de Buscar la Aguja en el Fondo del Mar. Obviamente, usted no va querer permanecer en esta posición inclinada durante mucho tiempo.

Por esta razón, la fotografía mostrada en la figura 29-6, que muestra el paso de transición desde la postura de la Buscar la Aguja en el Fondo del Mar hasta la postura del Abanicar por la Espalda, se ha incluido en este capítulo. Usted puede usar esta postura como una postura de descanso de transición después de completar la postura de Buscar la Aguja en el Fondo del Mar.

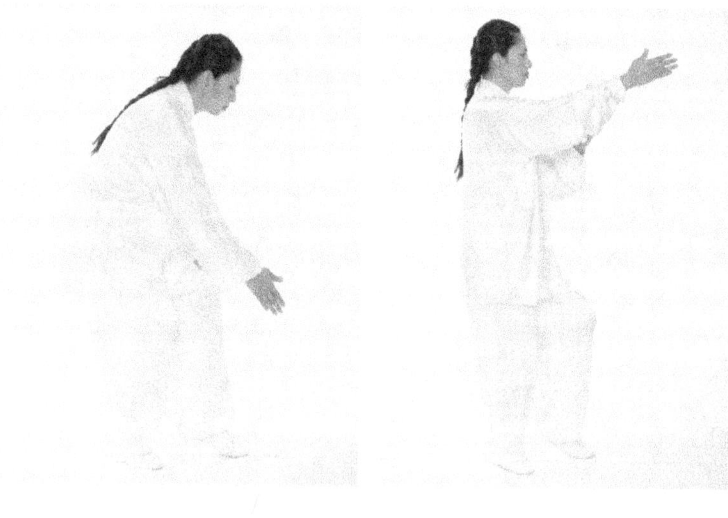

figura 29-5   figura 29-6

Dirección

La postura de Buscar la Aguja en el Fondo del Mar mira hacia el este.

Respiración

Después de haber completado la postura de La Dama de Jade Arroja la Lanzadera, a la izquierda usted dará un paso adelante con la parte trasera del pie derecho y vendrá a formar una postura derecha vacía con su mano derecha sostenida junto a su oreja derecha y su mano izquierda colocada delante de su hombro derecho. Esta posición centrada es una postura de recolección en preparación para completar la postura de Buscar la Aguja en el Fondo del Mar. A medida que suba y recoja los brazos, inhalará. Consulte las figuras 29-1 y 29-2.

Cuando ejecuta la postura de Buscar la Aguja en el Fondo del Mar inclinándose hacia adelante, subiendo y bajando la pierna izquierda, cepillándose con la mano izquierda y buceando hacia adelante con la mano derecha, exhalará. La exhalación se produce a lo largo de las posiciones presentadas en las figuras 29-3 y 29-4.

En el Secreto de los Cinco Caracteres, escrito por Li Yiyu, está escrito que:

La inhalación se cierra y se reúne, la exhalación se abre y se descarga. Debido a que la inhalación puede elevar y también desarraigar naturalmente al oponente, la exhalación puede hundirse naturalmente y también descargarlo (fa jin).[97]

Después de completar la postura de Buscar la Aguja en el Fondo del Mar, se levantará como se muestra en la figura 29-5, que se ejecutará para comenzar el siguiente ciclo de respiración con una inhalación.

Circulación del *Qi*

La circulación del *qi* en la postura de Buscar la Aguja en el Fondo del Mar está determinada por las formas y las posiciones de sus manos y pies. El *qi* que se dirige a su brazo derecho debe viajar hacia abajo a través de los meridianos *yang* que corren a lo largo de la parte exterior de su brazo derecho, a través de la parte posterior de su muñeca y su mano derecha, y en sus dedos. Debe tener la sensación de que sus cuatro dedos y pulgar están enfocados en la misma dirección que la trayectoria de su brazo.

El *qi* que se dirige a su brazo izquierdo viaja por los meridianos *yin* que se encuentran en el interior de su brazo izquierdo y debe terminar en el punto *laogong* en su palma izquierda. Su palma izquierda debe conectarse energéticamente con la tierra para compensar la energía hacia adelante en los dedos de su mano derecha.

El *qi* que se dirige a su pierna derecha es de naturaleza *yang* y debe terminar en el punto *yongquan* de su pie derecho. Este fuerte flujo de *yang qi* será compensado por el *yin qi* que fluirá hacia su pierna izquierda, donde terminará en los dedos de su pie izquierdo. Esta es otra postura en la que hay doble *yang* en un lado del cuerpo y doble *yin* en el otro lado del cuerpo. Aunque no hay una regla absoluta contra tal distribución energética, usted debe ser consciente de la naturaleza del *qi* en esta postura. Usted necesitará el lado del *yin* de su cuerpo para contrarrestar el exceso de *yang* en el lado derecho de su cuerpo para que usted no se vuelva energéticamente demasiado comprometido en su lado derecho.

Puntos Importantes

Como se indica al principio de este capítulo, la postura de Buscar la Aguja en el Fondo del Mar es una postura compacta, especialmente cuando se contrasta con la postura de La Dama de Jade Arroja la Lanzaderas que la precede y la postura de Abanicar por la Espalda que la sigue. Ambas posturas son abiertas y expansivas en comparación. Aunque la postura de Buscar la Aguja en el Fondo del Mar es compacta, no debe sentirse ni parecer comprimida o apretada. Todavía debería haber una sensación de expansión interior que se exprese visiblemente en su mano derecha mientras se sumerge como un cormorán que se sumerge en el océano para atrapar un pez.

---

[97] *Lo/Inn/Amacker/Foe, The Essence of T'ai Chi Ch'uan – The Literary Tradition, page 75*

Un error común al realizar la postura de Buscar la Aguja en el Fondo del Mar es que la mano derecha apunte directamente hacia abajo. Esto es incorrecto. Usted quiere que su mano derecha se sumerja oblicuamente hacia abajo y hacia el frente. Piensa en los ángulos involucrados en esta postura. Si su torso se inclina hacia adelante en un ángulo de cuarenta y cinco grados y su brazo derecho y su mano se extienden hacia adelante y hacia abajo en un ángulo de cuarenta y cinco grados, entonces su brazo derecho se extenderá desde su hombro derecho en un ángulo de noventa grados. Esta es la alineación correcta del brazo derecho en relación con el torso en esta postura.

Sus ojos deben seguir la dirección de su mano derecha. Si su mano derecha apunta hacia abajo, entonces su mirada también estará recta hacia abajo. Esto hará que su cabeza se incline hacia adelante, lo que se conoce como el error de cabezazo/colgar en los Clásicos del Tai Chi. Si, por otro lado, su línea de visión se dirige a lo largo de la línea oblicua hacia abajo de su brazo derecho, entonces su cabeza todavía se sentará directamente en su torso. Una vez más, esto es simplemente una cuestión de atender a los ángulos apropiados al ejecutar esta postura. Es decir, que sus ojos mirarán a noventa grados de su cabeza inclinada y torso, que es el ángulo correcto para esta postura.

El papel de las caderas, la parte superior de los muslos y los glúteos son importantes en la postura de Buscar la Aguja en el Fondo del Mar. Aunque el torso se dobla hacia adelante en la cintura, la pelvis y las caderas no deben perder su alineación horizontal. Recuerde que sus caderas forman la base de su torso. Si inclina la pelvis hacia delante mientras inclina el torso hacia delante, la base ya no será estable y, en realidad, puede caerse hacia delante. La forma de evitar que su pelvis se incline hacia adelante a medida que inclina su torso es involucrar activamente su muslo derecho y glúteos y plegar su *kua* derecha para mantener la estabilidad horizontal de su pelvis. Su muslo izquierdo también debe estar comprometido para sostener su pierna izquierda de tal manera que solo los dedos de su pie izquierdo toquen hacia abajo en el suelo.

La postura de Buscar la Aguja en el Fondo del Mar enfatiza la calidad de la agilidad. Surgiendo de la postura de La Dama de Jade Arroja la Lanzadera en el lado izquierdo, esta postura ejemplifica el breve comentario sobre la agilidad incluido en el Secreto de los Cinco Personajes:

> *Si el cuerpo es torpe, entonces al avanzar y retroceder no puede ser libre; por lo tanto, debe ser ágil... Cuando el lado izquierdo es pesado, se vacía y el lado derecho ya está contrarrestando ... El qi es como una rueda, y todo el cuerpo debe coordinarse mutuamente. Si hay algún lugar descoordinado, el cuerpo se vuelve desordenado y débil. El defecto se encuentra en la cintura y las piernas.* [98]

---

[98] *Ibid, page 74*

Capítulo Treinta

Abanicar por la Espalda

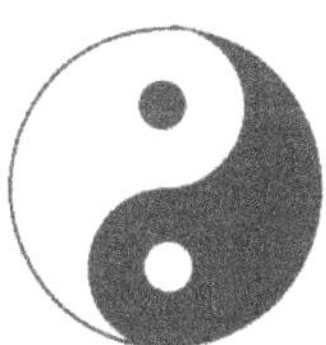

La postura de Abanicar por la Espalda (Shǎn Tōng Bì) sigue la postura de Buscar la Aguja en el Fondo del Mar. Esta es otra postura expansiva y emplea una postura de arquero izquierdo largo y estrecho. La forma de los dos brazos y las manos transmiten un gran abanico chino que se sostiene para proteger el cuerpo y la cabeza. Esta postura parece similar a la postura de La Dama de Jade Arroja la Lanzadera, izquierda. Sin embargo, hay diferencias entre las dos posturas, tanto en la direccionalidad como en la colocación de los brazos y las manos.

En particular, la postura de Abanicar por la Espalda a través de la espalda es una postura más larga que la postura de La Dama de Jade Arroja la Lanzadera, Izquierda. Esto se debe a que la postura de Fan a través de la espalda pasará de mirar hacia el este a la postura de Girar el Cuerpo, Desviar, Parar y Golpear, que mira hacia el oeste. Este giro de ciento ochenta grados se ve facilitado por la postura más larga y estrecha del arquero izquierdo de Abanicar por la Espalda.

Debido a que la postura de Abanicar por la Espalda es más lineal que la postura de La Dama de Jade Arroja la Lanzadera, Izquierda, la colocación del brazo superior derecho en la postura de Abanicar por la Espalda es más lateral que la posición de la parte superior del brazo derecho en La Dama de Jade Arroja la Lanzadera, Izquierda. Además de la postura del arquero izquierdo más estrecho, esto también contribuye a la configuración lineal general de la postura de Abanicar por la Espalda.

Realizar la Postura de Abanicar por la Espalda

A partir de la finalización de la postura de Buscar la Aguja en el Fondo del Mar, en la que el torso está inclinado hacia adelante, tendrá que enderezarse para volver a una postura erguida. Para lograr esto, usted debe abrir su *kua* derecha mientras emplea los músculos de su muslo derecho, glúteos y abdomen para elevar su torso hacia arriba.

A medida que endereza su torso, mantendrá su antebrazo derecho extendido y llevará su brazo izquierdo hacia arriba para colocar su mano izquierda debajo de su antebrazo derecho. Su mano izquierda en realidad no toca su antebrazo derecho, pero sirve para apoyarlo energéticamente. Consulte la figura 30-1.

Mientras está enderezando su torso, también dibujará la pierna izquierda hacia dentro con los dedos del pie izquierdo tocando hacia abajo. Esto le posicionará en una posición vacía. Con el torso en posición vertical, el brazo derecho extendido hacia delante apoyado por la mano izquierda y el pie izquierdo retirado para establecer la posición vacía derecha, usted parecerá estar erguido con el brazo derecho extendido horizontalmente, como se muestra en la figura 30-1.

Desde esta posición de equilibrio central, saldrá con el talón del pie izquierdo en preparación para establecer la postura del arquero izquierdo. Su paso debe ser un poco más largo y un poco más estrecho que el paso tomado para formar la postura del arquero izquierdo en La Dama de Jade Arroja la Lanzadera, Izquierda. Durante la acción de avanzar con el pie izquierdo, usted mantendrá sus dos brazos en sus posiciones extendidas, como se muestra en la figura 30-2.

Mientras coloca el pie izquierdo en el suelo y desplaza el peso hacia la pierna izquierda para formar la postura del arquero izquierdo, extenderá el brazo izquierdo hacia delante con la palma hacia afuera. Al mismo tiempo, usted dibujará su brazo derecho y mano hacia atrás hasta que la palma de su mano derecha esté por encima y al lado derecho de su cabeza. Consulte la figura 30-3, que muestra la postura del Abanicar por la Espalda.

En la postura de Abanicar por la Espalda, mostrada en la figura 30-3, el brazo izquierdo es el brazo substancial y puede ser utilizado para empujar a un oponente hacia atrás o para emitir *fa jin* en el oponente en la forma de un golpe de mano a su cara o pecho. El brazo derecho, que se considera insustancial en esta postura, se utiliza para interceptar y desviar el golpe de un oponente. El brazo y la mano izquierda tienen un aspecto *yang* u ofensivo. En contraste, el brazo y la mano derecha, que se emplean en la neutralización y la defensa, se consideran *yin*.

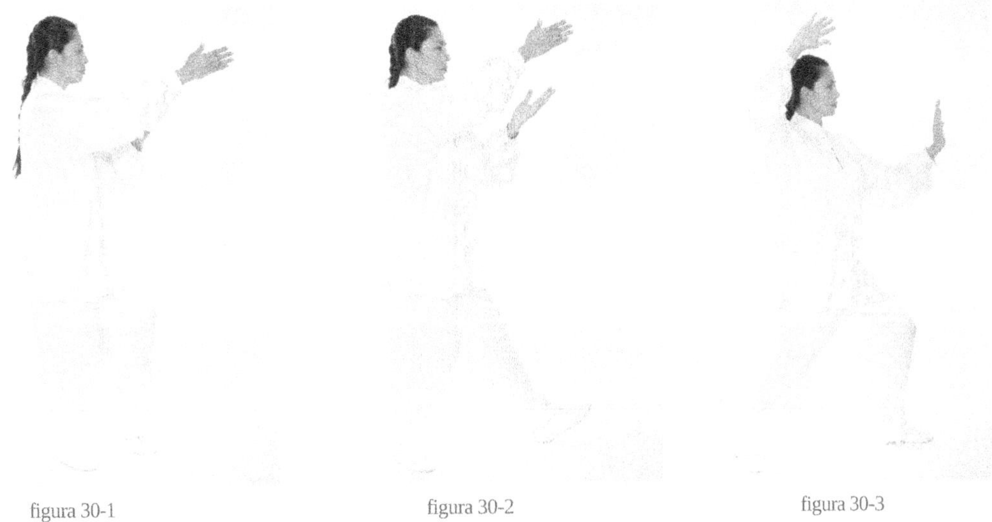

figura 30-1   figura 30-2   figura 30-3

Dirección

La postura de Abanicar por la Espalda se ejecuta hacia el este. Esta es la postura final que mira hacia el este, y la forma volverá a la dirección oeste con la siguiente postura de Girar el Cuerpo, Desviar, Parar y Golpear.

Respiración

La respiración para la postura de Abanicar por la Espalda se correlaciona con las dos etapas de recolección y emisión. A medida que se mantiene erguido y retira la pierna izquierda después de completar la postura de Buscar la Aguja en el Fondo del Mar, inhalará. Esta es la etapa de recolección en preparación para ejecutar la postura de Abanicar por la Espalda. Continúe inhalando mientras da un paso adelante con el talón izquierdo.

A medida que se estira el pie izquierdo y se desplaza hacia la pierna izquierda, comenzará a exhalar. Continúe exhalando mientras se asienta en la postura del arquero izquierdo y extienda el brazo y la palma izquierda mientras retira el brazo y la mano derecha. Esta es la etapa de emisión.

Circulación del *Qi*

Al igual que con cualquier postura, la circulación *qi* en la postura de Abanicar por la Espalda corresponde a la respiración y a los roles de sustancial e insustancial en los brazos y piernas. Al levantarse de la postura de Buscar la Aguja en el Fondo del Mar, como se muestra en la figura 30-1, reunirá su *qi* en su *dantien* inferior. Cuando salga a la postura terminada de Abanicar por la Espalda ilustrada en la figura 30-3, usted emitirá un flujo de *yang qi* en su brazo izquierdo que terminará en el punto de *laogong* de la palma delantera de su mano izquierda. Este *yang qi* será equilibrado por un flujo de *yin qi* en su brazo superior, Derecha y mano que terminará a lo largo del borde exterior de su antebrazo y mano derecha.

Su pierna izquierda, que es sustancial, recibirá el flujo más fuerte de *yang qi* que terminará en el punto *yongquan* de su pie izquierdo. Su pierna derecha, que es la pierna insustancial en esta postura, recibirá un flujo de contrapeso de *yin qi* que terminará en el talón de su pie derecho.

Puntos Importantes

La característica más significativa de la postura de Abanicar por la Espalda es la linealidad de la postura. Esta postura definitivamente está destinada a transmitir la sensación de dar un paso adelante para enfrentar el ataque de un oponente. Dar un paso adelante para enfrentar un ataque es una característica central del Tai Chi. Aunque el arte marcial del Tai Chi se basa en la neutralización y la suavidad, no es un arte tímido. El concepto de neutralización se combina con el principio de avanzar para enfrentar el ataque.

En las Exposiciones de Ideas sobre la Práctica de las Trece Posturas, Wu Yuxiang escribió:

> *Se dice: "Si otros no se mueven,*
> *Yo no me muevo.*
> *Si otros se mueven ligeramente,*
> *Yo me muevo primero."*[99]

Estas cuatro líneas expresan sucintamente la estrategia que se emplea en Tai Chi para manejar a un oponente en una situación marcial. En Tai Chi, nunca atacamos primero. "Si otros no se mueven, yo no me muevo." Sin embargo, en la primera indicación de que un oponente está sobre el ataque, ya hemos anticipado el ataque. Intervenimos rápidamente para neutralizar el ataque del oponente antes de que tenga la oportunidad de implementar toda la fuerza de su ataque. Los Clásicos del Tai Chi afirman que, "El oponente se va primero, pero yo llego primero."

La postura de Abanicar por la Espalda ilustra esta estrategia. A medida que avanza con el pie izquierdo, también sube el brazo derecho para interceptar y neutralizar el golpe entrante de su oponente. Al conectar con el brazo de su oponente temprano, eres capaz de desviarlo antes de que gane velocidad e impulso. Sólo después de haber neutralizado el ataque de su oponente usted podrá emitir su propio contraataque con la palma de su mano izquierda.

En la postura de Abanicar por la Espalda, los dos brazos y manos trabajan juntos para defender y atacar. Su mano derecha se adhiere al puño izquierdo del oponente y su brazo derecho tira del puño del oponente hacia arriba y lejos de su cabeza. La mano izquierda empuja el pecho o la cara del oponente y emite *jin*. De esta manera, usted combina las fuerzas de tirar y empujar, del *yin* y del *yang*. El *Taijiquan Jing* incluye las siguientes instrucciones sobre la aplicación de tirar y empujar:

> *Al alterar la fuerza*
> *de tirar y empujar,*

---

[99] *Lo/Inn/Amacker/Foe, The Essence of T'ai Chi Ch'uan – The Literary Tradition, page 57*

la raíz (del oponente) se corta
y el objeto (el oponente) se derriba rápidamente
sin lugar a dudas. [100]

La combinación de tirar en una dirección y empujar en la dirección opuesta crea dos vectores de energía opuestos. Estas dos líneas de fuerza opuestas son características de la energía intrínseca de *lieh*, o Separar, que es una de las ocho energías intrínsecas básicas a las que se hace referencia en el *Taijiquan Jing*:

Peng (Protegerse), Lu (Retroceder),
Ji (Presionar), An (Empujar),
Tsai (Deribar), Lieh (Separar),
Jou (Elblow Stroke), Kao (Golpe de Hombro),
son los Ocho Trigramas.

Paso hacia adelante (Avance), paso atrás (Retirada),
Mirar a la izquierda, Mirar a la derecha,
y Equilibrio central
son los Cinco Elementos.

Juntos estos comprenden las Trece Posturas. [101]

---

[100] *Ibid, page 22*
[101] Ibid, page 27

Capítulo Treinta y Uno

Girar el Cuerpo, Desviar, Parar y Golpear

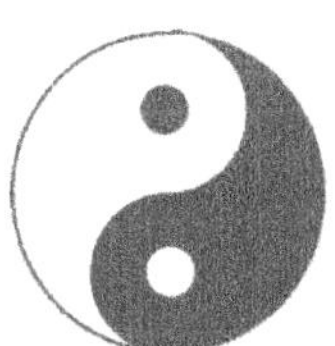

Al igual que con la postura nombrada de Agarrar la Cola del Gorrión, la postura llamada Girar el Cuerpo, Desviar, Parar y Golpear (*Zhuǎnshēn Bānlánchuí*) es en realidad una secuencia de movimientos individuales: girar el cuerpo ciento ochenta grados, desviar el golpe de la mano izquierda de un oponente, parar el golpe de la mano derecha de un oponente y golpear al oponente en su sección media. Cada uno de estos movimientos tiene un propósito y una aplicación marcial diferentes, sin embargo, todos están conectados secuencialmente, y un movimiento fluye lógicamente hacia el siguiente.

Como se indicó en el capítulo anterior, al ejecutar la secuencia de Girar el Cuerpo, Desviar, Parar y Golpear, cambiará el rumbo de la dirección de este a oeste. Esto se logra en el primer movimiento de la secuencia, Girar el Cuerpo, que debería llamarse más literalmente " Girar el cuerpo ciento ochenta grados." La aplicación subyacente de este movimiento es abordar un ataque desde la retaguardia. Después de haber enviado a un oponente a su frente con la postura de Buscar la Aguja en el Fondo del Mar, debe girar rápidamente su cuerpo ciento ochenta grados para abordar un ataque de un nuevo oponente que se ha acercado a usted por detrás.

En la primera mitad de la Forma Simplificada 24, hasta la postura de Acariciar la Crin del Caballo, las posturas están destinadas a dirigirse a un solo oponente que ataca desde la dirección frontal, que puede ser desde el oeste o el este, dependiendo de la dirección a la que usted se encuentre. Sin embargo, comenzando con la postura de Patear con el Talón Derecho, las aplicaciones marciales de la forma se basan en la presencia de múltiples atacantes que pueden estar atacando desde cualquiera de las ocho direcciones diferentes (los cuatro lados y las cuatro esquinas). Las *Exposiciones de Ideas sobre la Práctica de las Trece Posturas* establecen:

> *El cuerpo erguido*
> *debe ser estable y cómodo*
> *para poder soportar (es decir, soportar ataques de)*
> *las ocho direcciones.*[102]

Es importante entender el propósito marcial que subyace a la coreografía de la Forma Simplificada 24. Esto le ayudará a recordar las direcciones de sus pasos, así como dónde girar el cuerpo al realizar las posturas individuales. También es mentalmente atractivo imaginar defenderse de múltiples oponentes, primero neutralizar sus ataques y luego responder con sus propios golpes, patadas, puñetazos, y empujones.

Las siguientes cuatro secciones abordarán cada uno de los movimientos individuales contenidos dentro de la secuencia de Girar el Cuerpo, Desviar, Parar y Golpear. Usted mirará cómo los movimientos de cada postura separada se conectan entre sí para crear un flujo de movimiento único e integrado que culmina en el golpe final.

Girar el Cuerpo Ciento Ochenta Grados

Después de terminar la postura de Abanicar por la Espalda, que mira hacia el este, tendrá que girar su cuerpo ciento ochenta grados a la derecha, pasando a través de la dirección del sur para terminar mirando hacia el oeste. Anteriormente en la forma, usted hizo una vuelta similar de ciento ochenta grados de la dirección del oeste a la dirección del este. Ese giro de ciento ochenta grados ocurrió durante la transición de Agarrar la Cola del Gorrión, a la izquierda a Agarrar la Cola del Gorrión, a la derecha. La acción de girar el cuerpo ciento ochenta grados de este a oeste en el presente caso es similar al giro del cuerpo de ciento ochenta grados de oeste a este en la transición de la secuencia izquierda de Agarrar la Cola del Gorrión a la secuencia a la derecha de Agarrar la Cola del Gorrión.

Desde la conclusión de la postura de Abanicar por la Espalda, que incorpora la postura de un arquero izquierdo, siéntese de nuevo en su pierna derecha doblando su *kua* derecho. Gire la cintura hacia la derecha para empezar a girar el cuerpo hacia la derecha. A medida que gire la cintura y gire el torso hacia la derecha, deberá girar sobre el talón del pie izquierdo para llevar los dedos de los pies hacia el sur. Usando el impulso angular del cuerpo, comience a girar su brazo derecho hacia afuera y hacia abajo mientras usted dibuja su brazo izquierdo hacia adentro y hacia arriba. Consulte la figura 31-1.

Desde esta posición, usted abrirá su *kua* derecho, pliega su *kua* izquierdo, y se sentará de nuevo en su pierna izquierda. Con su peso ahora apoyado por su pierna izquierda, usted continuará girando su cuerpo

---

[102] *Lo/Inn/Amacker/Foe, The Essence of T'ai Chi Ch'uan – The Literary Tradition, page 55*

a la derecha. Para habilitar esta rotación adicional, usted necesitará girar sobre la bola de su pie derecho. A medida que continúe girando su cuerpo hacia la derecha, comenzará a bajar su brazo derecho mientras mantiene su brazo izquierdo en su posición curva hacia arriba. Consulte la figura 31-2.

Continúe girando su cintura, girando sobre la bola de su pie derecho y girando su torso en el sentido de las agujas del reloj hasta que esté mirando hacia el oeste. A medida que complete el giro de su cuerpo, forme su mano derecha en un puño del Tai Chi y gire su brazo derecho hacia abajo y hacia adentro hasta que su puño se acueste contra su caja torácica inferior izquierda con los dedos enrollados en el puño tocando su torso. Su brazo derecho permanecerá curvado hacia arriba hacia su derecha en una posición de protección para proteger su cabeza. Consulte la figura 31-3.

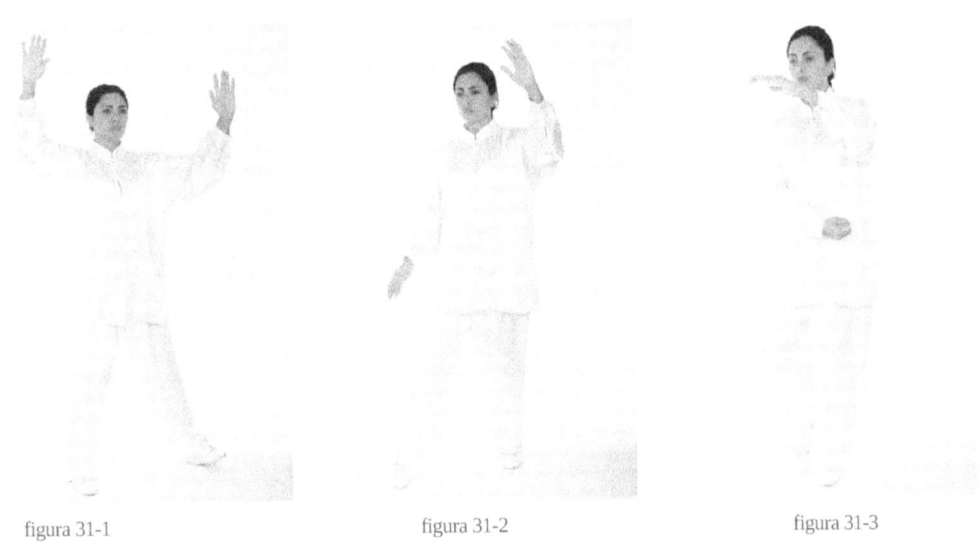

figura 31-1   figura 31-2   figura 31-3

Desviar hacia Abajo con el Puño Derecho

Al haber girado su cuerpo ciento ochenta grados hacia el oeste, entrará en la postura de flexionar, lo que implica doblar el brazo y el puño derecho hacia arriba y luego hacia abajo para desviar el intento de un oponente imaginario

de golpearte en la cara con su puño izquierdo. Por esta razón, el segmento de desviación de la secuencia Girar el Cuerpo, Desviar, Parar y Golpear se denomina a menudo como desviar hacia abajo.

Desde la postura centrada del cuerpo que se muestra en la figura 31-3, salga diagonalmente con el talón derecho para que los dedos de su pie derecho apunten hacia el noreste. Comience a girar su cintura en el sentido de las agujas del reloj para girar su torso hacia la derecha. Al mismo tiempo, usted hará dos arcos con sus brazos y manos. El brazo derecho y el puño se curvarán hacia arriba y hacia la derecha, mientras que el brazo izquierdo y la mano se arrastrarán hacia abajo en el lado izquierdo del torso. Consulte la figura 31-4.

A medida que su puño derecho se curva hacia arriba, trate de pasar hacia arriba a lo largo de su caja torácica izquierda e incluso debajo de su axila izquierda a medida que su mano izquierda viaja hacia abajo. Los arcos de su puño derecho y la palma de su mano izquierda deben encontrarse entre sí a la mitad de las trayectorias respectivas. La coordinación de su puño derecho y su palma izquierda es un aspecto importante de este movimiento.

Continúe girando su cintura y gire su torso en el sentido de las agujas del reloj. Use el momento angular generado por la rotación de su cintura y el giro de su torso para balancear su puño derecho hacia abajo y hacia su derecha mientras balancea su mano izquierda abierta hacia arriba y hacia adelante como se muestra en la figura 32-5. Desde su posición inicial en el lado izquierdo de su cuerpo hasta la posición final en el lado derecho de su cuerpo, su puño derecho viajará a través de un arco de casi trescientos grados. En el proceso, habrá interceptado y desviado hacia abajo el golpe imaginario izquierdo lanzado por su oponente invisible.

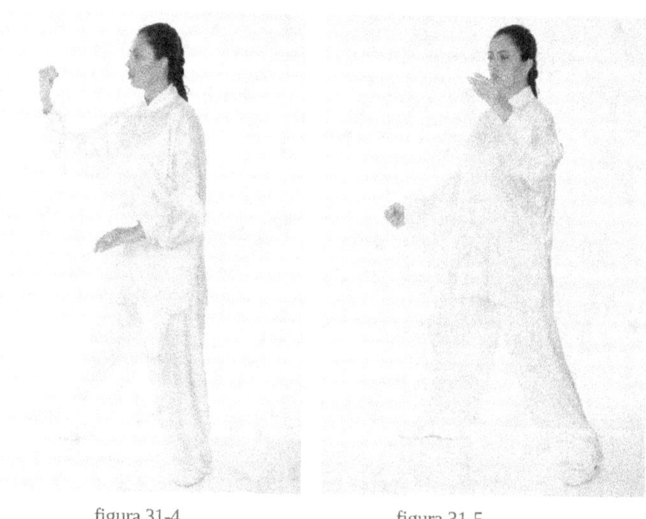

figura 31-4   figura 31-5

Parar con la Mano Izquierda

Como se explica al principio de este capítulo, la secuencia de Girar el Cuerpo, Desviar, Parar y Golpear está diseñada como una respuesta a dos golpes entregados rápidamente. La deflexión hacia abajo ejecutada por el puño derecho, descrita en la sección anterior, neutraliza el golpe izquierdo del oponente. La mano izquierda sigue el puño derecho y se emplea para parar el golpe derecho del oponente. Los dos movimientos de Desviar y Parar son difíciles de separar fotográficamente, ya que la acción de parar con la mano izquierda sigue muy de cerca la acción de desviar hacia abajo.

Desde el giro del torso y el círculo de los brazos representados en la figura 31-5, continuará girando su puño derecho hacia abajo hasta que descanse en su cadera derecha con los nudillos hacia abajo y el pulgar hacia arriba. Su mano izquierda caerá tanto abajo como hacia adelante hasta que se extienda hacia adelante de su cuerpo con la mano algo erguida y la palma de su mano mirando hacia adentro hacia la derecha. Para ayudar en la acción de parar de su brazo y mano izquierda, dará un paso adelante con su pie izquierdo y girará su torso ligeramente hacia la derecha. Esto dará como resultado la postura de un arquero izquierdo, que se puede ver en la figura 31-6 y 31-7 de abajo, que presentan puntos de vista izquierdo y derecho de esta postura.

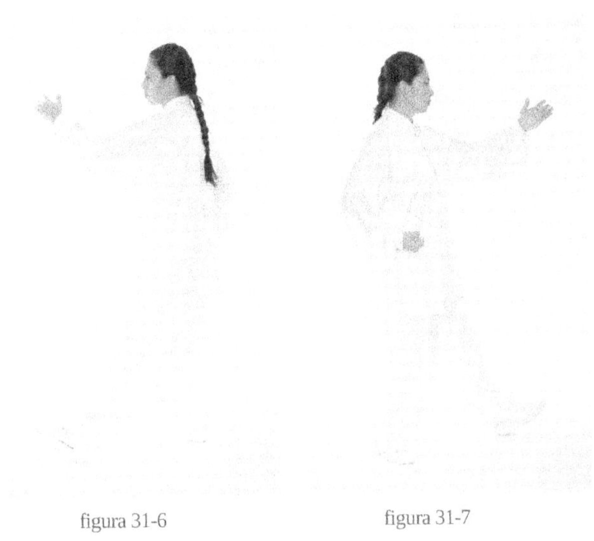

figura 31-6   figura 31-7

Golpe con el Puño Derecho

Desde la posición de Parar, que se muestra en las figuras 31-6 y 31-7 anteriores, ejecutará un golpe final. Para ejecutar el puñetazo correctamente, comience a mover su peso hacia adelante en su pierna delantera e izquierda. A medida que transfiera su peso, comience a girar su cintura en sentido contrario a las agujas del reloj hacia la izquierda. Utilice el impulso hacia adelante del cambio de peso combinado con el impulso angular del giro de la cintura para impulsar su puño derecho hacia arriba y hacia adelante. A medida que su puño se desplaza hacia adelante, tendrá que girar su muñeca derecha noventa grados en sentido contrario a las agujas del reloj. Esto agregará un componente de espiral a la entrega del puñetazo.

Para completar el puñetazo, continúe cambiando su peso a su pierna delantera e izquierda hasta que tenga un sesenta por ciento de peso en esa pierna. Saque el talón derecho de la parte trasera mientras completa la rotación de la cintura. Utilice la fuerza de su pierna trasera extendida junto con la rotación de su cintura para continuar enviando su puño derecho hacia adelante a su posición final, como se muestra a continuación en las figuras 31-8 y 31-9.

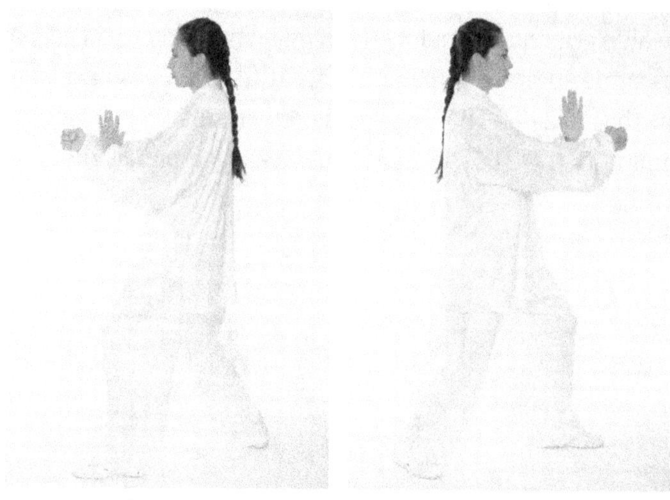

figura 31-8   figura 31-9

Observe la colocación de la mano izquierda en relación con el puño derecho en las fotografías presentadas en las figuras 31-8 y 31-9. La mano izquierda utiliza una palma abierta para proteger el antebrazo derecho. El puño golpea hacia fuera y hacia el lado derecho de la palma izquierda que protege. Si es necesario, la palma izquierda se puede colocar contra el antebrazo derecho y los dos brazos.

Dirección

Como se explica al principio de este capítulo, la secuencia de movimientos en Girar el Cuerpo, Desviar, Parar y Golpear comienza mirando hacia el este, pero termina mirando hacia el oeste. Esto requiere un giro de ciento ochenta grados en el sentido de las agujas del reloj, que se ejecuta durante la parte del cuerpo de giro de la secuencia.

Respiración

La respiración para la secuencia de Girar el Cuerpo, Desviar, Parar y Golpear sigue el flujo de los movimientos. A medida que gire el cuerpo y reúna el puño derecho para prepararse para el movimiento de Desviar, inhalará. Véanse las figuras 31-1 a 31-3. A medida que ejecutes los movimientos de Desviar y Parar, exhalarás. Véanse las figuras 31-4 a 31-7.

Haga una pausa en la posición que se muestra en las figuras 31-6 y 31-7 para inhalar. Luego exhale mientras ejecuta el golpe como se muestra en las figuras 31-8 y 31-9. Recordemos que la emisión se acompaña de una exhalación. Si tuvieras que dar el golpe con *fa jin*, entonces la exhalación sería mucho más repentina y explosiva, y podría lograrse con la vocalización, "¡Ja!"

Circulación del *Qi*

La circulación del *qi* para los movimientos en la secuencia de Girar el Cuerpo, Desviar, Parar y Golpear siguen la aplicación marcial de cada movimiento. Recuerde que, al final de la postura de Abanicar por la Espalda, hubo un flujo de *yang qi* en su palma izquierda y un flujo de *yin qi* en el borde exterior de su mano derecha. En el movimiento de Girar el Cuerpo, usted quiere retirar el *qi* de sus dos manos y devolverlo a su *dantien* inferior.

A medida que se acomoda en la postura que se muestra en la figura 31-3 al final del movimiento de Girar el Cuerpo, comience a emitir *yang qi* por su brazo derecho y en la parte posterior de su puño derecho. Al mismo tiempo, envíe un flujo de *yin qi* por el interior de su brazo izquierdo para terminar en el punto *laogong* en su palma izquierda. A medida que se desvíe hacia abajo con el puño derecho (figuras 31-4 y 31-5) y parar con la palma izquierda (figuras 31-6 y 31-7), usted continuará emitiendo *yang* y *yin qi*, respectivamente, en sus dos brazos y manos.

A medida que ejecutas el golpe, tendrás que volver a canalizar el *yang qi* para que fluya hacia los nudillos de su puño derecho. Si el golpe fuera ejecutado con poder repentino, este *yang qi* sería complementado con *fa jin*. Su guardia, la palma izquierda continuará recibiendo *yin qi*.

Los flujos del *qi* en las piernas son los mismos que para la postura de cualquier arquero. A la conclusión del golpe, usted querrá que su pierna izquierda sustancial reciba *yang qi*, y su pierna derecha reciba *yin qi*. Asegúrese de enviar el *yin qi* hacia abajo en el talón de su pierna derecha para contrarrestar el *yang qi* fuerte que va a emitir en su puño derecho.

Esta es otra postura en la que las energías del *yin* y el *yang* están equilibradas en ambos lados del cuerpo. Usted tendrá *yang qi* en su puño derecho y *yin qi* en su palma izquierda. Usted tendrá *yang qi* en su pierna izquierda y *yin qi* en su pierna derecha. El *yang qi* en su puño derecho será contrarrestado con *yin qi* en su pierna derecha, y el *yang qi* en su pierna izquierda será compensado por el *yin qi* en su palma izquierda.

Puntos Importantes

Hay una serie de puntos importantes a considerar al realizar la secuencia de Girar el Cuerpo, Desviar, Parar y Golpear. Comencemos con el movimiento de girar el cuerpo ciento ochenta grados de este a oeste. La clave para hacer este gran giro es dividirlo en dos giros más pequeños de noventa grados. En el primer giro de noventa grados, deberá sentarse en la parte trasera, la pierna derecha y plegar el *kua* derecho. Cuanto más pueda sentarse en su pierna derecha y más profundo pueda plegar su *kua* derecha, más fácil será completar la primera mitad de la rotación. Además, cuanto más pueda girar con los dedos del pie izquierdo mientras gira sobre el talón izquierdo en la primera mitad de la rotación, más fácil será completar la segunda mitad de la rotación.

Para completar la segunda mitad del giro de ciento ochenta grados, usted se sentará en su pierna izquierda, que ahora será su pierna trasera, y plegará su *kua* izquierdo. Una vez más, cuanto más usted pueda sentarte en su pierna izquierda y cuanto más profundo arrugue su *kua* izquierdo, más fácil será para usted completar esta parte del movimiento de Girar el Cuerpo. Además, tanto en la primera como en la segunda mitad de la rotación de ciento ochenta grados, desea mantener su torso erguido y su cabeza nivelada. En particular, usted no quiere que su cabeza se balancee hacia arriba y hacia abajo. El secreto a mantener una cabeza nivelada al girar se encuentra en el pliegue alternativo y la apertura de sus dos *kua*.

Como se ha explicado anteriormente, el movimiento de desviación se utiliza para interceptar el golpe izquierdo de un oponente con la parte posterior del puño derecho y para desviarlo hacia abajo. De hecho, en la práctica real es mejor conectar con el puño izquierdo del oponente con la parte posterior de la muñeca derecha en lugar de conectar puño a puño. Si conecta su puño derecho al puño izquierdo de su oponente, entonces encontrarás dureza con dureza. Si utilizas la parte posterior de la muñeca derecha para conectarte a su puño izquierdo, utilizarás una parte suave del cuerpo para adherirse a una parte dura del cuerpo de su oponente. De esta manera usted estará usando suavidad para superar la dureza, que está de acuerdo con los principios delineados en los Clásicos del Tai Chi.

El concepto de desviar es a menudo malinterpretado por los practicantes del Tai Chi. Cuando se desvía con la parte posterior de la muñeca derecha, no es la muñeca ni siquiera el brazo lo que hace que el puño del oponente se desvíe. Si usted utilizara su muñeca o su brazo entero para intentar mover con fuerza su puño fuera del camino, eso estaría recurriendo al uso de la fuerza contra la fuerza. En su lugar, la parte posterior de la muñeca derecha sólo se utiliza para adherir (*nien*) al puño izquierdo de su oponente. A continuación, empleará el giro de la cintura y el cambio de peso para proporcionar el impulso que llevará el puño izquierdo de su oponente lejos de su cabeza y hacerlo inofensivo.

El punto de contacto real entre su muñeca derecha y el puño izquierdo del oponente es muy ligero: no se deben aplicar más de cuatro onzas de presión en el punto de contacto. Usando el impulso del cuerpo para desviar el ataque del oponente aplica la sabiduría revelada en el *Taijiquan Lun*:

> *Deje que otros ataquen con gran fuerza;*
> *Utilice cuatro onzas para desviar mil libras.* [103]

La acción de Parar, que se ejecuta con la mano izquierda, realiza una función similar a la acción de desviar. En el caso de Parar, utiliza la palma abierta izquierda para interceptar y cepillar el puño derecho de un oponente, que se dirige hacia el torso. Una vez más, conectarás la palma izquierda al puño derecho de su oponente con un ligero toque que no supere las cuatro onzas de presión. Luego usas el impulso de su paso hacia delante y el giro de la cintura para cepillar suavemente su puño derecho hacia su propio lado derecho, haciendo que su golpe pierda su objetivo previsto y llevándolo a la nada.

Al realizar los movimientos de Desviar y Parar en la forma Simplificada 24, es importante mantener una sensación de ligereza en los brazos y especialmente en las manos. Debes confiar en el impulso hacia delante del paso y el impulso angular del giro del torso para mover los dos brazos a través de sus respectivos arcos

---

[103] *Ibid, page 69*

mientras ejecutas primero la parte de Desviar y luego sigues con la parte de Parar. Mantenga el principio de usar cuatro onzas para desviar mil libras más arriba en su mente mientras usted completa estos dos movimientos.

Una vez neutralizado el ataque de doble cara de su oponente y hecho inofensivos a sus dos puños, puedes contraatacar golpeando hacia adelante con su propio puño derecho. Es importante entender que los golpes en Tai Chi no son lo mismo que los golpes en otras artes marciales, como el boxeo o el kung fu. El poder de los golpes Tai Chi se deriva de las piernas y la cintura, de acuerdo con los principios descritos en el *Taijiquan Jing*:

> *El movimiento debe estar enraizado en los pies,*
> *liberado a través de las piernas,*
> *controlado por la cintura,*
> *y manifestado en los dedos.* [104]

Al ejecutar el golpe en la forma individual del Tai Chi, sus movimientos son lentos y deliberados. Sus brazos y especialmente sus hombros deben estar relajados. Los dedos se doblan suavemente con el pulgar curvado por la parte exterior de los dos primeros dedos. No hay dureza en ninguna parte del cuerpo. Sin embargo, si usted entregara un golpe a un atacante en una situación real de la autodefensa, su puño necesitaría aferrarse firmemente en el momento del contacto para entregar el *jin*, o el poder interno, que le causaría lesiones.

El siguiente cita tomado del Secreto de los Cinco Personajes desarrolla la cita anterior del *Taijiquan Jing* explique:

> *El jin de todo el cuerpo a través de la práctica se convierte en una unidad. Distinguir claramente entre sustancial e insustancial. Para fa jin (descarga) es necesario tener raíz. El jin comienza desde el pie, es comandado por la cintura, y se manifiesta en los dedos, y se descarga a través de la columna vertebral y la espalda.* [105]

Para que sus golpes tengan poder interno, o *jin*, debes entrenar lentamente practicando el movimiento de Punch en la Forma Simplificada 24. Preste atención al cambio de su peso, el giro de su cintura y la dirección de su *qi* para que fluya por su brazo y hacia su puño de algodón.

No solo el puñetazo es más suave en Tai Chi Chuan que en otras artes marciales, sino que la distancia que recorre también es más corta.

La perforación de la Forma Simplificada 24 sólo se desplaza hacia delante a lo largo del antebrazo derecho. El codo derecho permanece doblado y el brazo derecho no se extiende hacia delante, como en un boxeo

---

[104] *Ibid, page 21*
[105] *Ibid, page 76*

tradicional. La razón de esto es porque el golpe del Tai Chi depende de la energía interna más que de la energía cinética suministrada por los músculos del brazo y el hombro en el golpe de un boxeador.

Al realizar el movimiento de Punch en la Forma Simplificada 24, se debe tener cuidado de no permitir que el brazo derecho se extienda. Su puño derecho no debe extenderse más allá de los dedos de su pie izquierdo. Si extiende demasiado su golpe, comenzará a involucrar los músculos de su hombro derecho, lo que restringirá el flujo del *qi* hacia su brazo derecho. La tensión en los hombros es una clara señal de que el practicante no ha aprendido a relajarse al realizar la práctica correcta del Tai Chi.

Si descubre que sus hombros están tensos, investigue lo que está haciendo con sus brazos. ¿Sus codos están sostenidos hacia afuera? ¿Sus manos están demasiado extendidas hacia adelante? Sólo cuando usted es capaz de relajarse completamente en cada aspecto de su cuerpo será capaz de realizar las posturas de la Forma Simplificada 24 correctamente. Este consejo general es particularmente pertinente en el movimiento de Punch que ocurre al final de la secuencia de Girar el Cuerpo, Desviar, Parar y Golpear.

Capítulo Treinta y Dos

Cierre Aparente y Empujar

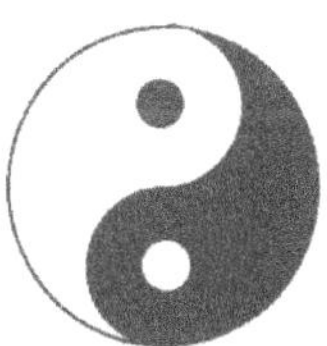

La postura de Cierre Aparente y Empujar (*Rúfēng Shìbì*) sigue el movimiento de Punch en la secuencia de Girar el Cuerpo, Desviar, Parar y Golpear. El nombre de esta postura no se refiere a la acción de cerrar la Forma Simplificada 24, que ocurre dos posturas más tarde. El significado ampliado de *rúfēng shìbì* es, "sellar seis caminos de ataque y cerrar cuatro lados de defensa." La aplicación marcial inicial para este movimiento era sellar o impedir que el oponente empleara sus puños, codos y hombros (es decir, las seis vías de ataque) y cerrar su escape a cualquiera de las cuatro direcciones (norte, este, sur y oeste).

Con el tiempo y a través de varios cambios y contracciones en la traducción, esta postura se conoció alternativamente como sellar como si se cerrara, o aparentemente sellando y aparentemente cerrando, y luego aparentemente cerrando, hasta que se llamó simplemente Cierre Aparente. Con cada modificación y/o contracción, más del significado original del nombre para esta postura se perdió, de tal manera que la traducción actual de *rúfing shìbì* es esencialmente nula de significado. Por esta razón, muchos practicantes del Tai Chi estilo Yang emplean un nombre diferente en conjunto para esta postura: Retirarse y Empujar (Retirar y Empujar). En este capítulo, se utilizará el nombre Retirar y Empujar, ya que este nombre es mucho más descriptivo de los dos movimientos que conforman esta postura. Esto es esencialmente lo mismo que Retirar y Empujar que ocurre en la secuencia postural de Agarrar la Cola del Gorrión.

Al referirnos a la postura de Retirar y Empujar como Retirar y Empujar, podemos investigar las dos fases de la postura por separado. La fase de Retirar es una fase de recolección en la que los dos brazos se retiran de sus respectivas posiciones al final del Punch. Cuando usted retira sus brazos, sus dos palmas de las manos estarán hacia adentro hacia su pecho. En la fase de Empujar, sus brazos se extienden hacia adelante con sus dos palmas hacia afuera y se les emite energía intrínseca, o *jin*.

Estas dos fases se examinarán en las dos secciones siguientes. Al ejecutar los dos movimientos que constituyen la postura de Retirar y Empujar, sea consciente del hecho de que los dos movimientos juntos se combinan para crear la postura nombrada. No puede haber Retirar sin Empujar, así como no puede haber *yang* sin *yin* correspondiente. Los dos movimientos son como mecerse hacia atrás y rodar hacia adelante en una mecedora. Para rodar hacia adelante, primero debes balancearse hacia atrás.

Retirarse del Punch

A partir de la conclusión del movimiento de Punch, comenzará la retirada de sus dos brazos. Primero realizará un pequeño movimiento de barrido con las manos dejando caer la palma izquierda bajo el puño derecho, abriendo el puño derecho con la palma hacia arriba y luego pasando la parte posterior de la mano derecha a través de la palma hacia arriba de la mano izquierda. Las figuras 32-1 y 32-2 proporcionan fotos de cerca de las dos manos mientras ejecutan esta acción de barrido.

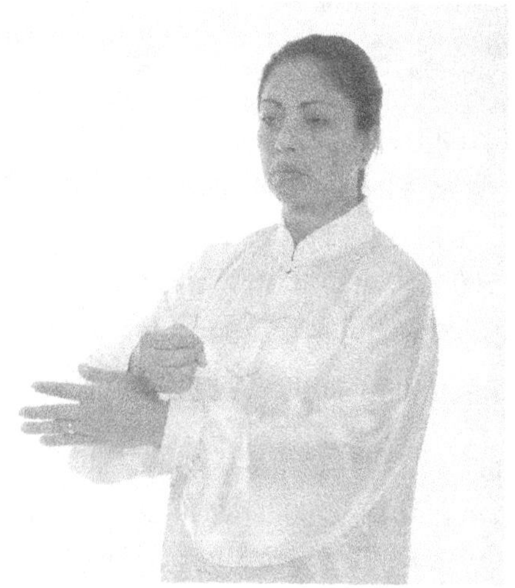

figura 32-1

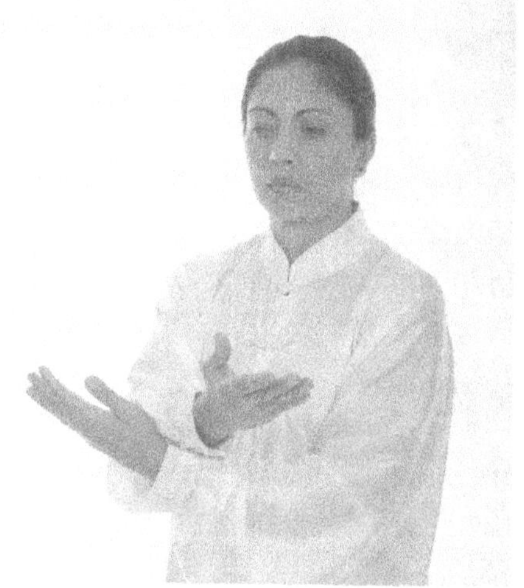

figura 32-2

La figura 32-3 muestra la posición en la que las manos han iniciado el movimiento de barrido como lavarse las manos. Después de haberse limpiado las manos, puede sentarse directamente en la parte trasera de la pierna derecha. Usted tendrá que plegar su *kua* derecho para sentarse completamente en su pierna derecha. Mientras se sienta de nuevo en su pierna derecha, deje caer los codos hacia el exterior de las costillas inferiores y dibuje los dos brazos hacia adentro con las palmas de las dos manos mirando hacia adelante. La acción de sentarse hacia atrás en la pierna trasera y derecha debe ir acompañada de un ligero levantamiento de los dedos de los pies y la bola del pie izquierdo hacia adelante, como se puede ver en la figura 32-4. Esto completa la fase de Retirar de la postura de Retirar y Empujar.

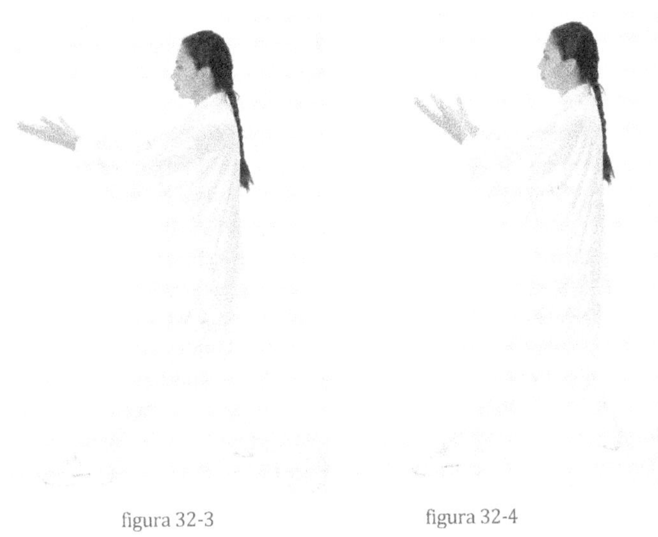

figura 32-3   figura 32-4

Ejecutar el Empujón

A partir de la finalización del movimiento de retiro que se muestra en la figura 32-4, volverá a colocar el pie delantero izquierdo en el suelo. Simultáneamente, usted soltará sus manos hacia abajo junto a sus costillas inferiores con las palmas hacia abajo. Véase la figura 32-5. Entonces usted comenzará a ejecutar el movimiento de Empujar. Para ello, iniciará el empujón moviendo su peso hacia atrás en su frente, la pierna izquierda. A medida que desplaza el peso hacia delante, comience a extender los dos brazos hacia delante siguiendo un trazado poco profundo y curvado hacia arriba.

Cuando llegue al punto en el que el sesenta por ciento de su peso se ha transferido a la pierna delantera, suba las manos flexionando las muñecas de modo que las dos palmas de las manos estén orientadas hacia delante, como se muestra en la figura 32-6. Tenga cuidado de no extender demasiado el movimiento hacia adelante de sus brazos, ni empujar la rodilla delantera más allá del empeine de su pie izquierdo. Si usted extiende en exceso sus brazos o su cuerpo, entonces su peso estará demasiado adelante y será fácil para un oponente tomar prestado su impulso hacia adelante. Si usted examina la fotografía en la figura 32-6 de cerca, verá que el centro de gravedad del practicante permanece posicionado entre sus dos pies.

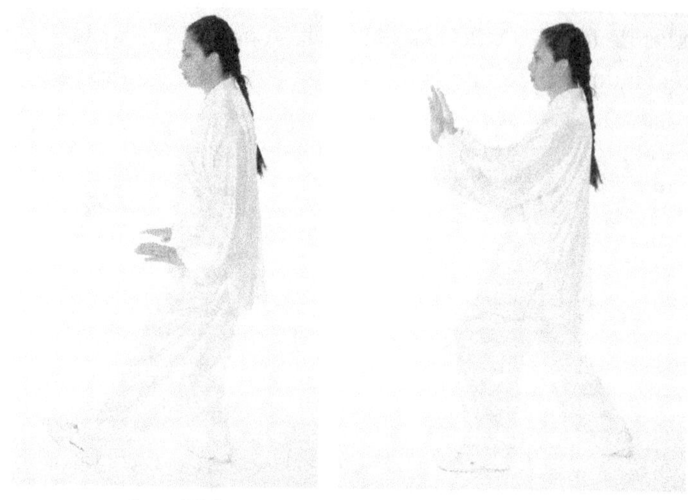

figura 32-5   figura 32-6

Dirección

La postura de Retirar y Empujar continúa desde el movimiento de Punch en la secuencia Girar el Cuerpo, Desviar, Parar y Golpear y mira hacia el oeste.

Respiración

La respiración en la postura de Retirar y Empujar corresponde a las dos acciones de retirarse hacia atrás y empujar hacia adelante, que constituyen la recolección y la emisión, respectivamente. Inhalará en la acción e Retirar (figura 32-3 y 32-4), y exhalará en la acción de Empujar (figuras 32-5 y 32-6).

Circulación del *Qi*

La circulación del *qi* en la postura de Retirar y Empujar también corresponde a las dos fases de retirada y empujón (recolección y emisión). A medida que realiza la limpieza de sus manos y retira sus dos palmas hacia adentro hacia su cuerpo, también retirará el *qi* hacia atrás de sus manos, hacia arriba de sus brazos y hacia abajo en su *dantien* inferior. Esta es la fase de recolección en la que se reúnen la energía que será emitida hacia afuera durante el empujón.

Usted puede convertir la postura de Retirar y Empujar en un ejercicio del Qigong si usted se imagina reuniendo *qi* en el cielo mientras usted retira sus dos palmas orientadas hacia arriba. Cuando gire las palmas de las manos hacia adentro y las presione hacia abajo, imagine lavar cualquier *qi* estancado que se haya acumulado durante el desempeño de la Forma Simplificada 24 hasta este punto.

A medida que gire sus palmas hacia afuera y comience a extender sus dos brazos hacia adelante, comience a enviar dos flujos iguales del *qi* fuera de sus brazos y hacia puntos *laogong* en sus dos palmas orientadas hacia adelante. Véase la figura 32-6. En este caso, no es necesario distinguir si una palma recibe *yang qi* y la otra palma recibe *yin qi*. Simplemente concentra su *yi*, o intención, en enviar dos flujos del *qi* equilibrados hacia sus palmas. Recuerda que usted estará exhalando mientras completa el empujón. Continuando con la noción de emplear la postura de Retirar y Empujar como un ejercicio del Qigong, use su imaginación y visualice exhalando su *qi* en sus dos palmas mientras extiende sus brazos hacia adelante.

Puntos Importantes

Al realizar la postura de Retirar y Empujar, la analogía anterior de una mecedora es instructiva. El movimiento de retirada almacena la energía potencial necesaria para impulsar el cuerpo y los brazos hacia delante en el movimiento de empujón. Recordemos el principio de los cinco arcos. Cuando usted está sentándose de nuevo en la pierna derecha trasera, está cargando la pierna derecha como si dibujara el arco de un arquero. Cuando usted cambia su peso hacia adelante y empuja con sus brazos, usted libera la energía potencial almacenada en su arco de la pierna trasera para emitir energía cinética, que se expresa a través de su cuerpo, sus brazos, y sus manos como poder interno.

Continuando con la analogía de la mecedora, es importante no balancearse demasiado atrás en la silla, de lo contrario usted puede caerse hacia atrás. Del mismo modo, al retirarse hacia atrás en la postura de Retirar y Empujar, tenga cuidado de no inclinarse hacia atrás. Usted debe mantener su equilibrio central a lo largo de la ejecución de la postura.

Es igualmente importante al rodar hacia adelante en la mecedora que usted no genere tanto impulso hacia adelante debido a que usted puede ser expulsado fuera de la silla. Aplicando esta misma precaución a la postura de Retirar y Empujar, no debe mover su peso demasiado hacia adelante al ejecutar el empujón. Tampoco usted debe extender sus brazos y manos más allá de los dedos de su pie delantero izquierdo. Su centro de gravedad debe permanecer entre sus pies delanteros y traseros mientras completa la etapa Empujar de la postura.

La postura de Retirar y Empujar tiene una aplicabilidad particular en el juego de dos personas de empujar las manos. Cuando usted se dedica a empujar las manos, uno de los objetivos del juego es empujar a su oponente fuera de sus pies, evitando ser empujado fuera de usted mismo. Este juego implica muchas habilidades claves que se desarrollan en la práctica de la forma del Tai Chi en solitario. En particular, usted debe mantener su centro de gravedad entre sus dos pies para que no pueda ser empujado hacia atrás ni hacia adelante.

Cuando usted intenta empujar a su oponente para desequilibrarlo, debes tener cuidado de no extenderse demasiado. Hay una expresión utilizada para empujar círculos de manos, "No empuje fuera del cuadrado." Usted puede recordar del capítulo seis que los dos pies forman un rectángulo cuando están de pie en la posición de un arquero. La expresión "no empuje fuera del cuadrado" significa que sus dos manos, y lo que es más importante, el impulso detrás de ellas, no deben extenderse más allá del límite de sus dedos del pie delantero.

Como punto final, cabe señalar que el poder detrás de cualquier empujón en Tai Chi no proviene de los hombros, los brazos y las manos, sino que es generado por las piernas y el cuerpo a medida que el peso se transfiere de la pierna trasera a la pierna delantera y la masa del cuerpo se mueve hacia adelante. El Prof. Cheng Man-ch'ing, un conocido discípulo de Yang Chengfu, escribió, "En las manos de empujón, las manos no son necesarias. Todo el cuerpo es una mano, y la mano no es una mano."

Incluso al ejecutar Empujar en la Forma Simplificada 24, puede aplicar este principio. A medida que extiende los brazos y coloca las manos en posición vertical para completar el empujón, asegúrese de que los brazos siguen el movimiento hacia delante de su cuerpo. Lleve el empujón con su cuerpo; no permita que su cuerpo siga sus brazos. De esta manera, cuando su cuerpo deje de avanzar a medida que alcance la extensión de la postura del arquero izquierdo, sus brazos y manos también dejarán de avanzar. Esto le impedirá extender sus manos más allá de los dedos del pie izquierdo.

Capítulo Treinta y Tres

Cruzar las Manos

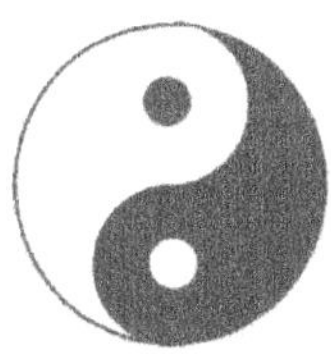

La postura de Cruzar las Manos (*Shízìshǒu*) sigue la postura de Retirar y Empujar. Como recordará del capítulo anterior, la postura de Retirar y Empujar en realidad no cierra la forma. Sin embargo, la conclusión de la Forma Simplificada 24 comienza con la postura de Cruzar las Manos y termina con la postura de la Cierre.

La postura de Cruzar las Manos es tratada como parte de la conclusión de la Forma Simplificada 24 en que cambia la dirección de la forma de oeste de regreso a norte, que es la dirección desde la cual comienza la Forma Simplificada 24. Así mismo, la postura de Cruzar las Manos incorpora una postura paralela similar a la postura paralela de la postura de la postura de Apertura. Si han sido meticulosos y concienzudos en sus pasos y giros, cuando forman la postura paralela para completar la postura de Cruzar las Manos, deben estar de pie en el mismo lugar que cuando comenzaron la forma.

La postura fija de Cruzar las Manos es relativamente simple de sostener. Sin embargo, la transición de la postura de Cierre Aparente (también conocida como Retirar y Empujar) que mira hacia el oeste, a la dirección del norte puede resultar desafiante para los estudiantes principiantes de la Forma Simplificada 24. Por esta razón, los detalles de la postura de Cruzar las Manos se dividirán en dos discusiones separadas, cada una de las cuales se presentará a continuación.

La Transición de Frente al Oeste a Frente al Norte

La postura de Retirar y Empujar se enfrenta al oeste. Sin embargo, la postura terminada de Cruzar las Manos se enfrenta al norte. Tendrá que hacer un giro de noventa grados en el sentido de las agujas del reloj a la derecha para ejecutar la postura de Cruzar las Manos y luego realizar el movimiento de la postura de Cierre. Desde la postura del arquero izquierdo que apoya la postura de Empujar que concluye la secuencia de Retirar y Empujar, tendrá que sentarse de nuevo en la pierna trasera derecha. Sin embargo, primero tendrá que girar los dedos del pie derecho hacia el exterior hacia el norte girando sobre el talón derecho.

Una vez que el pie derecho esté orientado hacia el norte, pliegue el *kua* derecho y vuelva a sentarse en el derecho. Al hacerlo, comience a girar la cintura y a girar el torso hacia la derecha. Use el momento angular de su torso para balancear su brazo derecho a la derecha de modo que esté enfrente del norte y no de oeste. Ver la figura 33-1.

Continúe cambiando su peso en su pierna derecha y utilice la rotación de su cintura para girar su torso a la cara noreste. Mientras gira su torso hacia el noreste, empuje hacia fuera energéticamente con su palma derecha para que su brazo derecho se extienda hacia fuera hacia su lado derecho. Utilice el momento angular de su giro de cintura para girar en el talón del pie derecho de modo que los dedos de los pies también estén orientados hacia el noreste. Enfoque la mirada en la palma de la mano derecha extendida, como se muestra en la figura 33-2. Tenga en cuenta que ahora habrá girado más de noventa grados a su derecha; este vuelco se corregirá en breve.

Para corregir la posición del torso que se ha girado más allá de noventa grados, utilice su cintura para dar vuelta a su torso hacia atrás de modo que el cuerpo mire hacia el norte. Al hacerlo, dibuje los dedos del pie derecho hacia adentro para que apunten hacia el norte. Al mismo tiempo, expanda energéticamente en su brazo izquierdo para extender su palma izquierda hacia afuera hacia su izquierda. Dirija su mirada hacia su mano izquierda extendida. En este punto, sus dos brazos deben extenderse igualmente a ambos lados de su cuerpo, como se muestra en la figura 33-3.

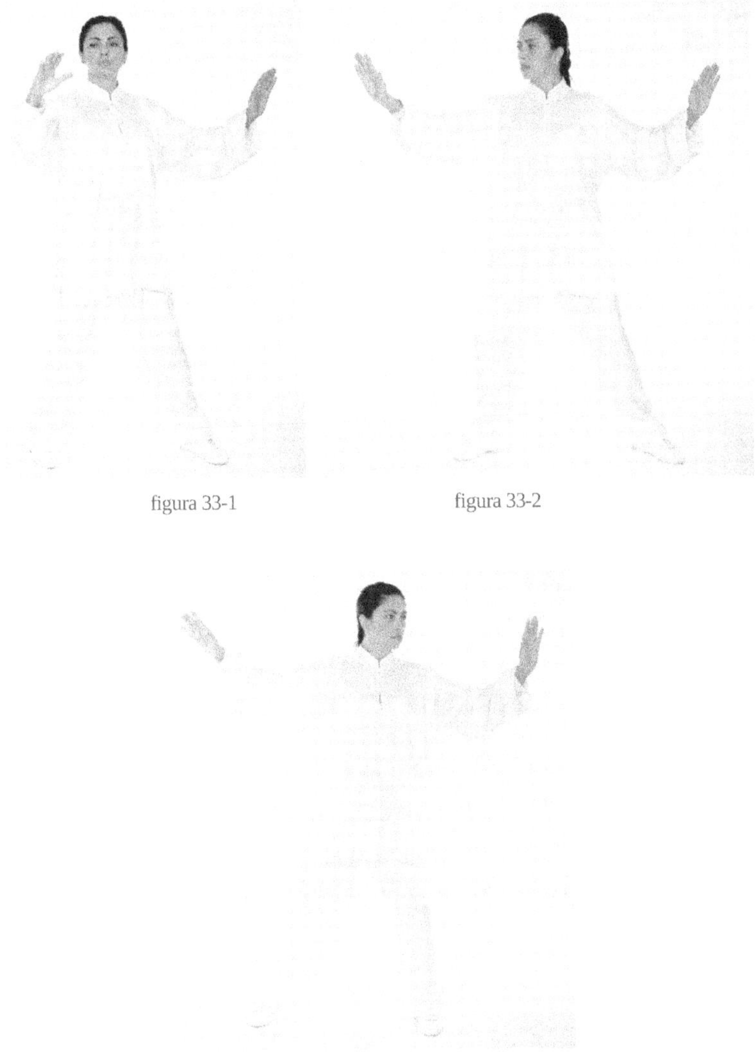

figura 33-1   figura 33-2

figura 33-3

Completar la Postura Cruzar las Manos

Para ejecutar la postura de Cruzar las Manos, tendrá que volver al centro girando la cintura y mirando hacia delante. A medida que gire el torso hacia el norte, se hunde en su postura ligeramente, y deje caer ambas manos hacia abajo para cruzar frente a la cintura. Su mano derecha debe estar debajo con las dos palmas hacia arriba. Consulte la figura 33-4.

Desde esta posición, da un paso hacia atrás y hacia dentro con el pie derecho para que ambos pies estén paralelos y separados por el ancho de la cadera. Una vez que sus pies estén paralelos y separados por el ancho de la cadera, levántese ligeramente y permita que sus brazos se levanten mientras mantiene las dos manos en su configuración cruzada. A medida que sus brazos flotan frente a su pecho, se enfrentarán hacia afuera con su mano derecha delante de su mano izquierda. Sus dos manos formarán una letra 'X', con la parte superior de la 'X' llegando al nivel o a su barbilla. Consulte la figura 33-5.

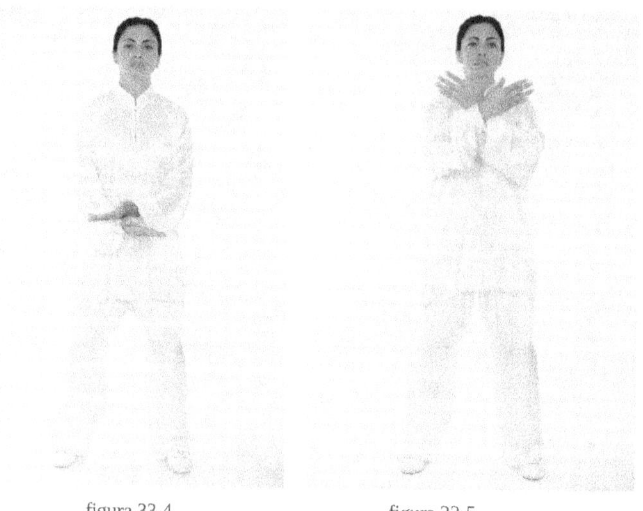

figura 33-4   figura 33-5

Dirección

La postura terminada de Cruzar las Manos mira hacia el norte. Esto requiere un giro de noventa grados desde la dirección oeste en la que la forma ha estado progresando desde la secuencia de Girar el Cuerpo, Desviar, Parar y Golpear. Este cambio direccional es una transición importante, ya que devuelve el cuerpo a la dirección original desde la que comenzó el la Forma Simplificada 24.

Respiración

La respiración en la postura de Cruzar las Manos corresponde a las dos acciones de girar y entrar en una posición paralela y, posteriormente, levantar las dos manos cruzadas. Como recordará, el movimiento de Empujar en la postura de Retirar y Empujar se ejecutó con una exhalación. Usted necesitará hacer una inhalación larga mientras que usted se sienta detrás en su pierna derecha y gira su cuerpo en el sentido de las agujas del reloj para mirar hacia el norte. Siga inhalando a medida que entra en la posición paralela y cruce las manos delante de la cintura. Consulte las figuras 33-1 a 33-4.

Al levantarse y levantar las manos cruzadas frente al pecho (figura 33-5), exhalará y liberará la presión de la respiración que se habrá acumulado como resultado de la inhalación prolongada requerida por el giro transitorio del cuerpo.

Circulación del *Qi*

Recuerde del capítulo anterior que, en la acción de Empujar, hay dos flujos del *qi* complementarios en los brazos que terminan en los puntos *laogong* de las dos palmas orientadas hacia delante. A medida que realice la transición desde la conclusión del Empujar, que mira hacia el oeste, a la posición mostrada en la figura 33-4, que mira hacia el norte, dirigirá alternativamente la energía inicialmente a la palma de su mano derecha y luego a la palma de su mano. Usted puede querer pensar en pulsar su *qi* en sus palmas mientras que usted las empuja suavemente hacia fuera a los lados, inicialmente al uno y después al otro.

A medida que avanza y entras con el pie izquierdo para formar la postura paralela, realizará un movimiento de recolección con sus dos brazos y manos, de la manera en que reuniría *qi* en un ejercicio del Qigong. A medida que sus manos se unen, conectará el punto *yiquan* en la parte posterior de su muñeca izquierda con el punto *neiquan* en el interior de su muñeca derecha. A medida que sus manos se unen, conectará el punto *yiquan* en la parte posterior de su muñeca izquierda con el punto *neiquan* en el interior de su muñeca derecha. Usted puede sentir bien el intercambio de estos dos flujos del *qi* en el punto donde sus dos muñecas se conectan.

A medida que levanten sus brazos para que las partes posteriores de sus dos manos estén hacia afuera, continúe dirigiendo los dos flujos del *qi* hacia sus brazos y hacia sus muñecas conectadas. Si usted puede manejarla, trate de proyectar las energías combinadas hacia arriba y hacia afuera más allá de la conexión física entre sus dos manos. Imagine que los dos flujos del *qi* crean un poderoso rayo láser que puede irradiar hacia afuera. El *qi* combinado que fluye hacia sus dos brazos y manos creará una barrera impenetrable de protección frente a su pecho.

Puntos Importantes

Hay varios puntos importantes que debe tener en cuenta al realizar la postura de Cruzar las Manos. La primera es que usted debe mantener su torso y la cabeza erguidos en una alineación vertical a lo largo de la transición de oeste a norte y también como usted se sienta en la postura paralela para reunirse en sus dos brazos y cruzar sus manos. Hay una tendencia entre algunos practicantes de la Forma Simplificada 24 a doblarse hacia adelante en la cintura mientras se reúnen en sus brazos y cruzan sus manos. Esto se debe a la noción, promovida por videos de ganadores de medallas de oro, de que es necesario sentarse profundamente en la postura paralela al juntarse en los brazos y cruzar las manos en la cintura.

Si usted puede sentarse bajo mientras hace la transición de Retirar y Empujar a la postura de Cruzar las Manos, esto le permitirá levantarse verticalmente mientras levanta sus dos manos cruzadas frente a su pecho, como se muestra en la figura 33-5. Sin embargo, si usted se inclina hacia adelante en su cintura cuando usted reúne sus brazos y cruza sus manos en su cintura, entonces esto no es estar realmente sentado en la postura, y servirá realmente para perturbar su equilibrio central. En un lenguaje sencillo, "no saque el trasero", mientras intenta hundirse durante esta transición. Es mejor estar de pie derecho y sentarse en la postura sólo una pulgada o así (como se indica en la figura 33-3) en lugar de inclinarse hacia delante cuando se intenta hacer una sentadilla en un soporte paralelo bajo.

Este mismo consejo se aplica a los dos movimientos en los que primero su mano derecha y luego su mano izquierda se extiende hacia los lados durante la transición de la dirección oeste a la dirección norte.

Idealmente, usted sería capaz de hundirse primero en su *kua* derecho y luego en su *kua* izquierdo para empujar hacia afuera con su mano derecha y luego empujar hacia afuera con su mano izquierda. Sin embargo, es más importante al empujar hacia afuera con cualquiera de las palmas de las manos que mantenga su equilibrio central y no se incline hacia ninguno de los lados. Una vez más, es mejor pararse erguido mientras empuja hacia afuera con los brazos en lugar de inclinarse hacia adelante o inclinarse hacia los lados en un intento de empujar dramáticamente hacia afuera.

Desde la posición mostrada en la figura 33-4, cuando levanten sus dos manos cruzadas hacia arriba, trate de hacerlo energéticamente llenando los dos brazos con *qi*. Es esencial no enganchar sus hombros al levantar sus dos brazos. Si usted emplea sus músculos del hombro para levantar sus brazos, usted impedirá que el *qi* fluya en sus dos brazos y manos. Los practicantes del Tai Chi a menudo confían en la tensión muscular para levantar los brazos, especialmente en la postura de Cruzar las Manos. Erróneamente creen que deben emplear la fuerza muscular para crear la barrera protectora formada por las manos cruzadas.

En términos prácticos, la protección que proporciona la estructura erguida y rígida cuando los dos brazos están sostenidos por la fuerza muscular es mucho más débil que la estructura elástica y flexible que se crea cuando los dos brazos están llenos de *peng jin*, o Protegerse energía. Para tener *peng jin* en los dos brazos y manos, primero debe poseer la calidad de cantado, que es al mismo tiempo relajado y lleno. Si los músculos de los brazos y especialmente de los hombros están tensos, entonces no serás relajado. Si no estás relajado, entonces no serás capaz de generar *peng jin* en los brazos. Para hacerse eco de las palabras de Yang Chengfu, usted debe "relajarse completamente."

Capítulo Treinta y Cuatro

La Postura de Cierre

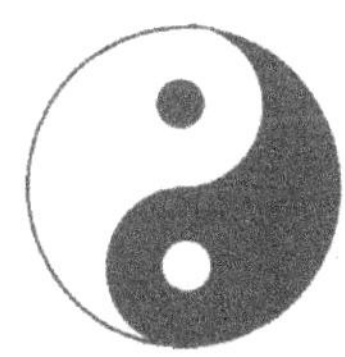

Como su nombre lo indica, la postura de Cierre (*Shōushì*) cierra la Forma Simplificada 24. La postura de Cierre sigue directamente la postura de Cruzar las Manos sin pasos u otros movimientos de transición. Como tal, es una postura simple de realizar. Los movimientos de la postura de Cierre involucran las seis articulaciones de las tres armonías eternas: las caderas y los hombros, las rodillas y los codos, los tobillos y las muñecas. Si aprende a coordinar los movimientos de estas seis articulaciones relacionadas, su postura de Cierre aparecerá elegante y fluida.

La postura de Cierre es algo así como la postura de Apertura, especialmente con respecto a los movimientos de las seis articulaciones involucradas en las tres armonías externas. En la conclusión de la bajada de los dos brazos, usted estará de pie en la postura Tai Chi. Vale la pena señalar que, en la forma larga original estilo Yang, Yang Chengfu comenzó y terminó la forma en la postura del Tai Chi, en lugar de en la postura de Wu Chi. En algún momento, se añadió la postura de Wu Chi al principio y al final de la forma Tai Chi. Esto puede haber sido debido a la influencia de la forma del Tai Chi estilo Sol, que comienza y termina en la postura de Wu Chi.

Yang Chengfu escribió que volver a la postura del Tai Chi en la conclusión de la forma "significa la unión de *yin* y *yang* (*liang yi*). También, significa recolectar la mente y la conciencia, el *qi* y la respiración, para llegar a ser enteros y volver al *dantien*. Concentrar el espíritu y aún las ansiedades (*ning shen jing lu*) ."[106]

Para completar la postura de Cierre en la Forma Simplificada 24, realizará un paso central desde la postura del Tai Chi para volver a la postura de Wu Chi. Sun Lutang, el fundador del estilo del Sol del Tai Chi, escribió: "El interior del vientre (el *dantien* inferior), el corazón, el espíritu y la intención deben estar en silencio. No debe haber la más mínima agitación del pensamiento consciente. Usted debe quedar vacío y regresar al estado de Wu Chi. Este es el camino de la espiritualidad." [107]

Las dos citas anteriores de dos de los más apreciados maestros del Tai Chi del siglo XIX, cada uno de los cuales eran los representantes de su respectivo estilo familiar del Tai Chi, revelan la importancia de la postura final de la forma del Tai Chi. Cuando termine la forma Simplificada 24, tome un momento para reunir su *qi* en su *dantien* inferior, acomode su *yi*, y permita que su *shen* (su espíritu de vitalidad) experimente la paz y la tranquilidad que es su naturaleza esencial.

Realizar la Postura de Cierre

De la postura de las Cruzar las Manos, que se muestra en la figura 34-1, deberá separar sus dos manos cruzadas. La forma en que sus dos manos se separan ayudará a equilibrar el *qi* en sus dos manos, una de las cuales (la derecha) contiene *yin qi* y una de las cuales (la izquierda) contiene *yang qi*, como se explicó en el capítulo anterior. Mientras las dos manos estén todavía conectadas en las muñecas, gire ambas muñecas de modo que las dos palmas queden hacia abajo, como se muestra en la figura 34-2. A continuación, cepille la palma de la mano derecha a través de la parte posterior de la mano izquierda para separar las dos manos. Esto requerirá una ligera elevación de sus dos codos, que se puede ver en la figura 34-2. A medida que separe las dos manos, extiendan hacia delante, como se muestra en la figura 34-3. A continuación, tendrá que dejar caer los codos y sacar las dos manos a mitad de camino de sus posiciones completamente extendidas. Consulte la figura 34-4.

---

[106] *Yang Chengfu, The Essence and Applications of Taijiquan, translated by Louis Swaim, pages 98 and 99*
[107] *Sun Lutang, A Study of Taijiquan, translated by Tim Cartmell, page 193*

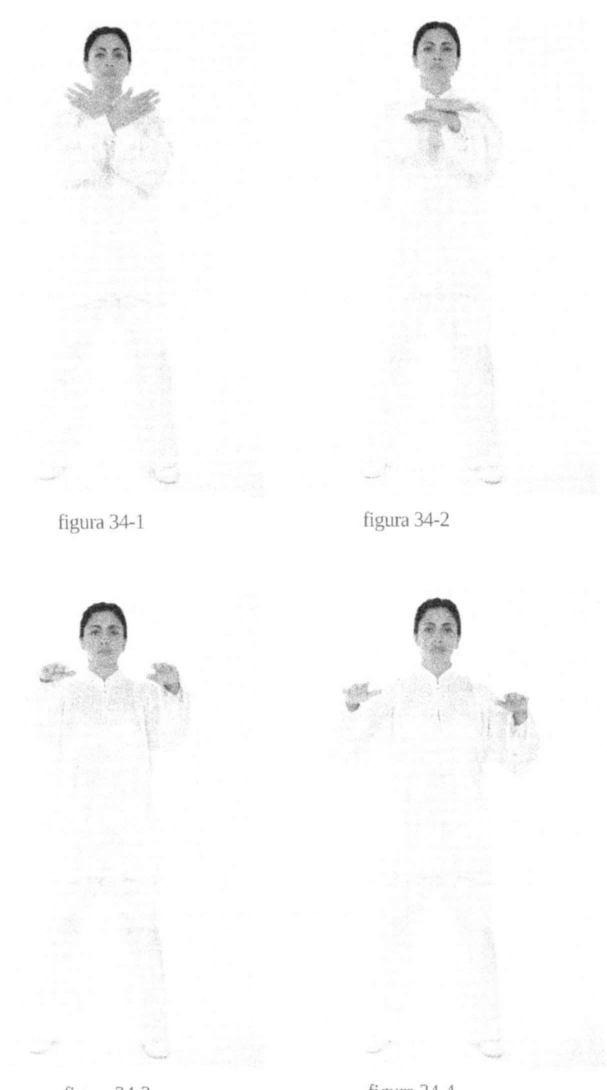

figura 34-1   figura 34-2

figura 34-3   figura 34-4

Una vez que haya retirado sus dos brazos a las posiciones mostradas en la figura 34-4, los bajará como lo hizo en la postura de Apertura. Consulte la figura 34-5. En este punto, usted estará parado en la postura del Tai Chi. Puede optar por pararse durante un minuto más o menos en esta postura. Sin embargo, si está practicando con un grupo, es probable que el líder del grupo entre directamente en la postura de Wu Chi.

El procedimiento para entrar en la postura de Wu Chi implica primero plegar su *kua* derecha, transferir su peso en su pierna derecha, y levantar su talón izquierdo, como se muestra en la figura 34-6. Una vez que su pie izquierdo esté vacío, usted puede flotar su pie izquierdo al lado de su pie derecho, como se indica en la figura 34-7. Por último, tendrá que llevar sus dos brazos a sus lados y levantarse ligeramente mientras está en la postura de Wu Chi, como se ilustra en la figura 34-8.

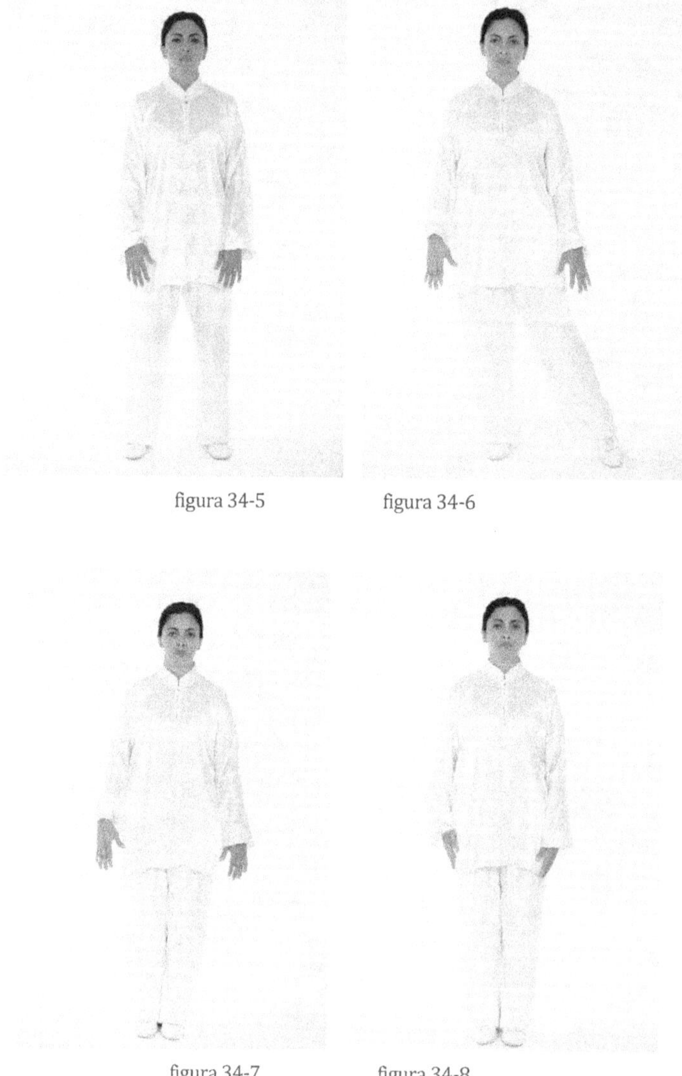

figura 34-5   figura 34-6

figura 34-7   figura 34-8

Dirección

La postura de Cierre se dirige hacia el norte, que es la dirección desde la que comenzó la Forma Simplificada 24 con la postura de Apertura.

Respiración

La respiración para la postura de Cierre depende de su nivel de control de la respiración. Usted puede completar la postura en una sola respiración de la siguiente manera: Al separar y extender sus manos (figuras 34-3 y 34-3), usted inhala. Siga inhalando mientras retira los brazos (figura 34-4). A medida que deja caer los brazos (figura 34-5), se comienza a exhalar. Siga exhalando mientras se hunde en la pierna derecha, entre con el pie izquierdo y termine en la postura de Wu Chi (figuras 34-6 a 34-7).

Si su respiración no es lo suficientemente lenta como para ejecutar la postura de Cierre en una sola respiración, puede emplear dos respiraciones completas en su lugar. En este caso, inhalará mientras separa y extiende las manos (figuras 34-2 y 34-3). Usted exhalará mientras retira las manos (figura 34-4) y luego las baja (figura 34-5). Usted inhalará de nuevo mientras se sienta en su pierna derecha y entra con su pierna izquierda (figuras 34-6 y 34-7). Finalmente, usted exhalará mientras usted se eleva y se para de pie en la postura de Wu Chi (figura 34-8).

Circulación del *Qi*

Como se explicó en el capítulo anterior, las muñecas conectadas en la postura de las Cruzar las Manos crean una poderosa confluencia de *yang qi* en el punto *yiquan* de la muñeca izquierda con *yin qi* en el punto *neiquan* de la muñeca derecha (figura 34-1). Cuando rompa esta conexión al comenzar a separar las dos manos, pase la palma de la mano derecha por la parte posterior de la mano izquierda (figura 34-2). Este movimiento de lavado corta la fuerte conexión entre las muñecas. Mientras usted extiende y luego retira y baja sus dos manos (figuras 34-3 a 34-5), usted debe continuar dirigiendo *yang qi* a su mano izquierda y *yin qi* a su mano derecha.

Recuerde que la postura que se muestra en la figura 34-5 es la postura Tai Chi, en la que el *yin* y el *yang* están separados. Para estar completamente equilibrado en los lados izquierdo y derecho de su cuerpo, usted debe enviar *yang qi* abajo de su pierna derecha y en el punto *yongquan* de su pie derecho y dirigir *yin qi* abajo de su pierna izquierda y en el punto *yongquan* de su pie izquierdo. De esta manera, usted tendrá *yang qi* en su mano izquierda y *yin qi* en su pie; su mano derecha será yin, y su pie derecho será *yang*.

A medida que usted entra en la postura final de Wu Chi, usted revertirá estos flujos del *qi*. Retira el *yang qi* de su mano izquierda y el *yin qi* de su mano derecha de vuelta a su *dantien* inferior. Del mismo modo, retire el *yang qi* de su pie derecho y el *yin qi* de su pie izquierdo. Permita que su corazón/mente (*hsien*) se asiente en su *dantien* inferior. En los momentos finales de la Forma Simplificada 24, disfruta de la experiencia de unidad, paz y tranquilidad que se encarnan en la postura de Wu Chi.

Puntos Importantes

Muchos practicantes del Tai Chi realizan la postura de Cierre como un acto superficial. Al hacerlo, no logran obtener los múltiples beneficios de esta postura simple pero profunda. Usted debe ser especialmente consciente al concluir la Forma Simplificada 24. Por ejemplo, cuando separe sus dos manos, asegúrese de enfocar su conciencia en la acción de lavar su mano derecha mientras pasa sobre la parte posterior de su mano izquierda. Esta acción puede ser un poderoso masaje de energía si usted usa su *yi* (su intención) para mover su *qi*.

Además, debe prestar especial atención a las tres armonías a medida que retira y baja los brazos. Permita que sus caderas hundan sus hombros; utilice las rodillas para dejar caer los codos; y utilice la flexión de los tobillos para doblar las muñecas. Coordine estas tres acciones separadas para que fluyan juntas como un solo movimiento. De esta manera, usted establecerá una poderosa conexión general entre las articulaciones principales en su cuerpo, que a su vez creará una conciencia fuerte de mente/cuerpo.

A medida que baje las manos y se ponga de pie en la postura del Tai Chi, permita que su conciencia se centre en la separación del *yin* y el *yang* en sus cuatro extremidades. Medite por un breve momento en la interacción armoniosa del *yin* y el *yang* que está ocurriendo en ese momento en su cuerpo. Si usted entiende que su cuerpo es un microcosmos del universo, entonces usted podrá experimentar la armonía universal del *yin* y el *yang* a nivel personal. Este debe ser un momento especial, uno que debe ser atesorado.

Desde la postura del Tai Chi, usted entrará en la postura de Wu Chi. Una vez más, tome un momento para fusionar las energías del *yin* y el *yang* en la nada de Wu Chi. Vacíe su mente de pensamiento y entre en el estado de "no mente." Coloque su corazón/mente en su *dantien* inferior. Líbrese de todas las distracciones y deseos. Simplemente permítase "ser" mientras experimenta su verdadera naturaleza, que es existir unido con el Tao.

Capítulo Treinta y Cinco

Dando el Siguiente Paso

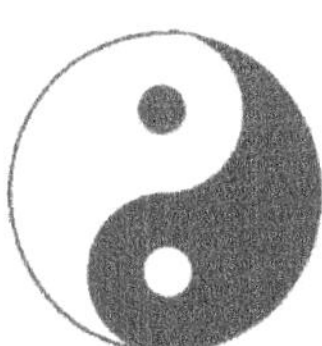

Este capítulo aborda la pregunta de qué hacer una vez que haya completado su entrenamiento básico del Tai Chi. Aunque el nombre de la Forma Simplificada 24 incluye la palabra "simplificado", aprender a realizar los veinticuatro movimientos de la forma es un logro importante para cualquier practicante principiante del Tai Chi. Habiendo aprendido toda la secuencia, tienes buenas razones para celebrar, ya que este es un logro importante. El proceso de aprender la forma completa de veinticuatro posturas normalmente toma alrededor de seis meses para completarse. Esto tiene sentido; si usted aprende una nueva postura cada semana, tomará veinticuatro semanas (o seis meses) asimilar la forma completa.

Seis meses pueden parecer mucho tiempo para aprender una secuencia simple de posturas, pero recuerde que cada una de las posturas es en realidad una agregación bastante compleja de movimientos. Como ahora se dan cuenta, cada postura implica la colocación correcta de los pies, el posicionamiento adecuado de los brazos y las manos, la distribución apropiada del peso, saber cuándo inhalar y cuándo exhalar, y cómo dirigir el *qi* a las cuatro extremidades. La mayoría de los estudiantes encuentran que, habiendo aprendido la secuencia básica de las veinticuatro posturas, necesitan una corrección detallada para casi todas las posturas individuales.

Por esta razón, muchas escuelas Tai Chi ofrecen dos niveles de la Forma Simplificada 24. El primer nivel es el nivel inicial, que normalmente toma seis meses. Después de haber completado la clase de nivel inicial, se anima a los estudiantes a continuar a la clase de nivel intermedio. En la clase de nivel intermedio, se revisa cada postura del formulario y se dan correcciones a cada estudiante de forma individual. Además, el instructor normalmente presenta información más detallada sobre cada postura, como su aplicación marcial, la sensación energética de la postura y cualquier ajuste estructural que pueda mejorar la apariencia general y la ejecución de esa postura.

Si ha completado la secuencia básica de la Forma simplificada 24 y puede unirse a una clase de nivel intermedio, este es el siguiente paso lógico para usted. Incluso los practicantes avanzados del Tai Chi nunca dejan de aprender y mejorar sus habilidades básicas del Tai Chi. Si usted no tiene acceso a un curso de nivel intermedio que se centra en la Forma Simplificada 24, es posible que desee buscar practicantes con más experiencia cerca de usted. Es casi seguro que estos profesionales más avanzados estarán encantados de compartir sus conocimientos y experiencias con usted, y su asistencia puede ser muy útil. Si nada más, es probable que conozcas a otras personas de ideas afines que comparten su nuevo amor por el Tai Chi.

Otra opción es tomar una serie de clases particulares. A menudo, los maestros del Tai Chi están disponibles para proporcionar instrucción privada. Tal instrucción individual es invaluable, ya que cada estudiante enfrenta diferentes obstáculos y desafíos, y los errores de los estudiantes individuales ocurren con frecuencia en diferentes partes del cuerpo o en diferentes posturas. Estos errores específicos a veces se pasan por alto en un aula en la que el instructor tiene que supervisar a un grupo de estudiantes y es posible que no tenga tiempo para hacer correcciones individuales durante el tiempo asignado para la clase.

Después de haber completado un curso de nivel intermedio en la Forma Simplificada 24 o haber trabajado con un practicante más experimentado o un instructor calificado para mejorar sus posturas, puede sentir que ha adquirido suficiente experiencia en Tai Chi. Eso está bien; muchos estudiantes se adhieren a la Forma Simplificada 24, ya que sienten que esta forma básica les proporciona suficiente estiramiento, movimiento suave y circulación del *qi*. Es importante que cada practicante adapte su práctica del Tai Chi para que coincida con sus objetivos personales y su necesidad de ejercicio diario. Sin embargo, la Forma Simplificada 24 es realmente justo eso, una versión simplificada de un arte mucho más extenso y desafiante

El arte del Tai Chi es integral y completo. Usted puede recordar que hay cinco estilos familiares principales del Tai Chi: estilo Chen, estilo Yang, estilo Wu, estilo Sun y estilo Hao. Cada uno de estos estilos familiares del Tai Chi incluyen al menos una forma larga tradicional, así como una o más formas de competición. Habiendo aprendido la Forma Simplificada 24, que se basa en el estilo de la familia Yang del Tai Chi, es posible que desee continuar con este estilo de familia, que es el más ampliamente practicado de todos los estilos familiares del Tai Chi.

Alternativamente, puede encontrar que uno de los otros cuatro estilos familiares del Tai Chi es más adecuado para su personalidad y comportamiento. Por ejemplo, puede encontrar que las posturas físicamente exigentes contenidas en el estilo Chen más excesivamente marcial del Tai Chi sean de su agrado. El Tai Chi estilo Chen requiere tanto un buen acondicionamiento físico como una considerable agilidad y flexibilidad. La figura 35-1 ilustra la postura de estilo Chen de Atar Perezosamente el Abrigo.

Si prefiere posturas grandes y abiertas, como las posturas de Partir la Crin del Caballo o La Dama de Jade Arroja la Lanzaderas, que se incluyen en la Forma simplificada 24, es posible que desee estudiar Tai Chi estilo Wu. Debido a que las posturas incluidas en este estilo familiar suelen ser abiertas y expansivas, este estilo se recomienda especialmente para personas que sufren de problemas de espalda baja. La figura 35-2, que se muestra a continuación, retrata la postura de estilo Wu de Volar en Diagonal.

El estilo Sun del Tai Chi no es tan grande ni tan abierto como los estilos Yang, Chen o Wu. Las posturas contenidas dentro de este estilo familiar del Tai Chi Chuan son generalmente más pequeñas y compactas. El paso de transición empleado en el estilo Sun es más pequeño y más ágil que en los estilos Yang, Chen y Wu. La figura 35-3 representa la postura del estilo Sun en Látigo Simple, que también es una postura que se encuentra en la Forma Simplificada 24. Observe las diferencias en las formas de las manos y también en la dirección de la mirada en esta postura del estilo Sun en comparación con la postura de Látigo Simple del estilo Yang contenida en la Forma Simplificada 24.

El estilo Hao del Tai Chi Chuan es el menos practicado de los cinco estilos familiares principales del Tai Chi. Este estilo presenta posturas más pequeñas que cualquiera de los otros cuatro estilos, y se considera que es de naturaleza más interna. En este estilo familiar, el movimiento del *qi* es más importante que los movimientos externos del cuerpo. Este estilo del Tai Chi es favorecido por aquellas personas que quieren centrarse más en los aspectos internos del arte del Tai Chi Chuan que en el rendimiento externo de las posturas. La figura 35-4 ilustra la postura Golpear debajo del Codo del estilo Hao.

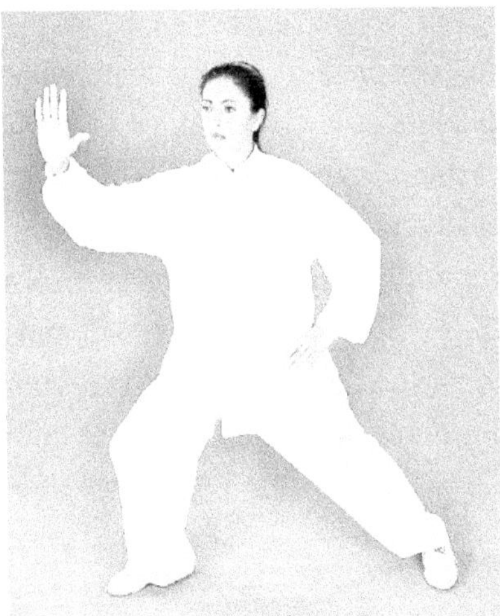

figura 35-1

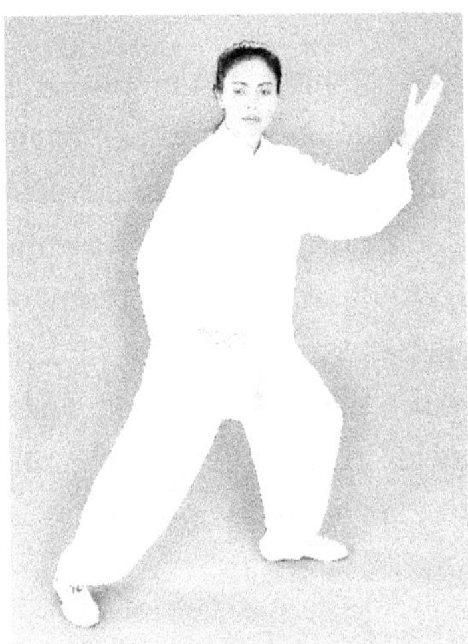

figura 35-2

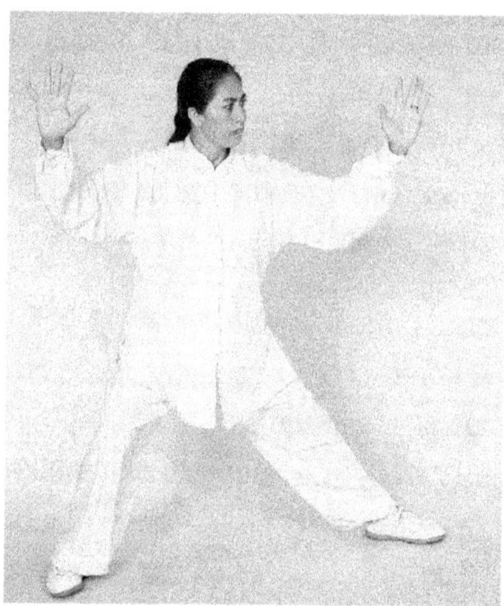

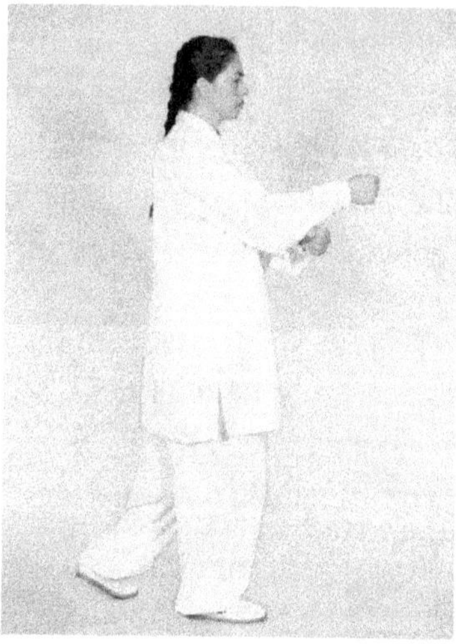

figura 35-3   figura 35-4

Además de las formas individuales, todos los estilos Tai Chi integran algún tipo de entrenamiento para dos personas. Este entrenamiento para dos personas normalmente incluye empujar las manos, o *tuishou*, un tipo de mover las manos llamadas *dalu*, y rutinas coreografiadas de dos personas conocidas como *sanshou*. El Tai Chi para dos personas puede ser desafiante y muy divertido. Si tienes la oportunidad de jugar a empujar las manos con socios cooperativos y no competitivos, es posible que realmente disfrutes de la experiencia. También es probable que descubra debilidades inherentes en la estructura de su cuerpo que pueden no haber sido evidentes al realizar la forma individual.

Hay un viejo dicho en la comunidad del Tai Chi, "Se necesitan cuatro manos para aprender Tai Chi." El significado de esta declaración es que realmente solo llegas a comprender la estructura adecuada y la aplicación de una postura cuando practicas esa postura mientras estás comprometido con otra persona. Esto puede tener lugar durante cualquiera de los ejercicios de entrenamiento de dos personas mencionados en el párrafo anterior. Las fotografías que se presentan a continuación en las figuras 35-5 a 35-8 ilustran varios ejercicios del Tai Chi de dos personas. Las figuras 35-5 y 35-6 demuestran las manos de empujón de una y dos manos, o *tuisho*. La figura 35-7 es una posición momentánea extraída de la rutina de entrenamiento de dos personas conocida como *dalu*, y la figura 35-8 demostró uno de los movimientos coreografiados encontrados en una forma popular de *sanshou*.

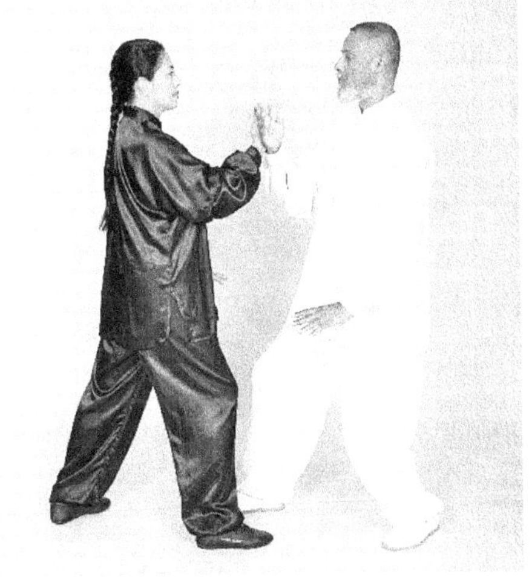

figura 35-5

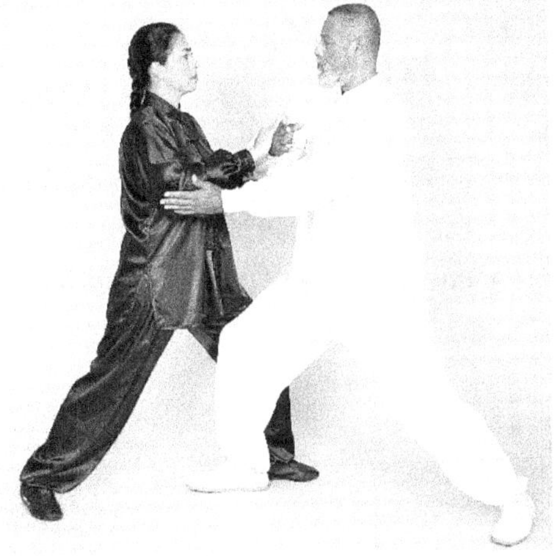

figura 35-6

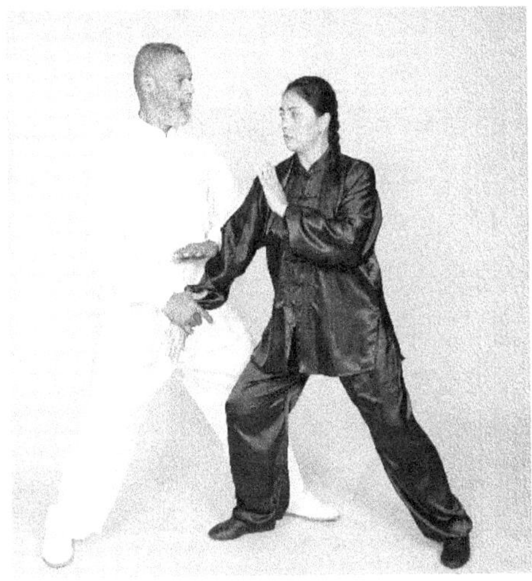

figura 35-7

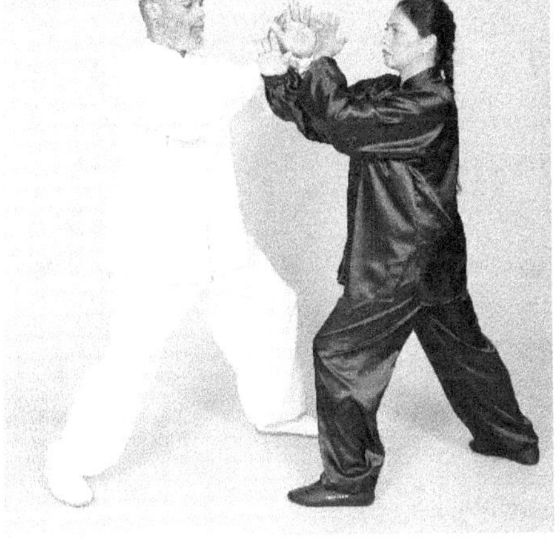

figura 35-8

Así como no es necesario participar en ejercicios del Tai Chi para dos personas, tampoco es necesario aprender una forma de arma para disfrutar de muchos de los beneficios de practicar Tai Chi. Sin embargo, tanto el entrenamiento de dos personas como el entrenamiento con armas mejorarán su habilidad general del Tai Chi. Depende de usted decidir si desea aumentar su compromiso con el estudio y la práctica del Tai Chi agregando entrenamiento con armas a su régimen diario del Tai Chi.

El estudio y la práctica de las armas abre un mundo completamente nuevo de práctica Tai Chi. ¿Recuerda cuando eras niño y jugabas con espadas de madera o varitas mágicas? Bueno, ahora puedes hacerlo como un adulto, y nadie se burlará de usted porque estás practicando arte marcial. Tan serio como es practicar con espadas, lanzas y otras armas, también es muy divertido. En una nota práctica, el entrenamiento con armas mejorará su habilidad del Tai Chi en general, ya que todos los principios para la ejecución adecuada de las posturas con las manos vacías también deben observarse al practicar con armas.

Practicar con armas más largas, como la espada, el sable y la lanza, extiende el rango de su alcance. El entrenamiento con armas le obliga a ser más preciso en todos sus movimientos. Su distribución de peso, el uso de la cintura, y la alineación adecuada del torso y las extremidades se vuelve mucho más crítico al manejar armas. Un beneficio adicional del entrenamiento de armas es que usted debe aprender a relajarse mientras empuña el arma en su mano. Si usted está tenso y rígido, los movimientos de su cuerpo harán que el arma se vuelva torpe y pesada en lugar de ágil y ligera. En un nivel avanzado, las personas que entrenan con armas aprenden a proyectar su *qi* en el arma. Esto mejora el mantenimiento y la circulación del *qi* en general.

Si usted elige aprender una forma de arma, es mejor comenzar con un arma corta, como el abanico o el bastón (*bang*), ya que estas armas son más ligeras y fáciles de manipular. Habiendo aprendido un arma corta, usted puede desear aprender la espada Tai Chi, que es un arma muy impresionante e intimidante cuando se maneja correctamente con habilidad y delicadeza. Hay muchas formas de espada en Tai Chi, pero hay una forma de espada estandarizada llamada la Forma de Espada Estandarizada Tai Chi 32 que se practica en todo el mundo. Si usted está interesado en aprender una forma de espada Tai Chi, este sería un buen lugar para comenzar.

Todos los estilos familiares también incorporan algún tipo de entrenamiento de armas, incluida la espada recta, o *jian*, la espada curva, o *dao*, y la lanza, o *qiang*. Las armas adicionales incluyen abanicos, varas, bastones, alabardas, barras y postes. Las fotografías que se muestran a continuación en las figuras 35-9 a 35-12 demuestran el Tai Chi *jian*, el Tai Chi *dao*, el Tai Chi *qiang* y el Tai Chi *guandao* (alabarda). Estas imágenes son representaciones de posturas que ocurren en varias rutinas de armas de estilo familiar del Tai Chi.

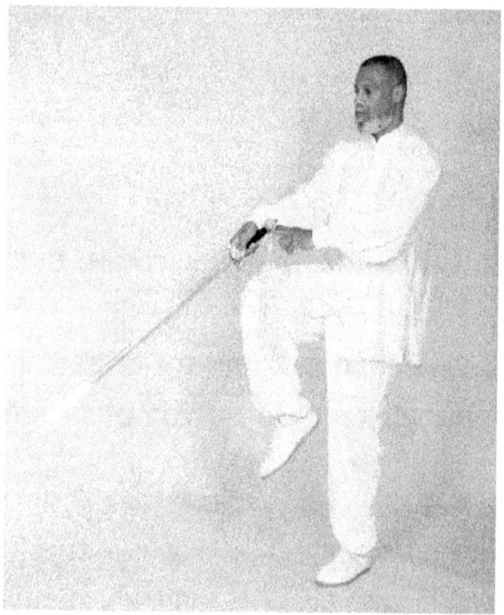

figura 35-9

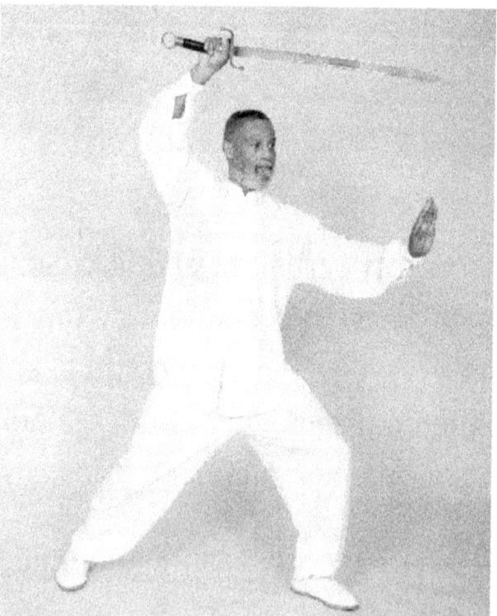

figura 35-10

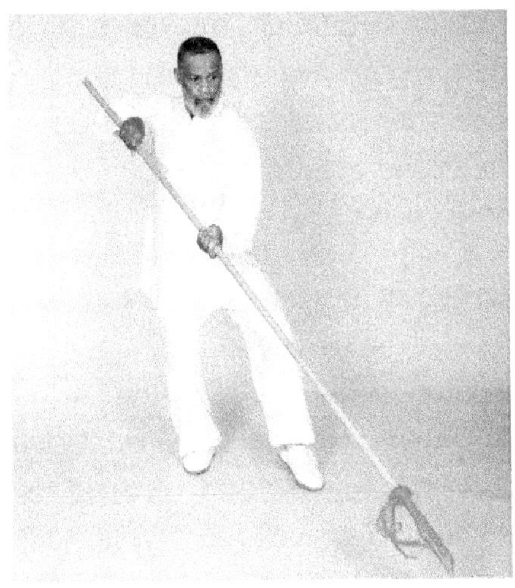

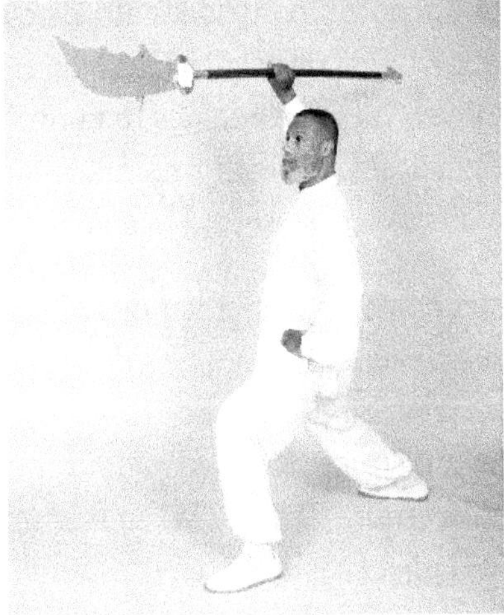

figura 35-11   figura 35-12

Los estudiantes que han aprendido la Forma Simplificada 24 y que no desean continuar más allá de su nivel actual a menudo encuentran que su rutina se vuelve obsoleta, especialmente si ya no asisten a la clase y sólo practican por su cuenta. Hay varias maneras en que usted puede revitalizar su práctica del Tai Chi. Por una parte, no descuide sus ejercicios de estiramiento y aflojamiento. Recuerde que el estiramiento y el aflojamiento son la base para la práctica del Tai Chi. Si usted permite que sus músculos, tendones, y ligamentos se tensionen, el *qi* no será capaz de alcanzar las extremidades, y los beneficios de practicar el Tai Chi se disminuirán en consecuencia.

Otra forma de mejorar su práctica es encontrar nuevos e interesantes escenarios en los que pueda practicar. Trate de practicar bajo un árbol grande y sombreado en un parque local. Practicar Tai Chi junto al agua corriente, como un arroyo o una cascada, puede ser muy energizante. Alternativamente, es posible que desee practicar junto a un lago tranquilo o estanque. Aquellos individuos que viven cerca del océano son especialmente afortunados, ya que practicar Tai Chi en la playa es a la vez relajante y revitalizante.

Es muy importante que usted practique Tai Chi a diario. Esta es, de hecho, la clave para el progreso continuo en el arte. Además, debe practicar al menos dos rondas de la Forma Simplificada 24 todos los días. Dado que la Forma Simplificada 24 es corta, no obtendrá suficiente ejercicio o circulación del *qi* con solo una ronda de la Forma. Como alternativa, puede reducir la velocidad de la forma. En lugar de tomar cuatro o cinco minutos para hacer la Forma, tome siete u ocho minutos para realizar la Forma. Algunos practicantes se refieren a este método de practicar la forma como "Tai Chi glacial." Pruébelo y vea cómo usted se siente. Un resultado de la práctica del Tai Chi glacial es que es probable que lo sienta en sus piernas al día siguiente. Debido a que usted estará de pie en cada postura durante períodos más largos, la pierna pesada en esa postura estará trabajando mucho más duro.

Tan importante como la práctica personal y grupal es desarrollar la habilidad Tai Chi, también es importante obtener una mayor apreciación y comprensión de los principios que subyacen al arte del Tai

Chi. Su instructor puede proporcionar información de fondo durante sus clases. Él o ella puede leer periódicamente de los Clásicos del Tai Chi, que es una colección de obras cortas escritas por los primeros maestros y eruditos del Tai Chi. Su maestro también puede leer pasajes de los textos escritos traducidos de los fundadores originales de los estilos familiares individuales o sus descendientes. Además, su instructor puede recomendar libros a la clase, que puede leer por su cuenta.

Usted puede desear comenzar a compilar una biblioteca que incluya una o más traducciones de los Clásicos del Tai Chi, trabajos de maestros famosos del Tai Chi de los siglos anteriores, y también libros de eruditos actuales y maestros contemporáneos del Tai Chi. Casi con certeza, usted encontrará maneras de incorporar sus conocimientos e instrucción en su propia forma. Un enfoque para leer los Clásicos del Tai Chi, o cualquier otro trabajo sobre el Tai Chi, es leer un verso o pasaje cada noche. Al día siguiente, trate de integrar lo que leyó la noche anterior en su Forma. Estudia los Clásicos y luego estudia la forma. Ese es el secreto para continuar mejorando.

El desafío, y la recompensa, del Tai Chi es que siempre hay más que aprender. Incluso los maestros avanzados del Tai Chi siempre están aprendiendo y mejorando. Una razón por la que el arte marcial del Tai Chi es tan completa es que se basa en la teoría del Tai Chi, que abarca "las diez mil cosas", es decir, todo el universo. ¿Cómo se puede esperar dominar todo el universo en una sola vida?

Entender que la práctica del Tai Chi se extiende más allá de simplemente realizar la forma revela una nueva perspectiva sobre el Tai Chi como un método para el autocultivo. Si usted entiende que cuando usted practica la Forma Simplificada 24 usted está practicando Tai Chi, que es la fuente de las diez mil cosas, entonces usted comenzará a desarrollar una nueva manera de mirar el mundo. Usted Comenzará a ver cómo el *yin* y el *yang* interactúan en todos los aspectos de la creación; cómo la noche se convierte en día; cómo el invierno pasa a la primavera, la primavera al verano, el verano al otoño y el otoño al invierno; cómo las fases de la luna aumentan y disminuyen; cómo suben y bajan las mareas; y cómo nacemos, disfrutamos de la juventud, enfrentamos los desafíos de la edad adulta y, finalmente, envejecemos y morimos. Todo es parte de la naturaleza, y todo es Tai Chi.

De todos los muchos beneficios valiosos que se derivan de la práctica diaria del Tai Chi, la sabiduría y la visión que se pueden obtener al darse cuenta de que todo es Tai Chi puede ser el más precioso de todos. Trate de integrar esta perspectiva en su pensamiento y especialmente en sus interacciones diarias con su familia, amigos, compañeros de trabajo e incluso personas con las que se encuentra casualmente. Trate de fluir a través de su rutina diaria a medida que usted fluye a través de la forma. No se preocupe por las cosas pequeñas, y no deje que los obstáculos mayores de la vida se disuada de su objetivo de hacer del Tai Chi una parte integral de su vida. Este es el Camino, o Tao, del verdadero practicante del Tai Chi.